fit for LIFE

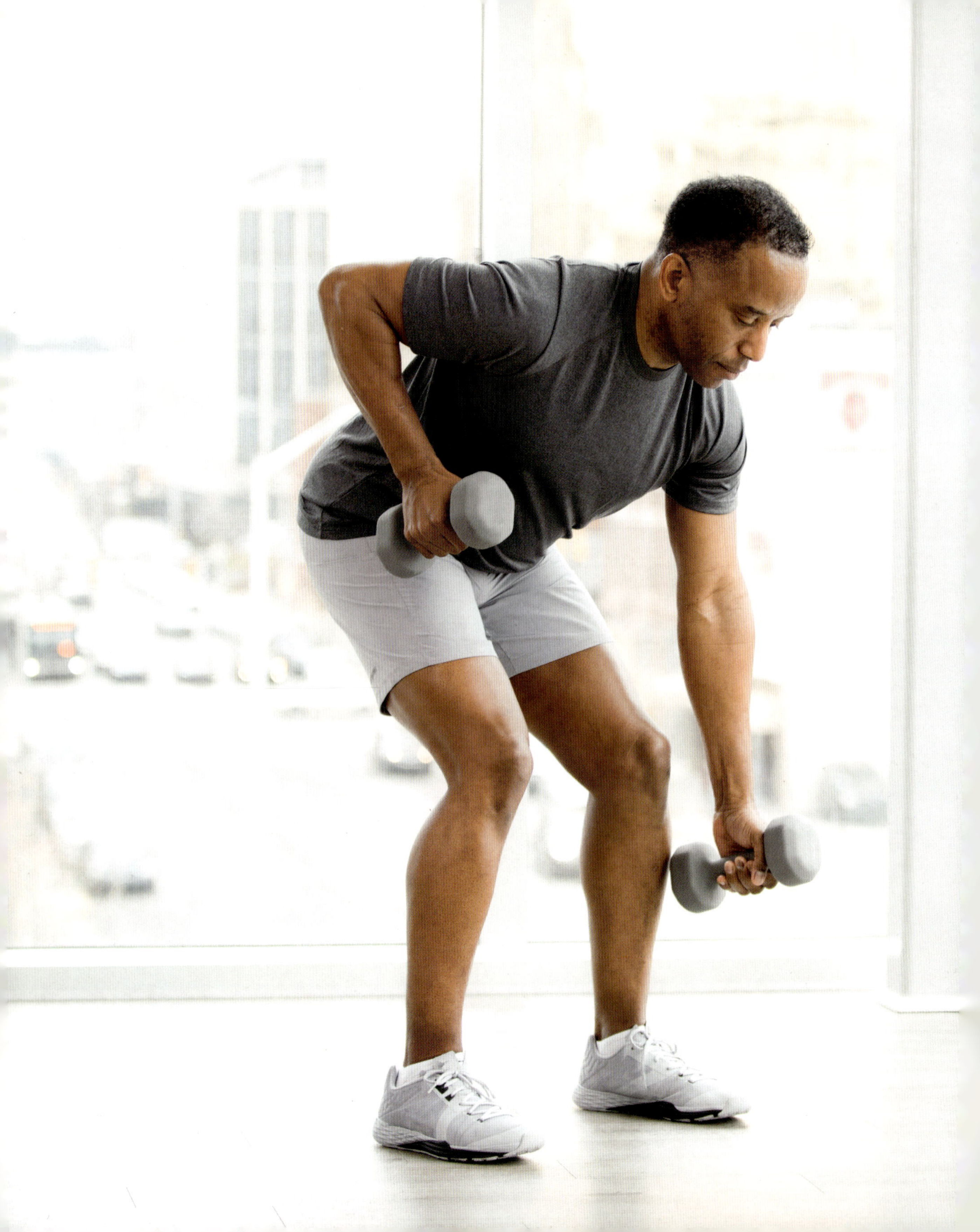

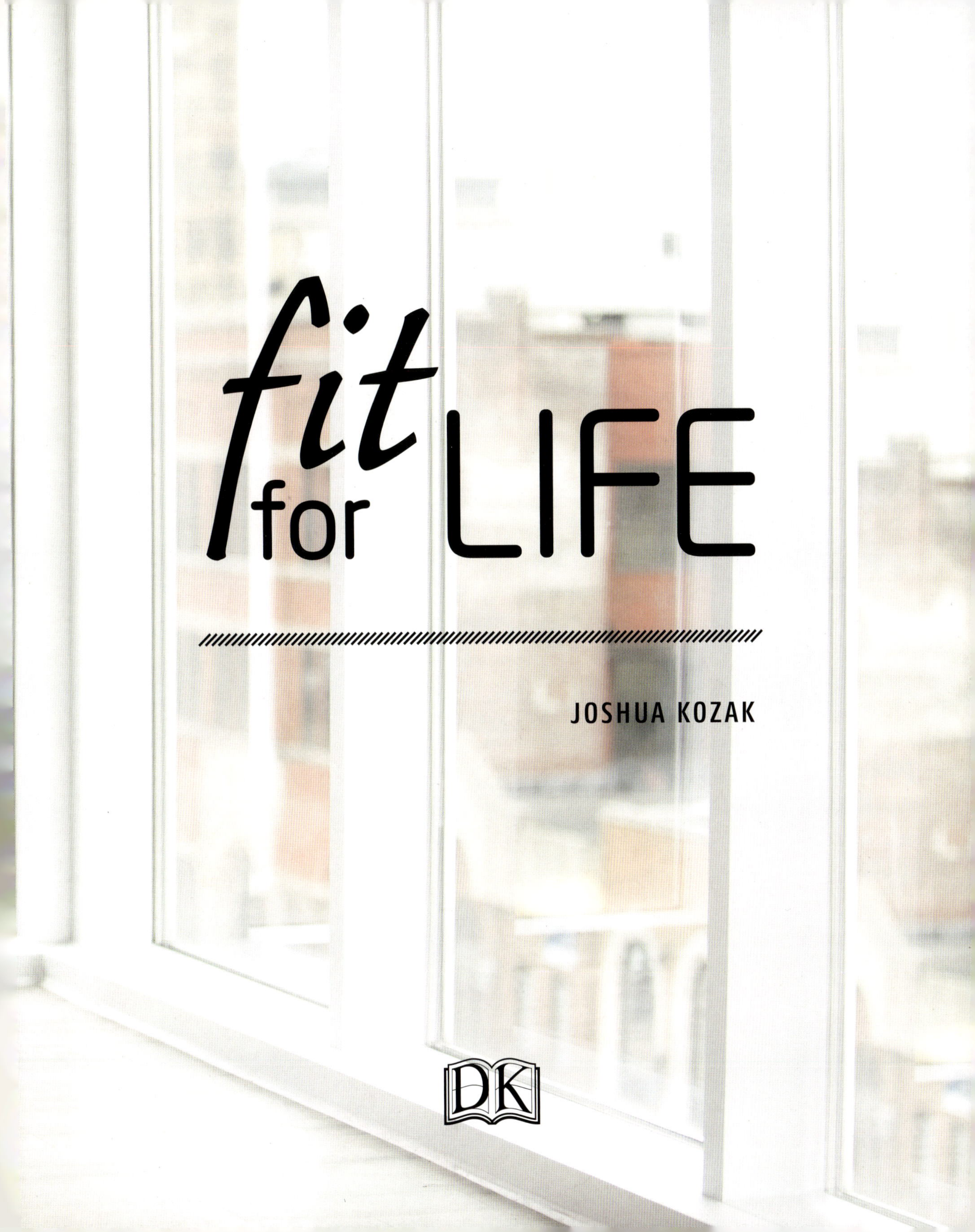

fit for LIFE

JOSHUA KOZAK

DK

Inhalt

Rotation

Heben und Senken

150 WORKOUTS

180 FITNESSPROGRAMME

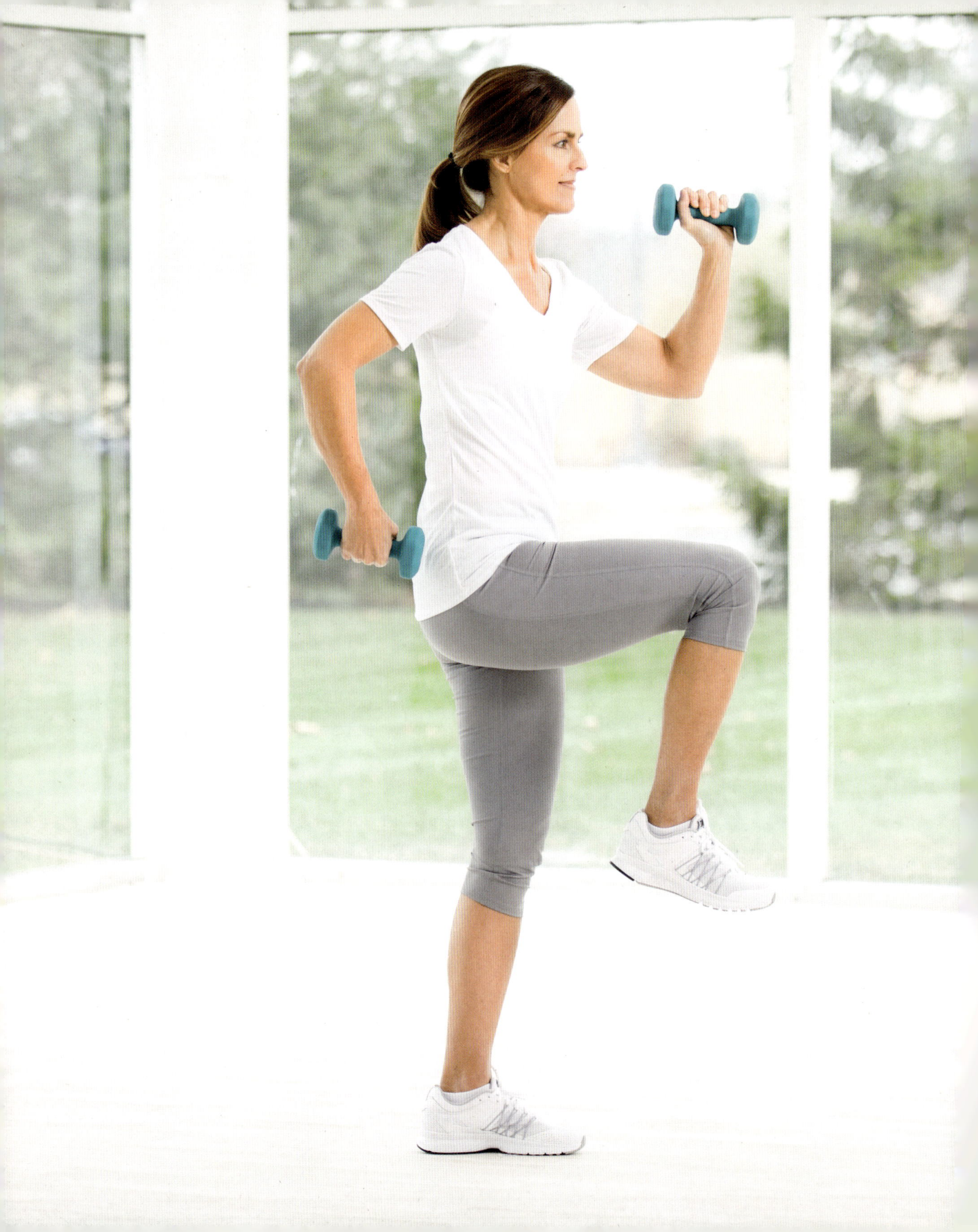

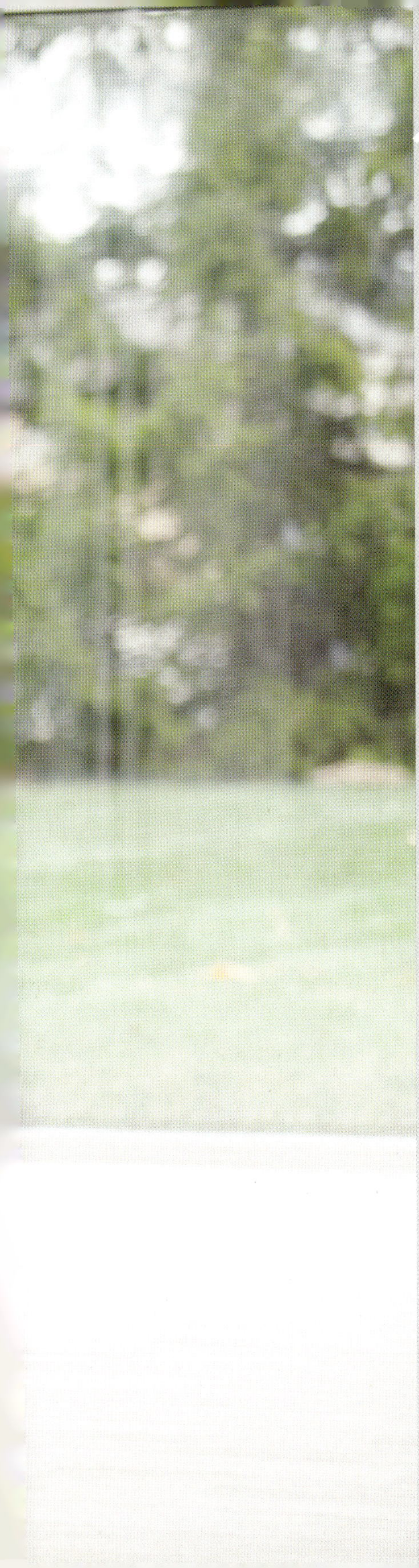

Einführung

Wir werden alle älter, jeder auf seine Art und Weise. Haben Sie sich jemals gefragt, warum manche 70-Jährige Probleme haben, morgens aus dem Bett zu kommen, während andere in diesem Alter einen Halbmarathon laufen? Meist liegt es daran, dass die sportlich Aktiven durch die regelmäßige Bewegung ihren Körper in allen Bereichen fit halten. Beim funktionellen Training geht es genau darum: Sie verbessern die Funktionalität Ihres Körpers, damit Sie alltägliche Bewegungen effizient ausführen können – unabhängig vom Alter!

Welches Ziel verfolgen Sie? Vielleicht möchten Sie Ihre Enkelkinder mit Leichtigkeit hochheben können, wieder schwimmen gehen oder auch nur lange Spaziergänge genießen. Was auch immer es ist: Wenn Sie den direkten Zusammenhang zwischen Ihrer Fitness und mehr Lebensqualität erkennen, ist das genau der Moment, um mit großer Motivation ein Trainingsprogramm zu beginnen. Funktionelles Training ist der Schlüssel zu einem fitten Körper und einem aktiven Leben.

Dieses Buch enthält 62 Übungen (jeweils mit schwerer und leichter Variante), 20 individuelle Workouts und 3 Fitnessprogramme. Es hilft Ihnen, für viele Jahre all die Dinge mit Leichtigkeit zu tun, die Ihnen wichtig sind.

FUNKTIONELLE FITNESS-BASICS

Funktionelles Training basiert auf einem Ganzkörperansatz, es imitiert Alltagsbewegungen und fördert so einen gesünderen und aktiveren Lebensstil. Das Leben ist unvorhersehbar und unbeständig. Warum sollte also das Training nur vorhersehbare und beständige Bewegungen beinhalten?

Warum funktionell trainieren?

Funktionelle Übungen ahmen natürliche Bewegungsabläufe nach und stärken den gesamten Körper. So können Sie sich mit Leichtigkeit und Vertrauen im Alltag bewegen und trotz des natürlichen Alterungsprozesses weiterhin Dinge tun, die Sie lieben.

Den Alltag meistern

Durch funktionelle Übungen steigern Sie die Leistungsfähigkeit Ihres Körpers. Sie führen alltägliche Bewegungen deutlich sicherer aus und senken damit das Verletzungsrisiko, das mit dem Alter zunimmt.

Haltung verbessern

Funktionelles Training fördert die natürliche aufrechte Körperhaltung. Es verbessert die Flexibilität der Wirbelsäule, des Brustkorbs und der Körpermitte und stärkt die gesamte Rücken- und Gesäßmuskulatur.

Mehr Kraft

Die Stärkung von ganzen Muskelgruppen erleichtert Ihnen das Erledigen täglicher Aufgaben. Sie führen bestimmte Bewegungen mit mehr Vertrauen und weniger Schmerzen aus, wie z. B. das schonende und effektive Heben einer schweren Kiste.

Erhöhte Stabilität

Die Körpermitte mit Ganzkörperübungen zu trainieren verbessert das Gleichgewicht und reduziert das Risiko eines Sturzes. Ihr Rumpf wird durch die gekräftigte Bauch- und Rückenmuskulatur stabilisiert, Sie können Arm- und Beinbewegungen besser kontrollieren.

Größere Beweglichkeit

Durch funktionelle Übungen bewegen Sie sich freier und geschmeidiger, Sie vergrößern den Bewegungsradius Ihrer Gelenke. Das hilft Ihnen z. B. im Alltag beim Bücken oder um hohe Schränke zu erreichen.

Mehr Ausdauer

Dynamische Bewegungen verbessern sowohl das Herz-Kreislauf-System als auch die muskuläre Ausdauer. Dadurch reduziert sich das Risiko für chronische Erkrankungen, das Gewicht lässt sich gut kontrollieren und Herz und Lungen bleiben gesund.

Die Vorteile

Die Übungen in diesem Buch sind auf 5 funktionale Bereiche ausgerichtet (siehe rechts). Wenn Sie nach diesem Fitnessprogramm trainieren, werden Sie sich in allen Bereichen verbessern.

VERBESSERT

- **Haltung**
- **Kraft**
- **Stabilität**
- **Beweglichkeit**
- **Ausdauer**

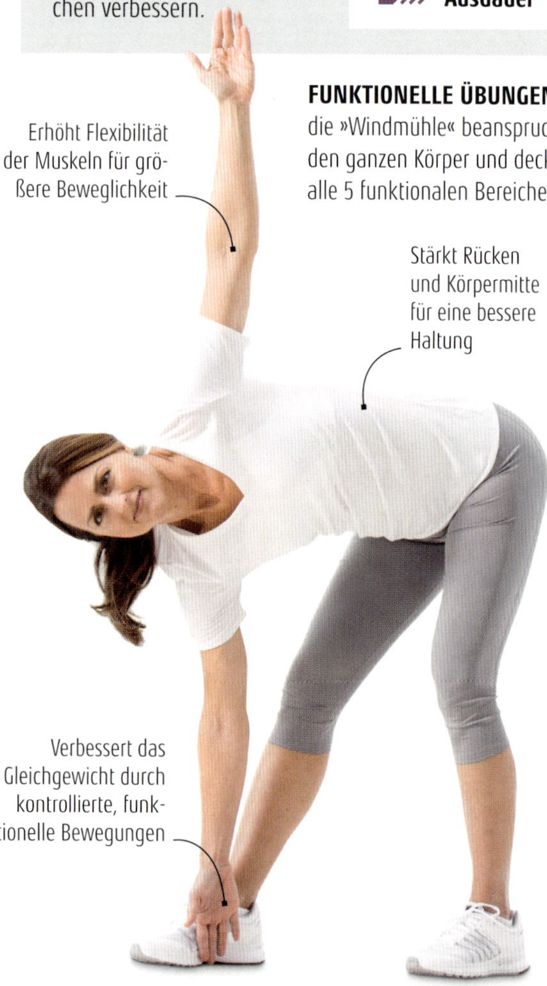

Erhöht Flexibilität der Muskeln für größere Beweglichkeit
Stärkt Rücken und Körpermitte für eine bessere Haltung
Verbessert das Gleichgewicht durch kontrollierte, funktionelle Bewegungen

FUNKTIONELLE ÜBUNGEN wie die »Windmühle« beanspruchen den ganzen Körper und decken alle 5 funktionalen Bereiche ab.

Die Grundbewegungen des Körpers

Der menschliche Körper kann sich auf verschiedene Art und Weise heben, neigen, drehen und strecken. Grundsätzlich unterscheidet man 5 Grundbewegungsarten: Fortbewegung, Wegdrücken, Ziehen, Rotation sowie Heben und Senken. Bei funktionellen Übungen arbeiten mehrere Gelenke und Muskeln in der gleichen Weise zusammen wie bei alltäglichen Aktivitäten. Bei einer einfachen Aufgabe wie etwa Anheben einer Einkaufstasche sind Fußgelenke, Knie, Hüften, Rumpf, Schultern und Ellbogen im Einsatz. Das funktionelle Training bereitet Ihren Körper auf diese und ähnliche Alltagstätigkeiten optimal vor.

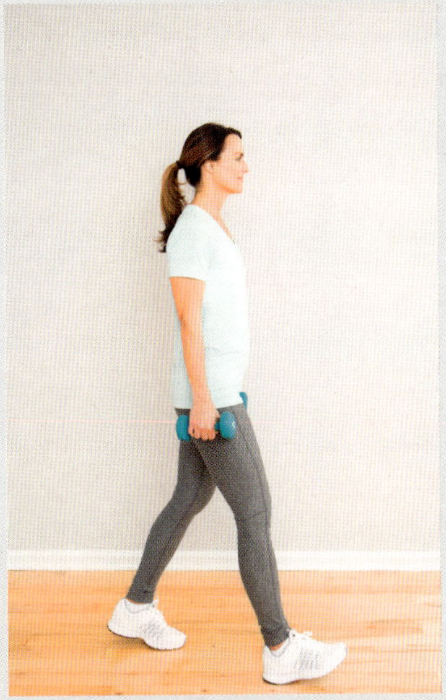

SICH FORTBEWEGEN ist die Fähigkeit, seinen Körper von einem Ort zum anderen zu bewegen. Wir setzen diese Fähigkeit bei Aktivitäten wie Wandern, Laufen oder Treppensteigen ein.

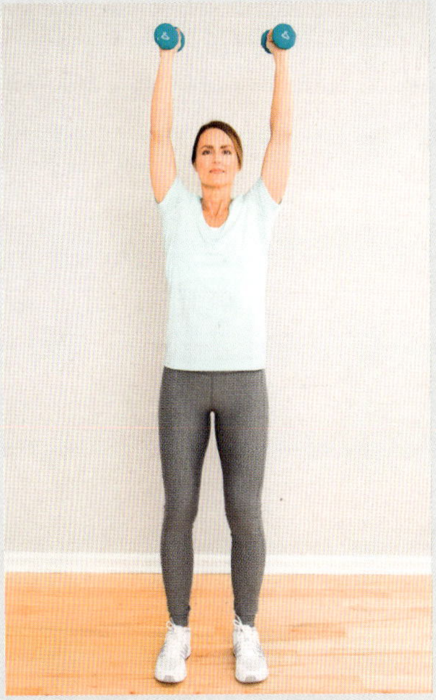

WEGDRÜCKEN beinhaltet Aktivitäten, bei denen Sie Ihre Arme vom Körper wegbewegen. Wenn Sie ein Loch graben oder einen Einkaufswagen schieben, erfordert das effizientes Wegdrücken.

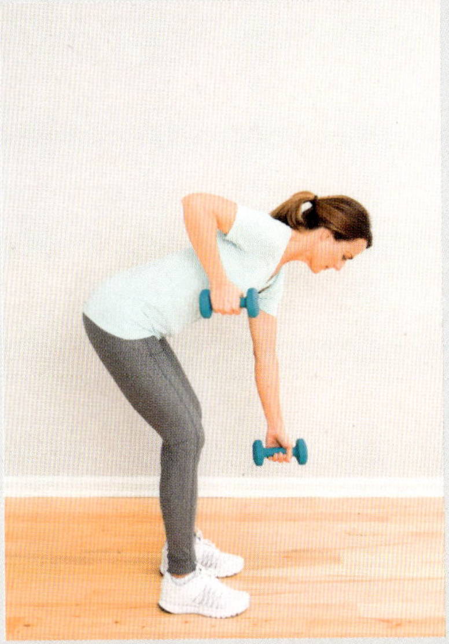

BEIM ZIEHEN bewegen Sie Ihre Arme zum Körper oder verlagern Ihren Körperschwerpunkt in Richtung eines Objekts. Beispiele hierfür sind das Starten eines Rasenmähers oder das Heranziehen eines Stuhls.

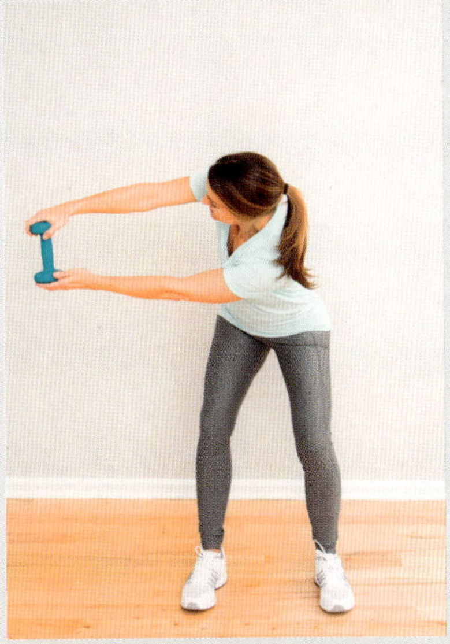

BEI DER ROTATION bewegen Sie Ihren Oberkörper in Opposition zu Hüften und Unterkörper. Beim Kraulschwimmen oder bei einer Wurfbewegung z. B. setzen Sie die Rotationsbewegung ein.

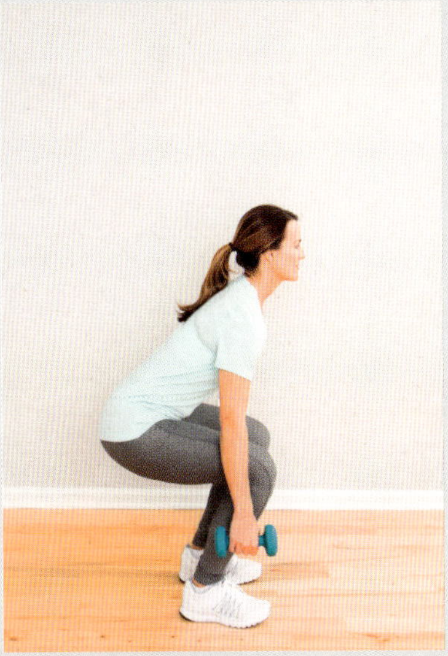

DAS HEBEN UND SENKEN der Körpermasse beinhaltet Beugen und Strecken der Beine sowie Schrittbewegungen, wie es z. B. beim Einsteigen in ein Auto vonnöten ist.

So bewegt sich der Körper

Bewegungen im Alltag erfordern eine komplizierte Abstimmung des gesamten Körpersystems. Funktionelle Übungen nutzen Bewegungsketten, um den Körper für diesen Zweck zu trainieren. Wenn Sie verstehen, wie Ihre Beine, Ihre Körpermitte und Ihr Oberkörper in einer Einheit zusammenarbeiten, bewegen Sie sich effektiver und leichter durchs Leben.

Bewegungskette

Einzelne Muskeln sind uneffektiv, wenn sie nicht in Bewegungsketten angesprochen werden. D. h., Gelenke, Muskeln, Bänder und Sehnen arbeiten bei einer Bewegung in einer linearen Reihenfolge zusammen. Zum Beispiel beginnt eine Wurfbewegung am Fußgelenk und läuft über die Bewegungskette bis hin zum Handgelenk. Einige Verknüpfungen in der Kette halten die Gelenke stabil, während andere die Bewegung ausführen. Funktioniert eine Verknüpfung nicht gut, wirkt sich das auf den kompletten Bewegungsablauf aus.

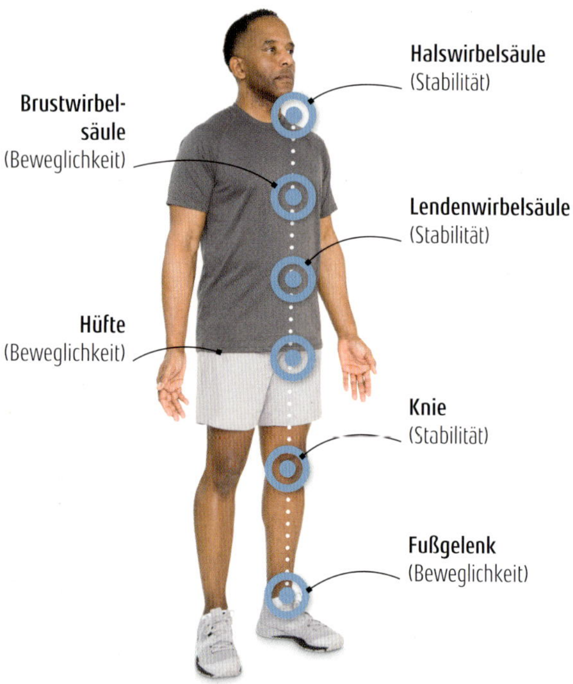

Bewegungsverknüpfung

Bewegungsebenen

Ihr Körper bewegt sich in 3 Dimensionen oder Ebenen. Die meisten Aktionen werden nicht in einer speziellen Ebene durchgeführt, sondern nutzen mehrere Bewegungsebenen gleichzeitig – wir bewegen uns z. B. nach unten und nach oben bzw. von Seite zu Seite in flüssigen Bewegungen. Funktionelles Training spricht Ihren Körper in allen 3 Ebenen an und verbessert so die Gesamtkoordination und die Stabilität.

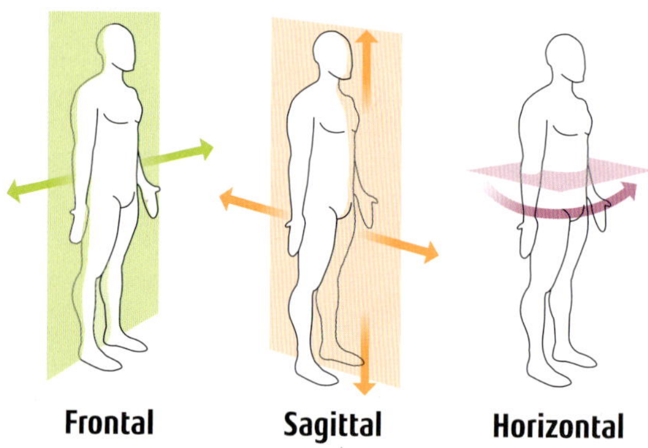

DIE FRONTALEBENE teilt den Körper in Vorder- und Rückseite. In dieser Ebene bewegen wir uns seitlich.

DIE SAGITTALEBENE spaltet die linke und rechte Körperseite. Wir bewegen uns in dieser Ebene nach oben und nach unten sowie vorwärts und rückwärts.

DIE HORIZONTALEBENE trennt die obere und die untere Körperhälfte ab den Hüften. Hier finden Drehbewegungen statt.

Mehrgelenkige Übungen

Funktionelle Übungen sind in der Regel mehrgelenkige Übungen, d. h., sie benutzen mehrere Muskelgruppen gleichzeitig. Diese Art von Übungen rekrutiert die ganze Bewegungskette in mehreren Ebenen der Bewegung und bereitet so Ihren Körper effektiv auf viele Alltagsbewegungen vor.

EINE MEHRGELENKIGE ÜBUNG wie der Reverse Lunge mit Twist (S. 128/129), findet in 2 Bewegungsebenen statt (Horizontal- und Sagittalebene), sie aktiviert die gesamte Bewegungskette.

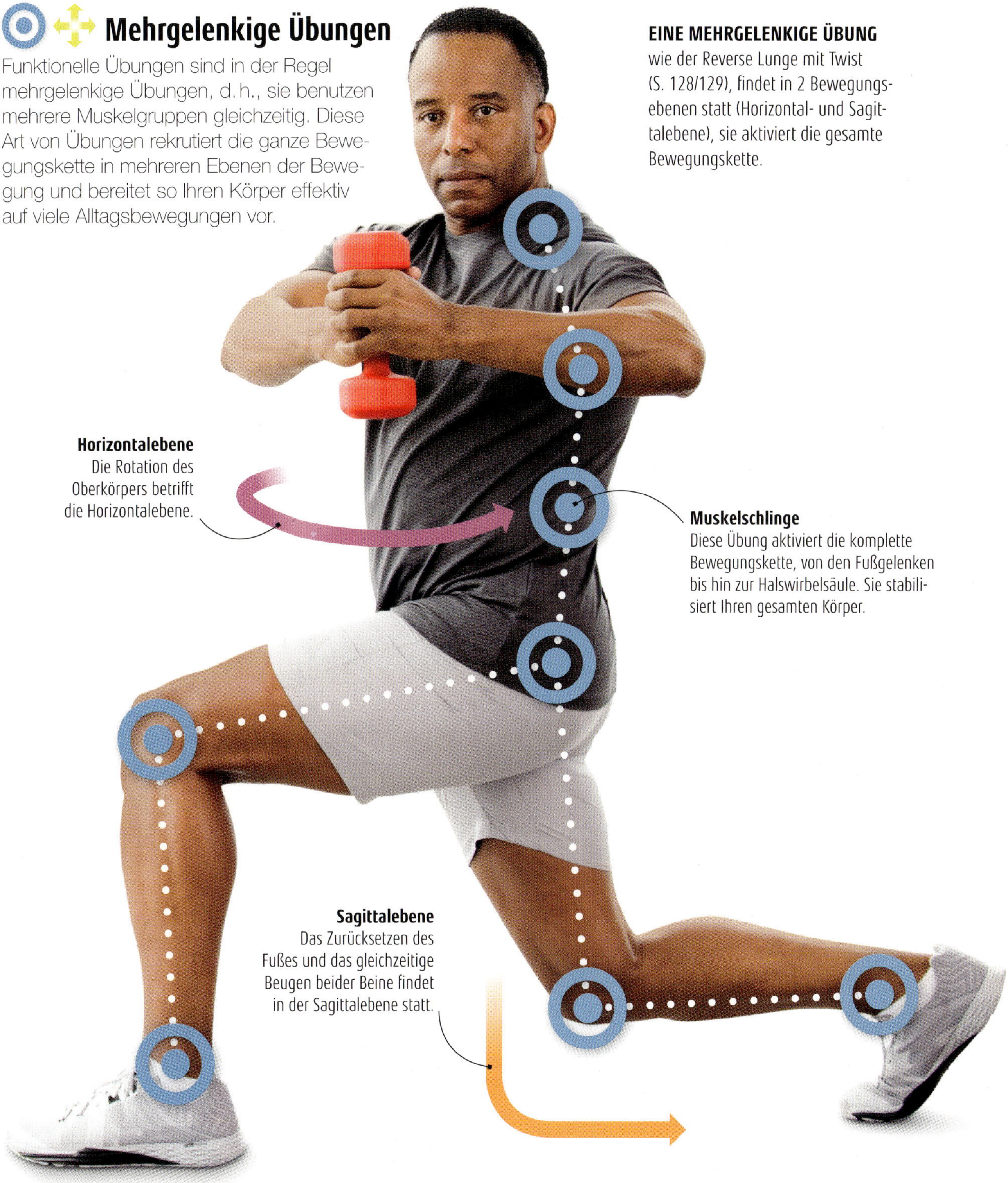

Horizontalebene
Die Rotation des Oberkörpers betrifft die Horizontalebene.

Muskelschlinge
Diese Übung aktiviert die komplette Bewegungskette, von den Fußgelenken bis hin zur Halswirbelsäule. Sie stabilisiert Ihren gesamten Körper.

Sagittalebene
Das Zurücksetzen des Fußes und das gleichzeitige Beugen beider Beine findet in der Sagittalebene statt.

Was funktionelles Training bewirkt

Sie kennen wahrscheinlich den Satz »Move it or lose it«. Es stimmt: Nichts beschleunigt den Alterungsprozess mehr als körperliche Inaktivität. Die regelmäßige Durchführung von funktionellen Übungen hilft, Ihre Gesundheit und damit Ihre Lebensqualität zu verbessern.

KNOCHEN STÄRKEN

1% an Knochendichte verliert der durchschnittliche Mensch ab einem Alter von **35** Jahren.

Die Knochen werden mit dem Alter schwächer, aber ein funktionelles Training mit Gewichten kann den Verlust an Knochendichte verlangsamen. Durch die Gewichtsbelastung der Knochen erhöht sich Ihre Muskelmasse, was erwiesenermaßen das Knochenzellwachstum anregt und hilft, Osteoporose und Knochenbrüche zu verhindern.

MUSKELN AUFBAUEN

4% der Muskelmasse verliert ein durchschnittlicher Mensch ab **30** Jahren pro Jahrzehnt.

Durch die zunehmende Inaktivität im Alter kommt es zu einem signifikanten Verlust der Muskelmasse. Durch funktionelles Training kann der Körper beschädigte Muskelfasern durch neue ersetzen, die wiederum das stützende Muskelgewebe stärken. Und stärkere Muskeln ermöglichen einen aktiveren und sicheren Lebensstil.

GELENKE VITAL HALTEN

350 Millionen

Menschen leiden schätzungsweise an Arthrose.

Die Abnutzung im Gelenk kann im Laufe der Zeit zu Schmerzen, Entzündungen, Steifheit und oft zu Arthrose führen. Funktionelles Training stimuliert den Blutfluss so, dass die Versorgung der Gelenke mit Sauerstoff und Nährstoffen erhöht wird. Die Gelenke sind besser geschmiert und die Bewegungen werden wieder schmerzfrei.

NERVENSYSTEM ANREGEN

1/3 der Menschen in Deutschland über **65** Jahren erleiden einen Sturz pro Jahr.

Die Leistungsfähigkeit des Nervensystems und des Gehirns nimmt im Alter ab. Das wirkt sich auf die Fähigkeit aus, die Bewegung des eigenen Körpers und die Position im Raum wahrzunehmen. Funktionelles Training konzentriert sich auf Bewegungen, die eine enge Verbindung zwischen Gehirn und Körper erfordern. Damit erhöht sich die Reaktionszeit für sichere Bewegungen.

HERZ-KREISLAUF-SYSTEM VERBESSERN

31 % der Todesfälle weltweit im Jahr **2015** sind auf Herzerkrankungen zurückzuführen.

Ein alterndes Herz kann nicht so viel Blut pumpen wie ein jüngeres Herz. Funktionelles Training steigert die Ausdauer des Herzens, senkt die Ruhe-Herzfrequenz und erweitert die Blutgefäße, wodurch mehr Sauerstoff in Organe und Muskeln gelangt. Eine bessere Sauerstoffversorgung führt in der Folge zu mehr Vitalität.

STIMMUNG UND ZUVERSICHT VERBESSERN

350 Millionen Menschen weltweit leiden unter Depressionen.

Wenn Sie gestresst sind, setzt Ihr Körper Stresshormone, wie Cortisol und Adrenalin, frei. Diese können Entzündungen hervorrufen und zu Angst und Depressionen führen. Durch funktionelles Training werden Glückshormone oder Endorphine ausgeschüttet, die gegen die negativen Auswirkungen von Stress und Angst wirken und Stimmung und Zuversicht verbessern.

LÄNGER LEBEN

7 Minuten mehr Lebenszeit pro Trainingsminute ab einem Alter von **39** Jahren.

Eine Studie hat gezeigt, dass ein Leben ohne Bewegung verheerende Auswirkungen auf die Gesundheit jedes Einzelnen hat, eine verkürzte Lebensdauer eingeschlossen. Funktionelles Training hilft beim Wiederaufbau von Muskeln, regeneriert geschwächte Muskeln und Gelenke, stärkt Herz und Lunge und verlängert das Leben. Es ist nie zu spät anzufangen – also bewegen Sie sich!

LUNGENFUNKTION ERHÖHEN

1/3 weniger Lungenkapazität im Alter zwischen **30** und **60** Jahren.

Die Auswirkungen des Alterns auf das Atmungssystem sind geschwächte Lungen und Atemmuskeln. Sie sind während des Trainings kurzatmig. Ein erhöhtes Fitnesslevel macht Ihre Bewegung und Ihr Herz effizienter und somit wird es für Ihre Lungen einfacher, den Körper mit Sauerstoff zu versorgen. Sie werden es umso mehr spüren, je mehr Sie trainieren.

STOFFWECHSEL STEIGERN

2 % wird der Stoffwechsel pro Lebensjahrzehnt langsamer.

Ihre Basale Metabolische Rate (BMR) ist die Anzahl an Kalorien, die Ihr Körper im Ruhezustand verbrennt. Funktionelles Training erhöht Ihre persönliche BMR durch die Erhöhung Ihrer Muskelmasse. Eine insgesamt erhöhte Muskelmasse hilft, auch im Ruhezustand Kalorien effizienter zu verbrennen. Ein positiver Nebeneffekt ist, dass Sie schlank bleiben.

Wie man effektiv trainiert

Um fit zu werden, braucht man nicht viele Stunden im Studio. Es geht vor allem darum, Ihren Körper gut zu pflegen und wesentliche Regeln beim Training und im Alltag einzuhalten. Entwickeln Sie gesunde Gewohnheiten, um das Beste aus Ihrem Training herauszuholen. Folgen Sie diesen Übungen und Ratschlägen für den Alltag.

F WIE VIEL WASSER SOLLTE ICH JEDEN TAG TRINKEN?

A Sie sollten jeden Tag 2 Liter trinken oder etwa acht Gläser. Ausreichend Flüssigkeit hilft Ihrem Herzen und die Muskeln arbeiten effizienter. Trinken Sie Wasser, bevor Sie Durst bekommen. Wenn Sie den Durst spüren, sind Sie bereits dehydriert. Führen Sie am besten den ganzen Tag eine Flasche Wasser mit sich.

F WOHER WEISS ICH, DASS ICH DEHYDRIERT BIN?

A Hören Sie auf Ihren Körper. Durst, Kopfschmerzen, Schwindel und Müdigkeit sind mögliche Anzeichen von Dehydratation. Wenn Sie eines dieser Symptome wahrnehmen, kann es sein, dass Sie mehr Wasser benötigen. Die Farbe des Urins ist auch ein guter Indikator. Im Idealfall ist er blass. Wenn er dunkelgelb erscheint, sind Sie wahrscheinlich dehydriert. Farbloser Urin kann aber auch bedeuten, dass Sie überhitzt sind oder zu schnell trinken.

F SOLL ICH VOR DEM TRAINING ESSEN?

A Ja! Essen Sie 1 bis 3 Stunden vor dem Training eine nährstoffreiche Mahlzeit, um die Wirksamkeit Ihres Trainings zu erhöhen. Vollwertlebensmittel sind das Beste, dazu vorwiegend fettarme Proteine und niedrig-glykämische Kohlenhydrate wie Eier, Hafer, Huhn und Gemüse.

F WANN SOLL ICH NACH DEM TRAINING ESSEN?

A Essen Sie innerhalb von 15 bis 20 Minuten nach dem Training. Die Mahlzeit sollte aus einem 3:1-Verhältnis von Kohlenhydraten zu Proteinen bestehen, um in Ihren Muskeln den Brennstoff Glycogen aufzufüllen. Diese Substanz repariert und baut das Muskelgewebe wieder auf. Optionen für ein gutes Essen sind z. B. Fisch und brauner Reis oder Pute und Süßkartoffeln.

F WIE KANN ICH CLEVERER EINKAUFEN?

A Gehen Sie im Supermarkt – besser noch im Biomarkt – direkt zu den Regalen, wo Sie Vollwertkost, Obst und Gemüse, Milchprodukte und mageres Fleisch finden. Vermeiden Sie die Regalbereiche, wo die zuckerreichen und hochverarbeiteten Lebensmittel angeboten werden. So ist es leichter, Ihren Einkaufswagen mit gesunden, kraftbringenden Lebensmitteln zu füllen.

F WIE SOLL ICH WÄHREND DER ÜBUNGEN ATMEN?

A Sie sollten beim anstrengendsten Teil der Übung durch den Mund ausatmen und beim leichteren durch die Nase einatmen und dabei einen gleichmäßigen, bewussten Atemrhythmus beibehalten. Bei der Kniebeuge z. B. atmen Sie beim Weg nach unten ein und beim Zurückkommen in den Stand aus. Egal, wie Sie es machen – das Wichtigste ist, dass Sie den Atem nicht anhalten.

F MUSS ICH WIRKLICH NACH DEM TRAINING ABKÜHLEN?

A Absolut. Es ist wichtig, nach jedem Training Schritt für Schritt abzukühlen, denn Ihre Herzfrequenz ist erhöht, Ihre Blutgefäße sind erweitert und Ihre Körpertemperatur ist gestiegen. Wenn Sie zu schnell aufhören, kann dies zu Unwohlsein führen. Wenn Sie das Training langsam beenden, wird sich Ihr Körper gut anfühlen.

F WIE VERMEIDE ICH MUSKELKATER NACH DEM TRAINING?

A Nutzen Sie nach dem Training eine Faszienrolle (Foamroller). Der gleichmäßige Druck auf die Muskeln macht das tief liegende Bindegewebe weich, verhindert Verspannungen und erweitert den Bewegungsbereich der Gelenke. Die Faszienrolle entspannt die Muskeln von Gesäß, Oberschenkeln, Waden, Brust und oberem Rücken, aber rollen Sie niemals über Knochen oder Organe.

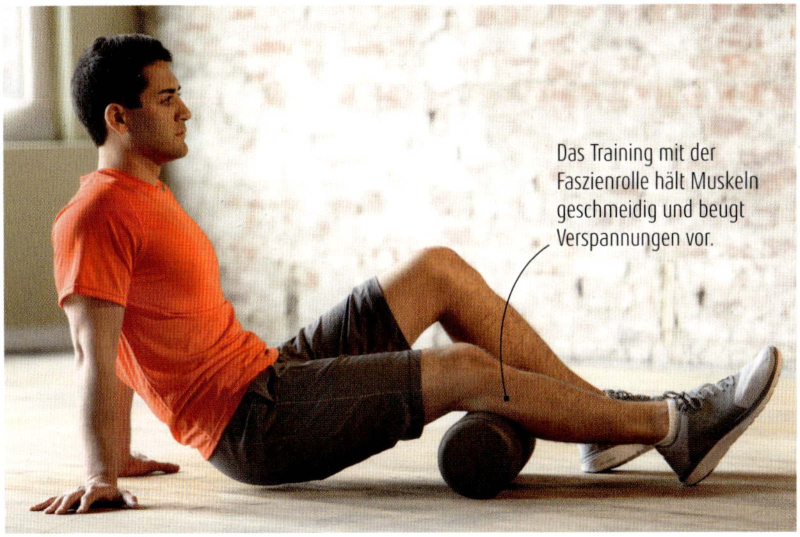

Das Training mit der Faszienrolle hält Muskeln geschmeidig und beugt Verspannungen vor.

ROLLEN SIE FÜR CA. 30 SEKUNDEN langsam über Muskulatur und Bindegewebe vor und zurück, wobei das Körpergewicht den Druck ausübt.

F MUSS ICH JEDEN TAG TRAINIEREN?

A Nein. Geist und Körper brauchen Zeit, um sich zu erholen. Planen Sie deshalb zwei Ruhetage in der Woche ein. Wenn Sie die Ruhetage nicht einhalten, kann dies zum Burnout führen. Es ist dann unmöglich, einen Trainingsfortschritt zu realisieren bzw. die Trainingsziele zu erreichen. Die Pause dient der Entspannung und dem Wiederaufbau der Muskeln, was Sie persönlich stärker macht und das Verletzungsrisiko senkt. Auch wenn Sie übermäßig müde sind oder sich Ihre Gelenke und Muskeln steif anfühlen, sollten Sie sich einen Ruhetag gönnen.

Wie kann ich mein ganzes Leben fit bleiben?

Atmen Sie auch im Ruhezustand bewusst

Die Atmung ist unwillkürlich. So sind sich manche Menschen nie wirklich ihres Atmens bewusst, bis ihr Körper während des Trainings plötzlich ohne Sauerstoff ist. Atmen Sie immer tief und bewusst, auch wenn Sie sich ausruhen. So können sich Ihre Gehirnfunktion verbessern, Ihr Körper entspannen und Stress reduziert werden.

Achten Sie auf guten und ausreichenden Schlaf

Im Schlaf heilen Körper und Geist. Dies ist essenziell für einen gesunden Lebensstil. Versuchen Sie jede Nacht 7 bis 8 Stunden zu schlafen, vermeiden Sie Alkohol oder große Mengen an Flüssigkeit mindestens 2 Stunden vor dem Schlafengehen. Versuchen Sie auch, immer zur gleichen Zeit zu Bett zu gehen.

Nehmen Sie sich Zeit zu trainieren

Planen Sie genau, wann Sie trainieren wollen, und versuchen Sie, diesen Termin konsequent einzuhalten. Ein Zeitplan hilft Ihnen, auf dem richtigen Weg zu bleiben.

Seien Sie Ihr bester Trainer

Es ist einfach, motiviert zu bleiben, wenn Sie im Flow sind, aber es ist auch normal, manchmal den Weg zu verlassen. Wenn Sie sich selbst beobachten, wie Sie das Training umgehen oder das Trainingsprogramm verändern, bleiben Sie positiv. Seien Sie nicht zu hart zu sich selbst und gehen Sie zurück zu der Stelle, wo Sie Ihren Weg verlassen haben.

Wie benutzt man dieses Buch?

Dieses Buch besteht aus einer Zusammenstellung von individuellen Übungen, Workouts und Fitnessprogrammen, die Ihnen helfen sollen, fitter zu werden und gesünder zu leben. Beginnen Sie mit den Einstufungstests, der Rest wird sich ergeben: Alles, was Sie brauchen, ist die Motivation dranzubleiben.

1 FÜHREN SIE DIE TESTS DURCH

Führen Sie alle 5 Tests durch und notieren Sie die Punkte, um Ihr Fitnesslevel zu bestimmen: Anfänger, Mittelstufe oder Fortgeschritten. Folgen Sie dem entsprechenden Trainingsprogramm und beginnen Sie direkt mit Ihrem Training.

Bewerten Sie sich bei jedem Test auf einer Skala von 1 bis 4.

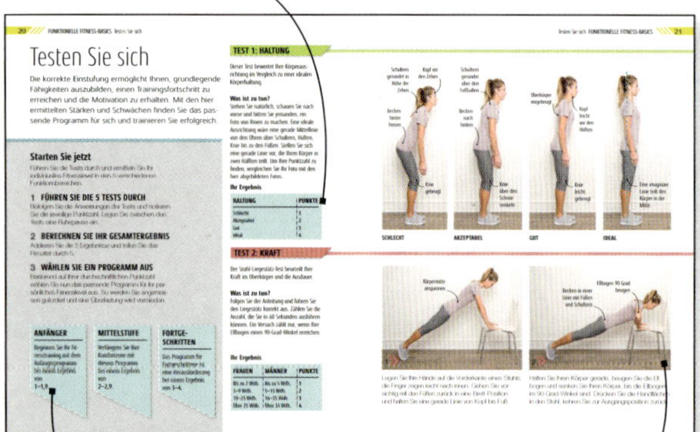

Die durchschnittliche Punktzahl sagt Ihnen, welches der 3 Programme anzuwenden ist.

Bilder zeigen Schritt für Schritt die Testausführung.

2 FINDEN SIE IHR FITNESSPROGRAMM

Finden Sie Ihr Fitnessprogramm anhand Ihrer Testergebnisse. Jedes Programm steigert die Anforderungen im Verlauf von 4 Wochen. Der Trainingsplan zeigt Ihnen genau, welches Workout Sie ausführen sollen.

Die Übersicht gibt das Workout für jeden Tag sowie das Level der Übungen an.

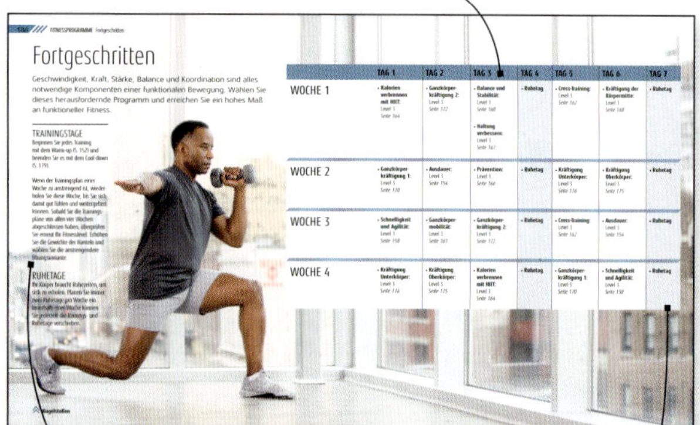

Grundanweisungen helfen bei der Arbeit mit dem Programm.

Jede Woche beinhaltet Ruhetage, die der Revitalisierung Ihres Körpers dienen.

Was Sie brauchen

Sie benötigen nur wenige einfache Geräte, um die Übungen in diesem Buch durchzuführen.

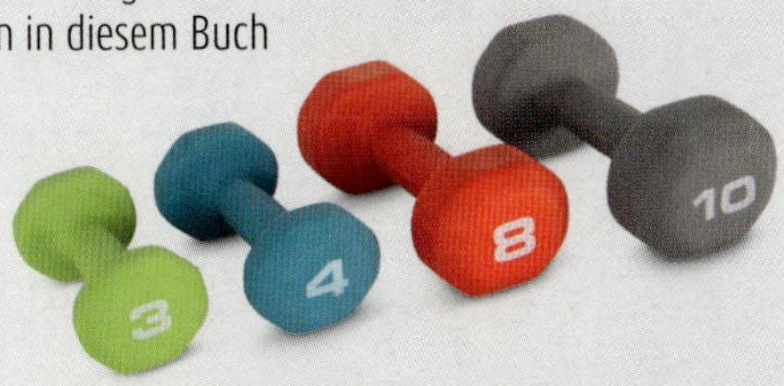

Kurzhanteln
Mit Kurzhanteln können Sie ganz individuell trainieren. Wir empfehlen Ihnen zwei Arten (ein leichtes und ein schwereres Paar). So können Sie das Gewicht immer anpassen.

Step
Ein Step wird bei einigen Ausdauer- und Kraftübungen verwendet. Eine Treppe oder niedrige Bank gehen auch.

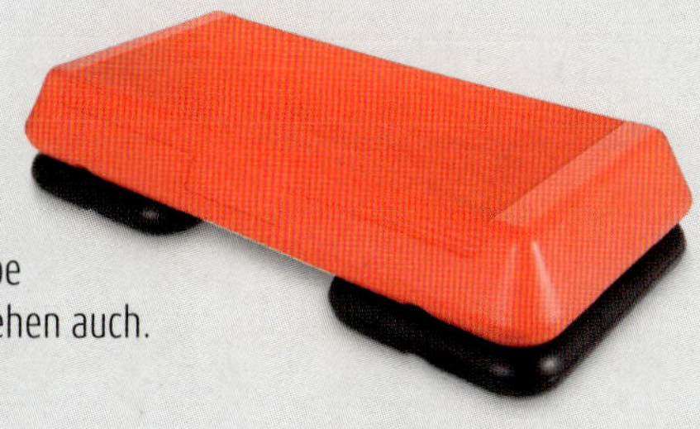

Matte
Eine Übungsmatte macht Bodenübungen bequemer.

Stuhl
Verwenden Sie einen stabilen, rutschfesten Stuhl, um das Gleichgewicht zu halten oder eine Bewegung im Sitzen durchzuführen.

3 LASSEN SIE DAS TRAINING ZUR ROUTINE WERDEN

Finden Sie das für jeden Tag vorgesehene Training mit der jeweiligen Schwierigkeitsstufe. Alle Workouts bestehen aus 5 bis 10 Übungen, die auf ein spezielles Ziel hinarbeiten.

Die gezielte Auswahl der Übungen hilft, Ihr Trainingsziel zu erreichen.

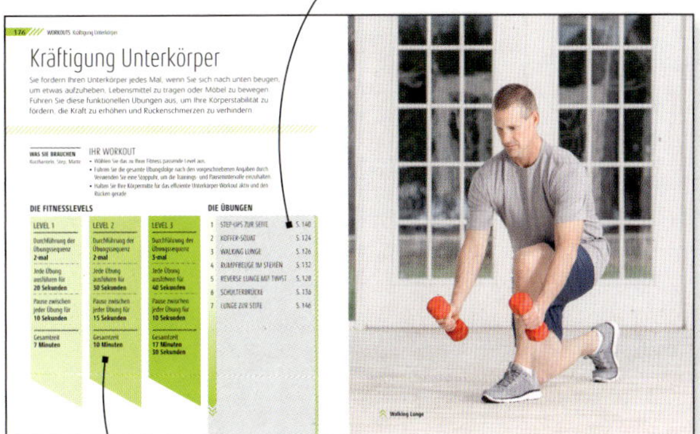

Das Level gibt an, wie lange Sie jede Übung durchführen sollten.

4 ACHTEN SIE AUF DIE TRAININGSHINWEISE

Hilfreiche Informationen zu den Übungen finden Sie in den Schritt-für-Schritt-Anleitungen. Jede der 62 Übungen wird visuell dargestellt und so beschrieben, dass Sie die Übung richtig ausführen können.

Die Kopfzeile zeigt an, welche der 5 Grundbewegungen ausgeführt wird.

Anmerkungen helfen bei der richtigen Bewegungsausführung.

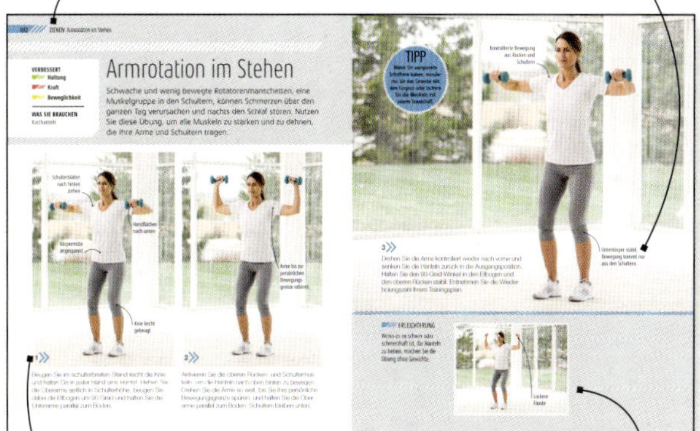

Schritt-für-Schritt-Anleitungen und Farbfotos zeigen Ihnen genau, wie Sie die komplette Übung richtig durchführen.

Wann immer Sie wollen, können Sie eine Übung einfacher oder anspruchsvoller gestalten.

Testen Sie sich

Die korrekte Einstufung ermöglicht Ihnen, grundlegende Fähigkeiten auszubilden, einen Trainingsfortschritt zu erreichen und die Motivation zu erhalten. Mit den hier ermittelten Stärken und Schwächen finden Sie das passende Programm für sich und trainieren Sie erfolgreich.

Starten Sie jetzt

Führen Sie die Tests durch und ermitteln Sie Ihr individuelles Fitnesslevel in den 5 verschiedenen Funktionsbereichen.

1 FÜHREN SIE DIE 5 TESTS DURCH

Befolgen Sie die Anweisungen der Tests und notieren Sie die jeweilige Punktzahl. Legen Sie zwischen den Tests eine Ruhepause ein.

2 BERECHNEN SIE IHR GESAMTERGEBNIS

Addieren Sie die 5 Ergebnisse und teilen Sie das Resultat durch 5.

3 WÄHLEN SIE EIN PROGRAMM AUS

Basierend auf Ihrer durchschnittlichen Punktzahl wählen Sie nun das passende Programm für Ihr persönliches Fitnesslevel aus. So werden Sie angemessen gefordert und eine Überlastung wird vermieden.

ANFÄNGER

Beginnen Sie Ihr Fitnesstraining mit dem Anfängerprogramm bei einem Ergebnis von **1–1,9**.

MITTELSTUFE

Verlängern Sie Ihre Komfortzone mit diesem Programm bei einem Ergebnis von **2–2,9**.

FORTGESCHRITTEN

Das Programm für Fortgeschrittene ist eine Herausforderung bei einem Ergebnis von **3–4**.

TEST 1: HALTUNG

Dieser Test bewertet Ihre Körperausrichtung im Vergleich zu einer idealen Körperhaltung.

Was ist zu tun?

Stehen Sie natürlich, schauen Sie nach vorne und bitten Sie jemanden, ein Foto von Ihnen zu machen. Eine ideale Ausrichtung wäre eine gerade Mittellinie von den Ohren über Schultern, Hüften, Knie bis zu den Füßen. Stellen Sie sich eine gerade Linie vor, die Ihren Körper in zwei Hälften teilt. Um Ihre Punktzahl zu finden, vergleichen Sie Ihr Foto mit den hier abgebildeten Fotos.

Ihr Ergebnis

HALTUNG	PUNKTE
Schlecht	1
Akzeptabel	2
Gut	3
Ideal	4

TEST 2: KRAFT

Der Stuhl-Liegestütz-Test beurteilt Ihre Kraft im Oberkörper und die Ausdauer.

Was ist zu tun?

Folgen Sie der Anleitung und führen Sie den Liegestütz korrekt aus. Zählen Sie die Anzahl, die Sie in 60 Sekunden ausführen können. Ein Versuch zählt nur, wenn Ihre Ellbogen einen 90-Grad-Winkel erreichen.

Ihr Ergebnis

FRAUEN	MÄNNER	PUNKTE
Bis zu 2 Wdh.	Bis zu 5 Wdh.	1
3–9 Wdh.	5–15 Wdh.	2
10–25 Wdh.	16–35 Wdh.	3
Über 25 Wdh.	Über 35 Wdh.	4

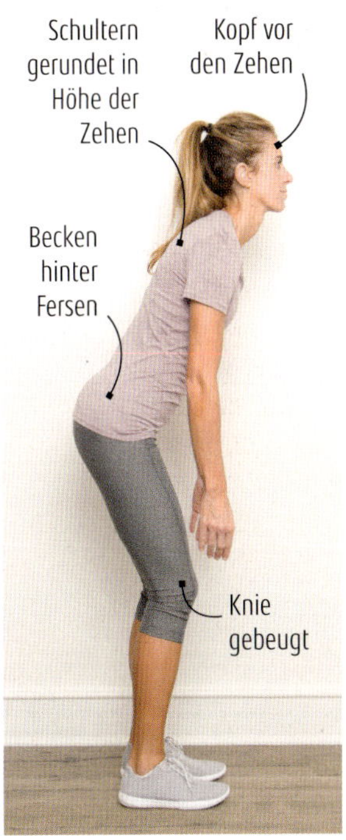

SCHLECHT

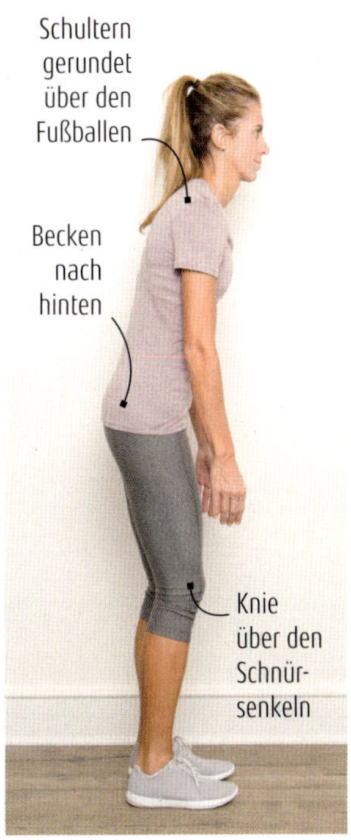

AKZEPTABEL

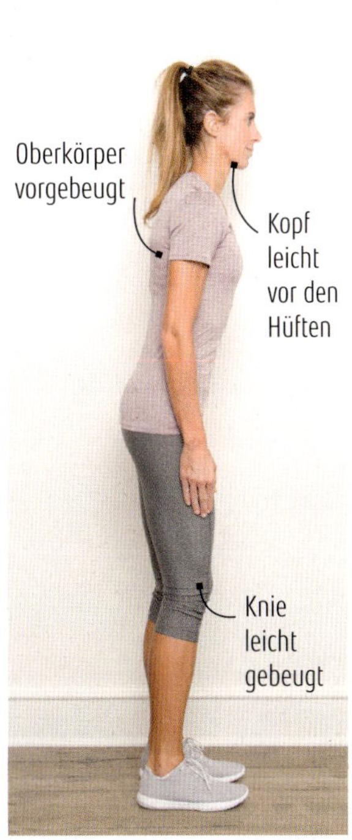

GUT

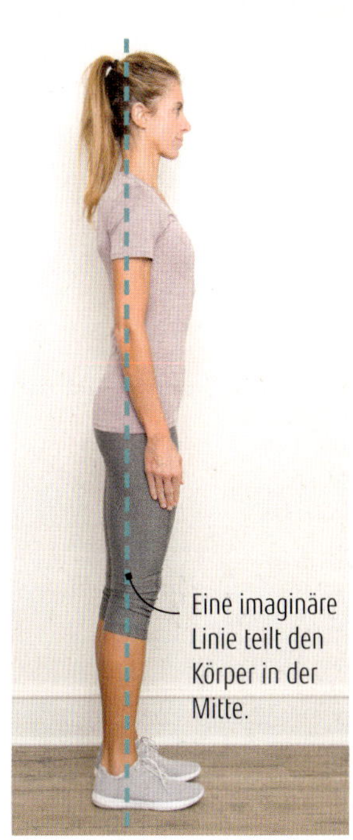

IDEAL

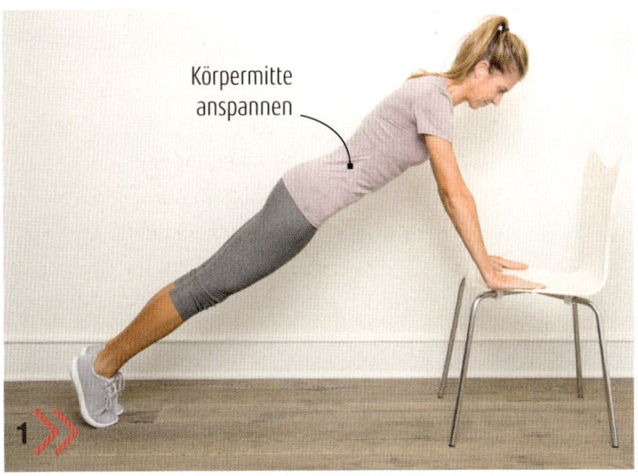

Legen Sie Ihre Hände auf die Vorderkante eines Stuhls, die Finger zeigen leicht nach innen. Gehen Sie vorsichtig mit den Füßen zurück in eine Brett-Position und halten Sie eine gerade Linie von Kopf bis Fuß.

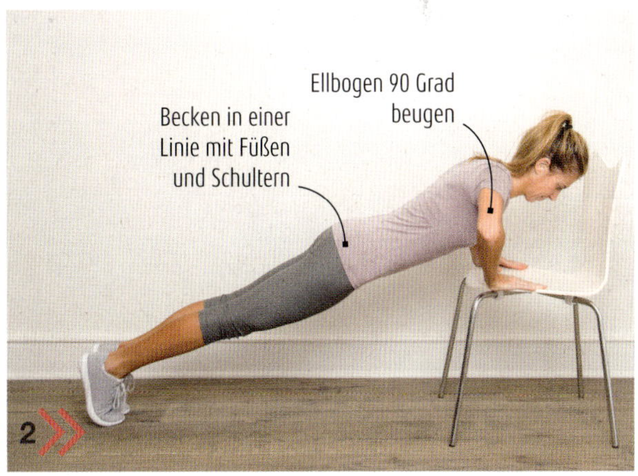

Halten Sie Ihren Körper gerade, beugen Sie die Ellbogen und senken Sie Ihren Körper, bis die Ellbogen im 90-Grad-Winkel sind. Drücken Sie die Handflächen in den Stuhl, kehren Sie zur Ausgangsposition zurück.

TEST 3: STABILITÄT

Mit diesem Test können Sie Ihr Gleichgewicht bewerten.

Was ist zu tun?
Befolgen Sie die Anleitung und bringen Sie sich in Position. Stoppen Sie die Zeit, wie lange Sie auf einem Bein stehen können. Wiederholen Sie den Test mit dem anderen Bein und berechnen Sie den Durchschnitt aus beiden Versuchen.

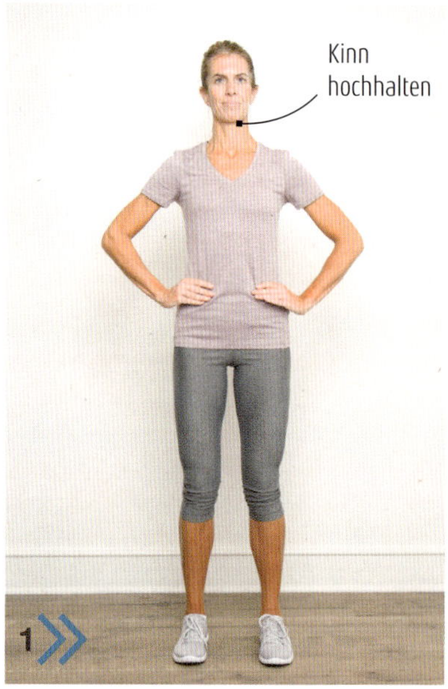
Kinn hochhalten
1

Im schulterbreiten Stand nehmen Sie eine aufrechte Haltung ein und aktivieren die Körpermitte. Die Schulterblätter sind zur Wirbelsäule gezogen.

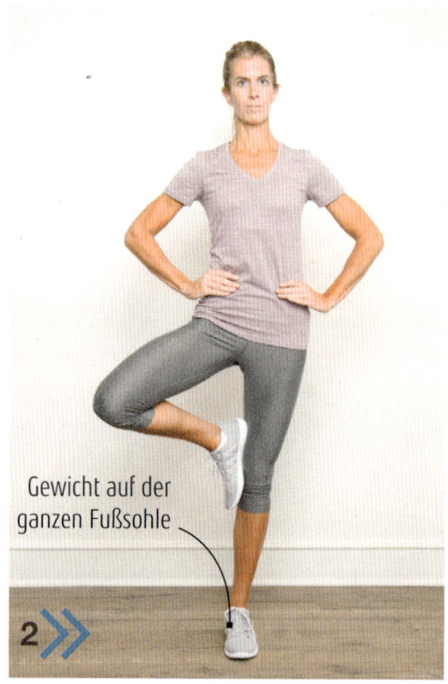
Gewicht auf der ganzen Fußsohle
2

Stellen Sie die rechte Fußsohle gegen die Innenseite des linken Knies. Wie lange können Sie in dieser Position bleiben? Wiederholen Sie den Test mit dem anderen Bein.

Ihr Ergebnis

ZEIT (Ø)	PUNKTE
Weniger als 20 Sekunden	1
21–35 Sekunden	2
36–50 Sekunden	3
Mehr als 50 Sekunden	4

TEST 5: BEWEGLICHKEIT

Die Kniebeuge mit gestreckten Armen testet Ihre Flexibilität auf beiden Körperseiten.

Was ist zu tun?
Heben Sie im schulterbreiten Stand die Arme gerade nach oben. Beugen Sie die Knie so tief wie möglich und lassen Sie ein Foto machen. Vergleichen Sie Ihr Foto mit den hier abgebildeten Fotos.

Ihr Ergebnis

POSITION	PUNKTE
Schlecht	1
Akzeptabel	2
Gut	3
Ideal	4

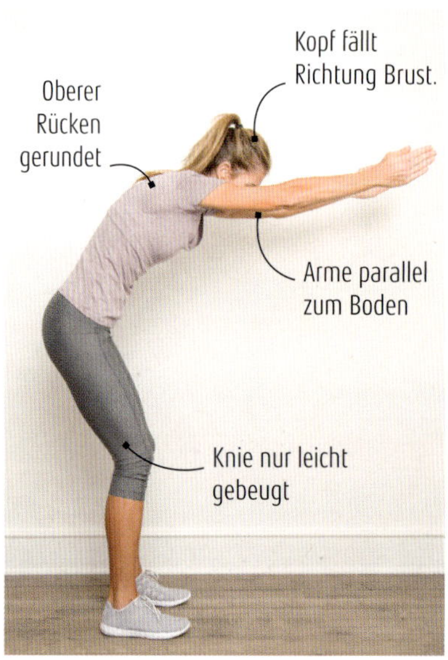
Oberer Rücken gerundet
Kopf fällt Richtung Brust.
Arme parallel zum Boden
Knie nur leicht gebeugt

SCHLECHT

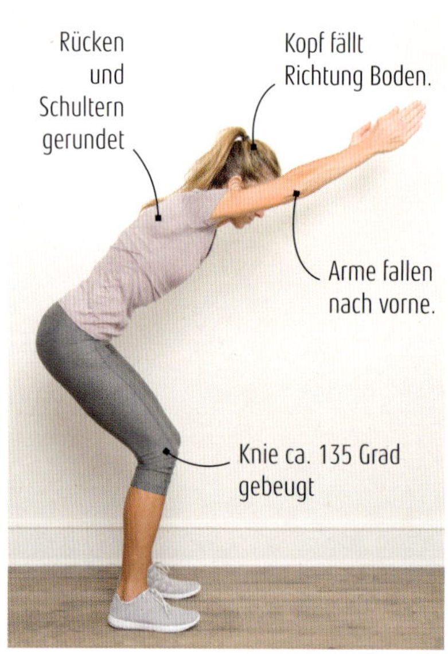
Rücken und Schultern gerundet
Kopf fällt Richtung Boden.
Arme fallen nach vorne.
Knie ca. 135 Grad gebeugt

AKZEPTABEL

TEST 4: AUSDAUER

Dieser Schritt-Test beurteilt Ihre Herz-Kreislauf-Ausdauer.

Was ist zu tun?
Folgen Sie der Anleitung und zählen Sie, wie viel Mal Ihr linkes Knie in 2 Minuten die Markierung erreicht.

Ihr Ergebnis

FRAUEN	PUNKTE
Weniger als 80	1
81–100	2
101–120	3
Mehr als 120	4

MÄNNER	PUNKTE
Weniger als 90	1
91–110	2
111–130	3
Mehr als 130	4

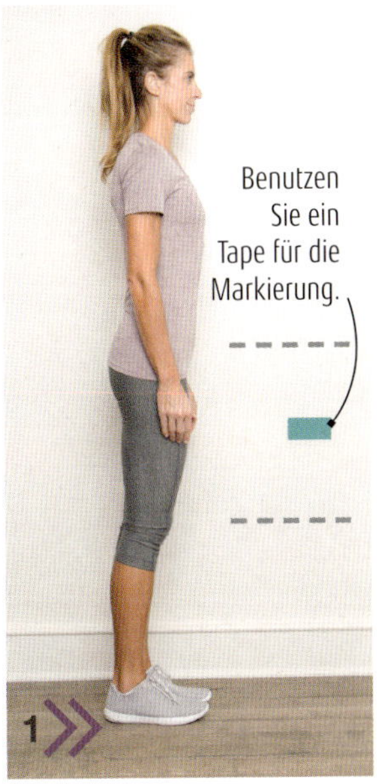
Benutzen Sie ein Tape für die Markierung.
1

Stehen Sie neben einer Wand und markieren Sie die Stelle auf halbem Weg zwischen Hüften und Knien.

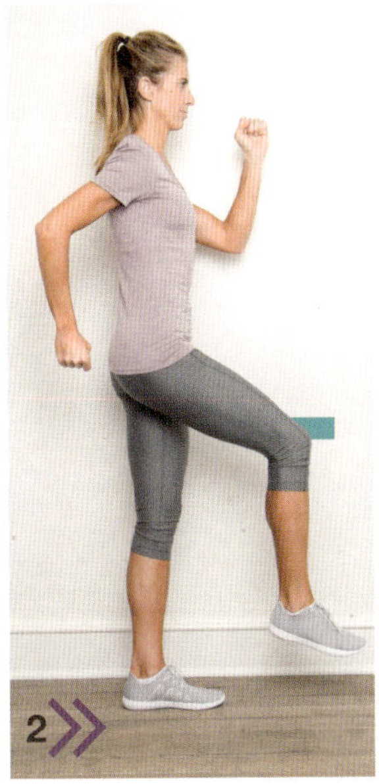
2

Heben Sie Ihr rechtes Knie bis zur Markierung. Nutzen Sie die Arme, um das Gleichgewicht zu halten.

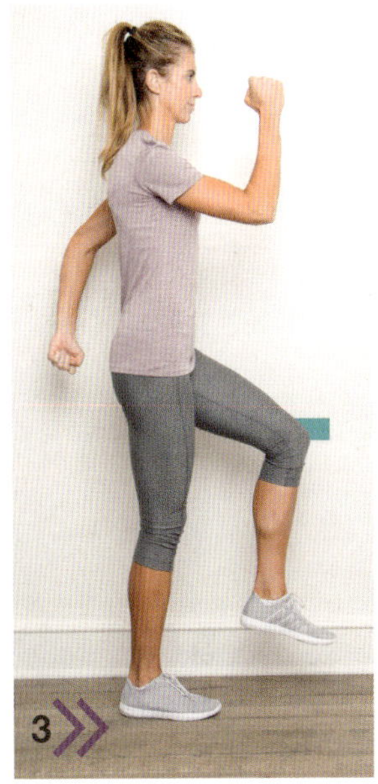
3

Senken Sie Ihr rechtes Bein ab, heben Sie dann Ihr linkes Knie bis zur Markierung. So weiter marschieren.

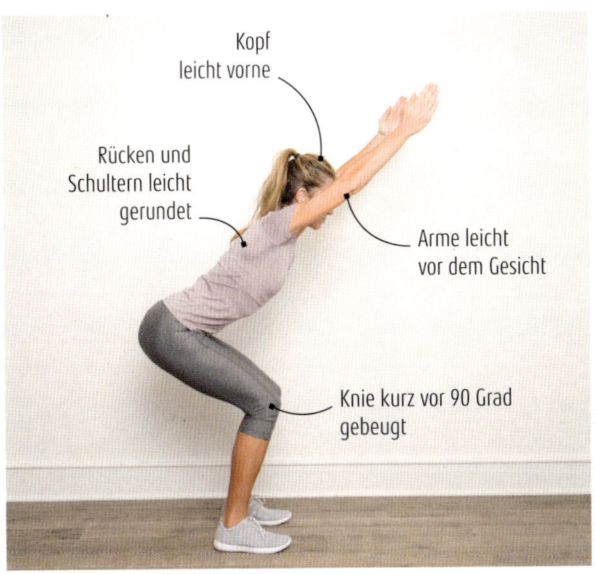
Kopf leicht vorne
Rücken und Schultern leicht gerundet
Arme leicht vor dem Gesicht
Knie kurz vor 90 Grad gebeugt

GUT

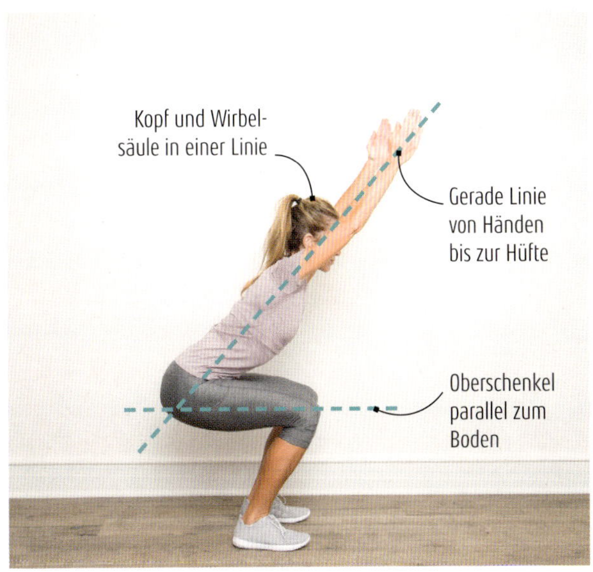
Kopf und Wirbelsäule in einer Linie
Gerade Linie von Händen bis zur Hüfte
Oberschenkel parallel zum Boden

IDEAL

ÜBUNGEN

FORTBEWEGUNG • WEGDRÜCKEN • ZIEHEN • ROTATION • HEBEN UND SENKEN

Ein aktiver Lebensstil erfordert verschiedene Bewegungen, auf die Sie sich vorbereiten sollten. Die folgenden funktionellen Übungen orientieren sich an den 5 Grundbewegungen des Körpers und machen ihn insgesamt stärker und stabiler. So sind Sie bestens für Ihre alltäglichen Aktivitäten gerüstet.

VERBESSERT
Ausdauer

WAS SIE BRAUCHEN
Keine Hilfsmittel nötig

Schnelle Füße

Schnelles Gehen erfordert eine starke Kommunikation zwischen Gehirn und Körper, was Sie mit der folgenden Übung trainieren können. Zusätzlich wird dabei Ihre Ausdauer optimiert.

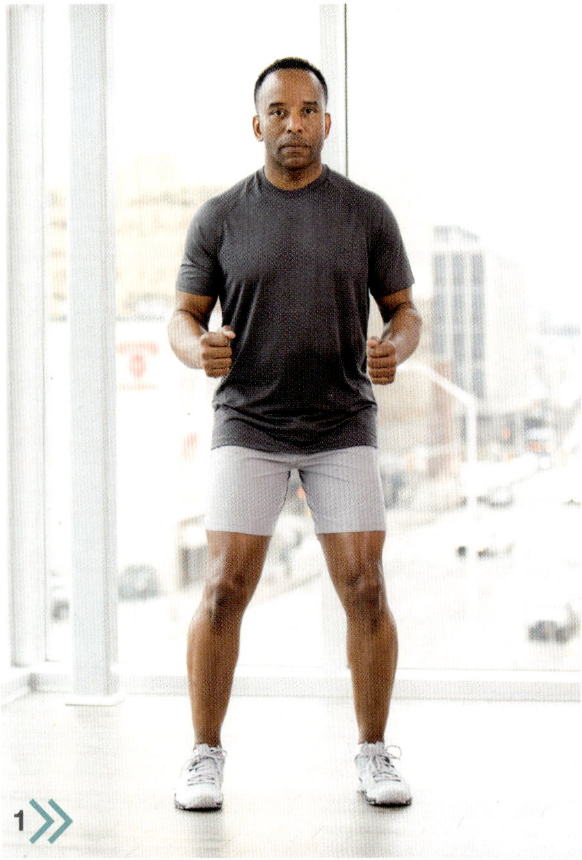
1

Stehen Sie im schulterbreiten Stand. Beugen Sie beide Ellbogen im 90-Grad-Winkel und halten Sie die Hände in lockeren Fäusten. Spannen Sie die Körpermitte an und ziehen Sie die Schulterblätter nach hinten zur Wirbelsäule.

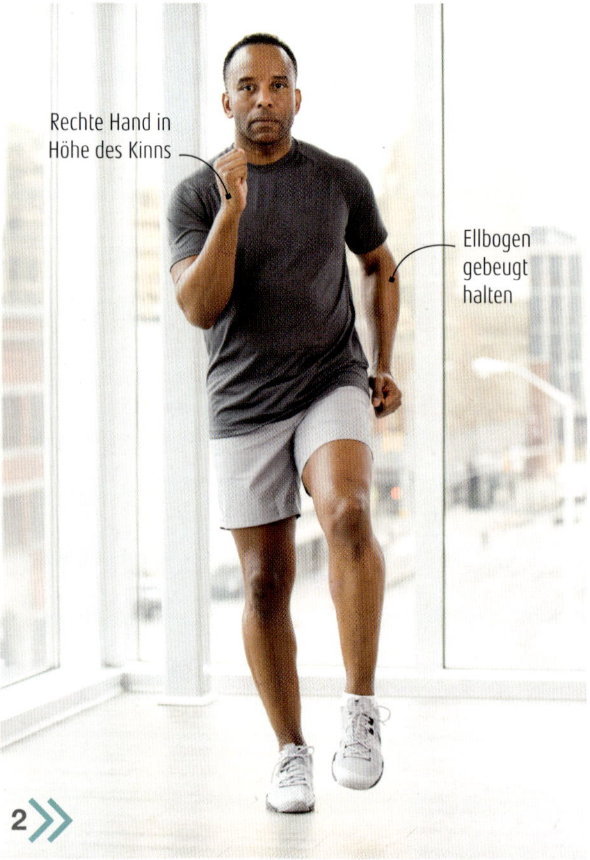
Rechte Hand in Höhe des Kinns
Ellbogen gebeugt halten
2

Heben Sie das linke Knie an, bis Ihr Fuß etwa 8 cm über dem Boden ist, und verlagern Sie das Gewicht auf den rechten Fuß. Gleichzeitig heben Sie die rechte Hand in Richtung Kinn und ziehen die linke Hand zur linken Hüfte.

3

In einer kontinuierlichen Bewegung wechseln Sie Beine und Arme, rechts und links ab. Dabei rollen Sie die Füße immer vom Ballen zur Ferse ab und die Hände streben bei jeder Bewegung zum Kinn.

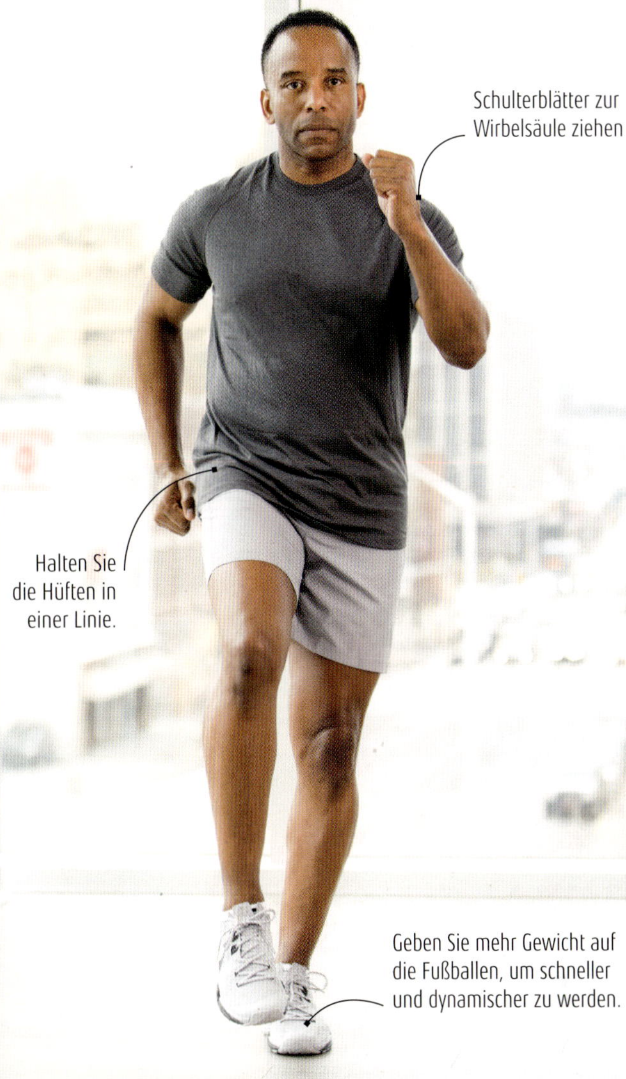
Schulterblätter zur Wirbelsäule ziehen
Halten Sie die Hüften in einer Linie.
Geben Sie mehr Gewicht auf die Fußballen, um schneller und dynamischer zu werden.

ERLEICHTERUNG

Wenn es Ihnen schwerfällt, das Gleichgewicht zu halten, setzen Sie sich auf die Vorderkante eines Stuhls und »laufen« Sie im Sitzen.

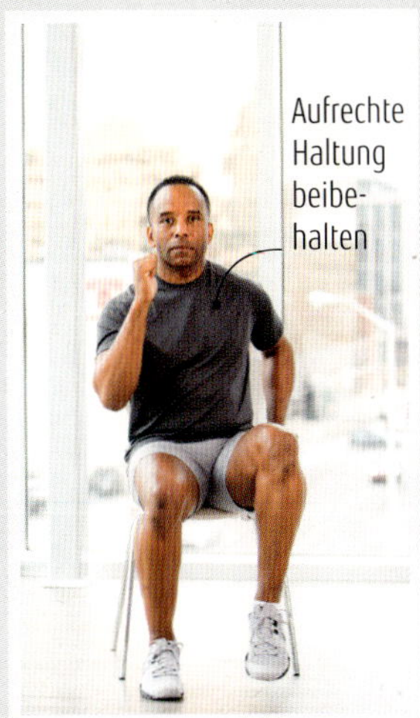
Aufrechte Haltung beibehalten

STEIGERUNG

Um die Intensität zu erhöhen, heben Sie Ihre Knie bei jedem Schritt so hoch wie möglich.

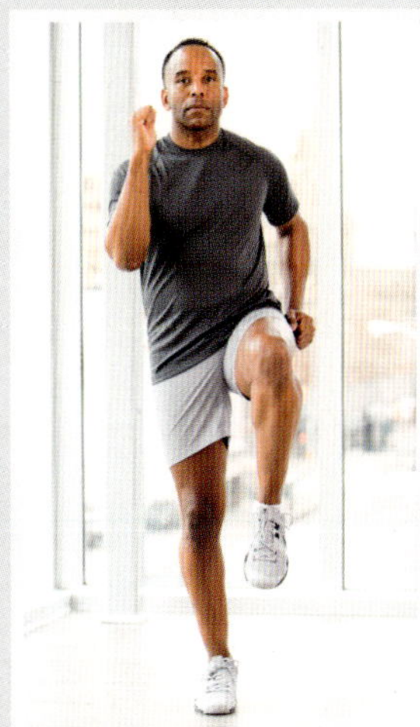

VERBESSERT
Stabilität
Ausdauer

WAS SIE BRAUCHEN
Keine Hilfsmittel nötig

Side to Side

Weil Sie sich im Alltag oft seitwärts bewegen müssen, dürfen seitliche Übungen in keinem Fitnessprogramm fehlen. Diese Übung erhöht die Stabilität und Koordination und gibt Ihnen Sicherheit bei Bewegungen nach links und rechts.

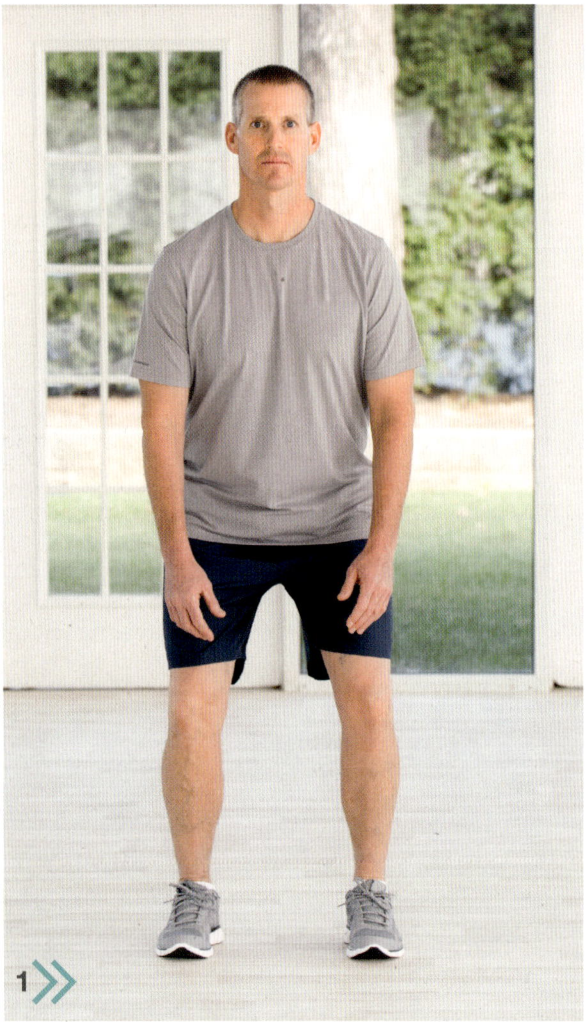

1

Stehen Sie im schulterbreiten Stand, die Arme hängen herunter. Aktivieren Sie die Körpermitte, lehnen Sie sich leicht nach vorn. Ziehen Sie die Schulterblätter zurück, heben Sie den Kopf. Knie und Hüften leicht gebeugt.

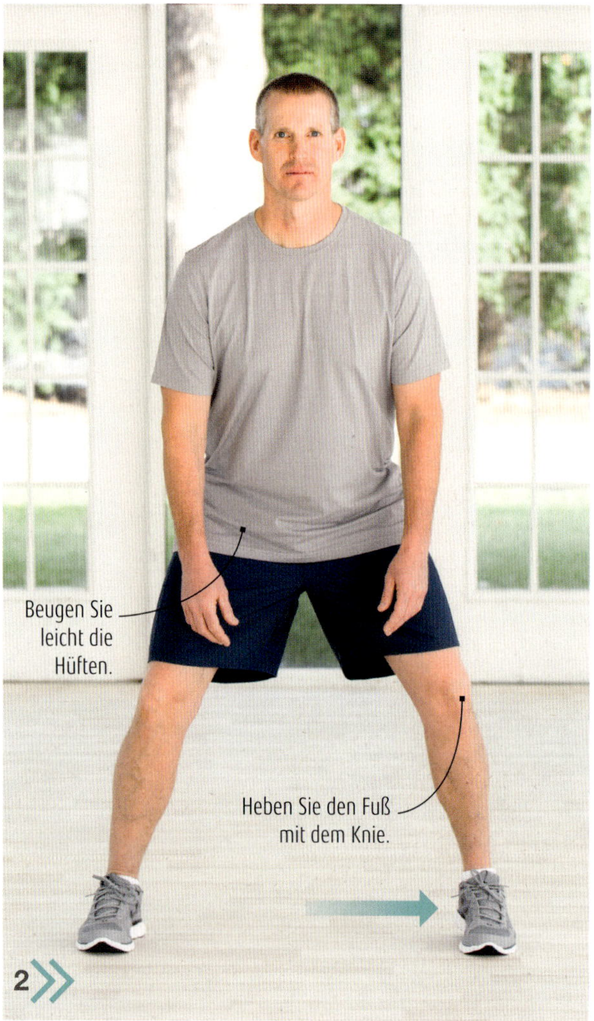
Beugen Sie leicht die Hüften.
Heben Sie den Fuß mit dem Knie.

2

Heben Sie den linken Fuß und setzen Sie ihn etwas weiter als schulterbreit zur linken Seite. Rollen Sie dabei den Fuß vom Ballen zur Ferse ab.

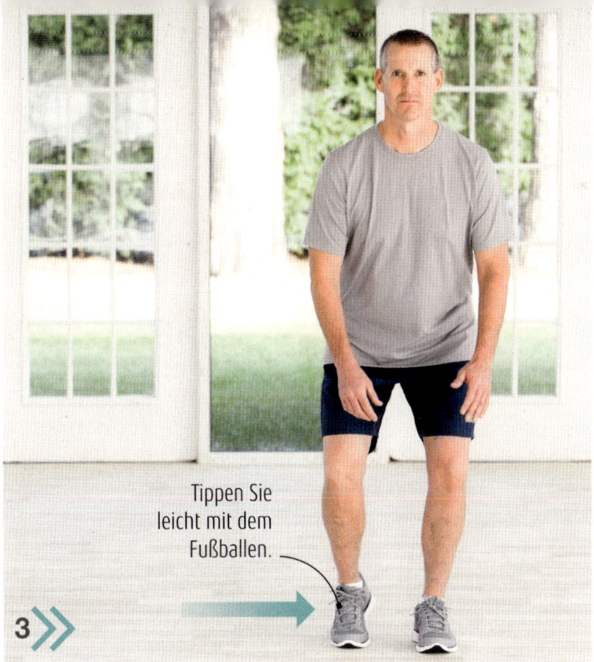
Tippen Sie
leicht mit dem
Fußballen.

3

Heben Sie Ihren rechten Fuß und tippen Sie diesen mit leichtem Bodenkontakt neben Ihren linken Fuß. Übertragen Sie dabei das Gewicht nach links. Die rechte Ferse bleibt in der Luft.

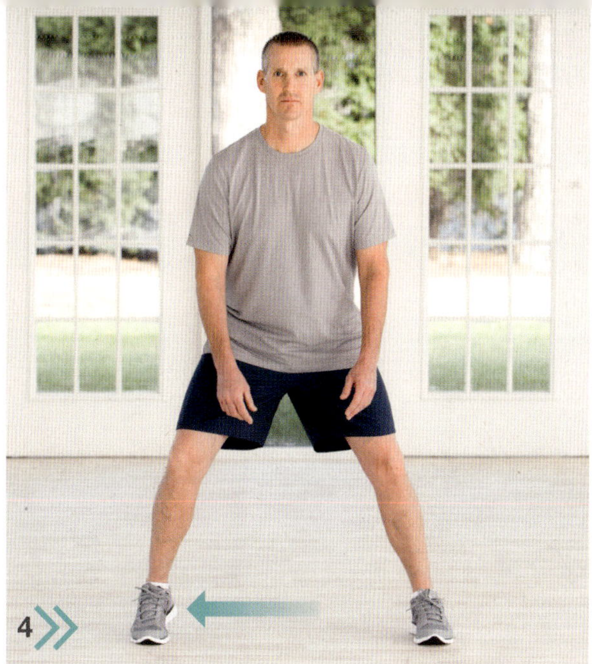

4

Setzen Sie schnell Ihren rechten Fuß zurück, etwas weiter als schulterbreit auseinander, und verlagern Sie Ihr Gewicht auf den rechten Fuß. Knie und Hüften bleiben dabei leicht gebeugt.

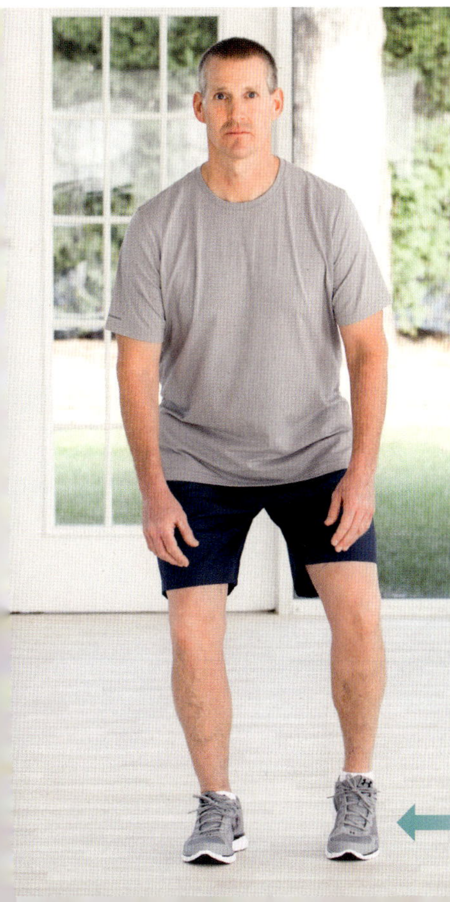

5

Heben Sie Ihren linken Fuß und tippen Sie diesen mit leichtem Bodenkontakt neben Ihren rechten Fuß. Wiederholen Sie die Bewegung nach rechts und links entsprechend dem Trainingsplan.

STEIGERUNG

Um die Beine zu stärken, beugen Sie die Knie, bis die Oberschenkel parallel zum Boden sind. Halten Sie die Position während der Übung.

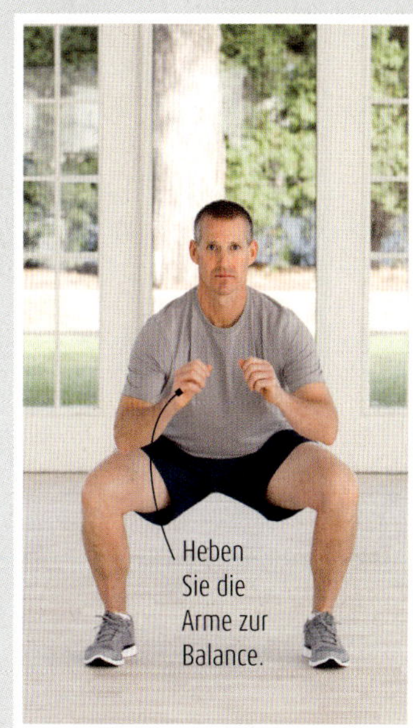
Heben
Sie die
Arme zur
Balance.

VERBESSERT
- Kraft
- Stabilität
- Ausdauer

WAS SIE BRAUCHEN
Keine Hilfsmittel nötig

Side Shuffle

Seitliche Bewegungen erfordern Beweglichkeit, Koordination und Stabilität. Der Side Shuffle wird Ihre Fähigkeit verbessern, sich schnell von Seite zu Seite zu bewegen, und stärkt gleichzeitig Beine und Gesäß.

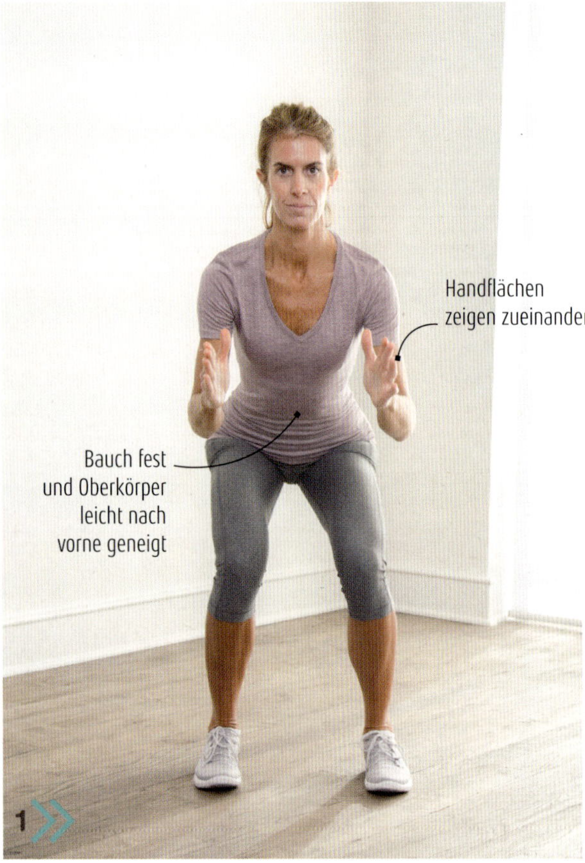
Handflächen zeigen zueinander.
Bauch fest und Oberkörper leicht nach vorne geneigt
1

Beugen Sie im schulterbreiten Stand Ihre Knie und Hüften. Das Gewicht liegt auf den Fersen, das Gesäß schiebt nach hinten. Heben Sie den Kopf leicht an, ziehen Sie die Schultern zurück und halten Sie die Arme ruhig vor dem Körper.

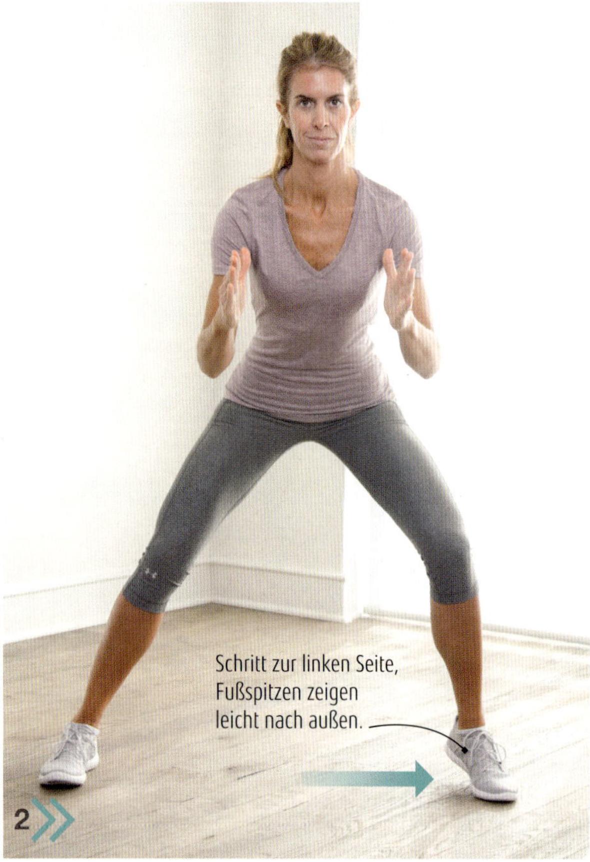
Schritt zur linken Seite, Fußspitzen zeigen leicht nach außen.
2

Verlagern Sie Ihr Gewicht auf den rechten Fuß, heben Sie den linken Fuß und setzen Sie diesen mehr als schulterbreit zur linken Seite auf. Verlagern Sie nun das Gewicht auf den linken Fuß.

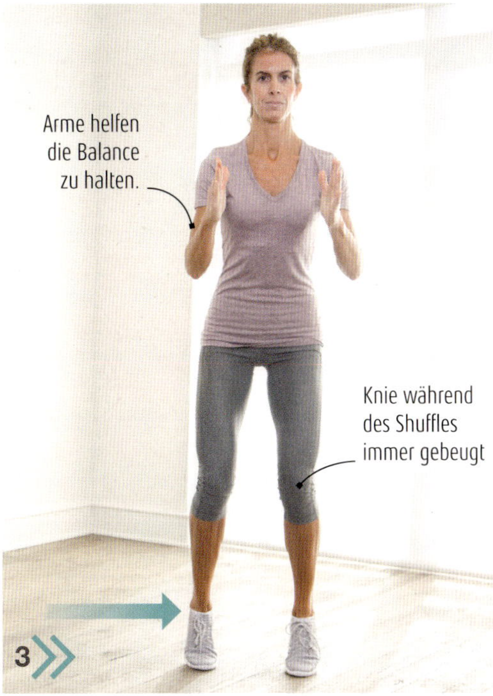
Arme helfen die Balance zu halten.
Knie während des Shuffles immer gebeugt
3

Setzen Sie den rechten Ballen neben Ihren linken Fuß und wiederholen Sie die Shuffle-Bewegung (Bild 1 und 2) zur linken Seite 4–5-mal. Halten Sie die Füße dabei immer parallel.

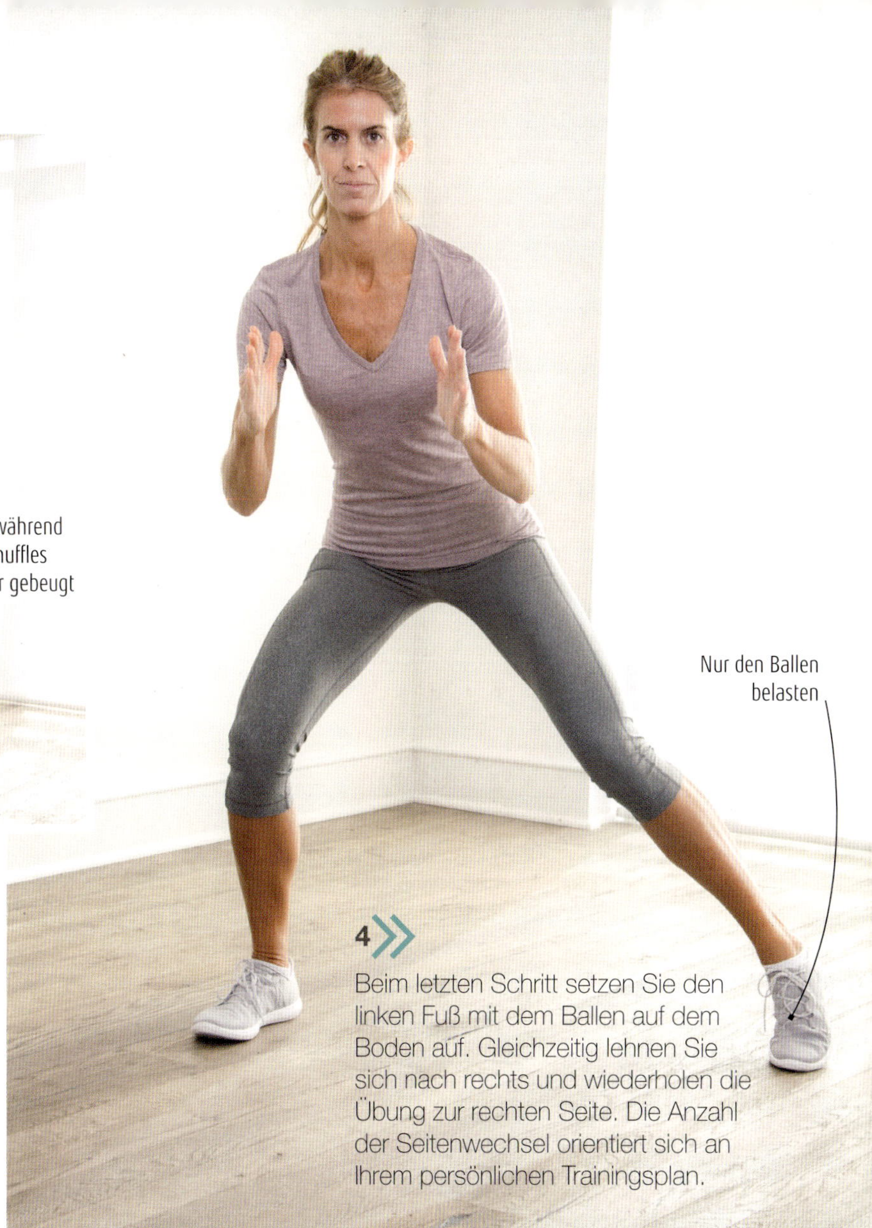
Nur den Ballen belasten
4

Beim letzten Schritt setzen Sie den linken Fuß mit dem Ballen auf dem Boden auf. Gleichzeitig lehnen Sie sich nach rechts und wiederholen die Übung zur rechten Seite. Die Anzahl der Seitenwechsel orientiert sich an Ihrem persönlichen Trainingsplan.

STEIGERUNG

Um Ihre Beine noch mehr zu stärken, gehen Sie bei Schritt 1 in eine tiefe Kniebeuge, bis die Oberschenkel parallel zum Boden sind. Halten Sie diese Position während der gesamten Übung.

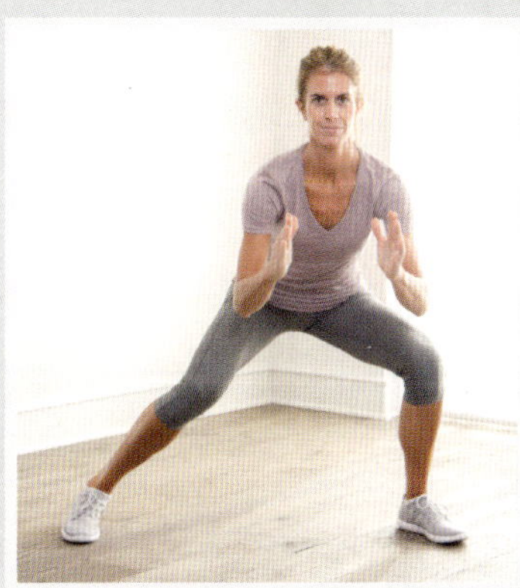

VERBESSERT
- Stabilität
- Beweglichkeit
- Ausdauer

WAS SIE BRAUCHEN
Keine Hilfsmittel nötig

March am Platz

Laufen, Wandern und Treppensteigen verlangen flexible und starke Hüften. Führen Sie diese Marschierbewegung regelmäßig aus, um Ausdauer und Balance zu verbessern und gleichzeitig die Hüften zu strecken und zu stärken.

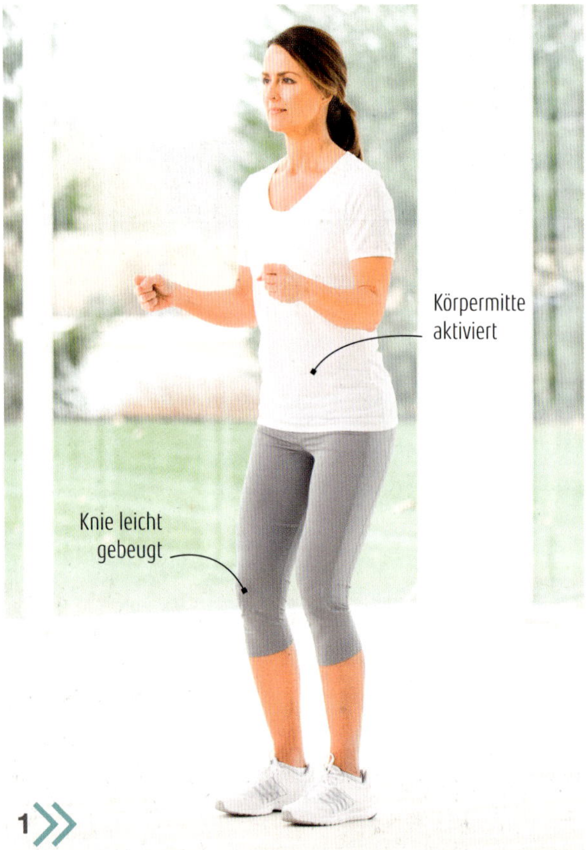
Körpermitte aktiviert
Knie leicht gebeugt

1 Beugen Sie im schulterbreiten Stand beide Ellbogen bis 90 Grad vor Ihrem Körper und schließen Sie die Hände zu lockeren Fäusten. Verlängern Sie Ihre Wirbelsäule und ziehen Sie die Schulterblätter zurück.

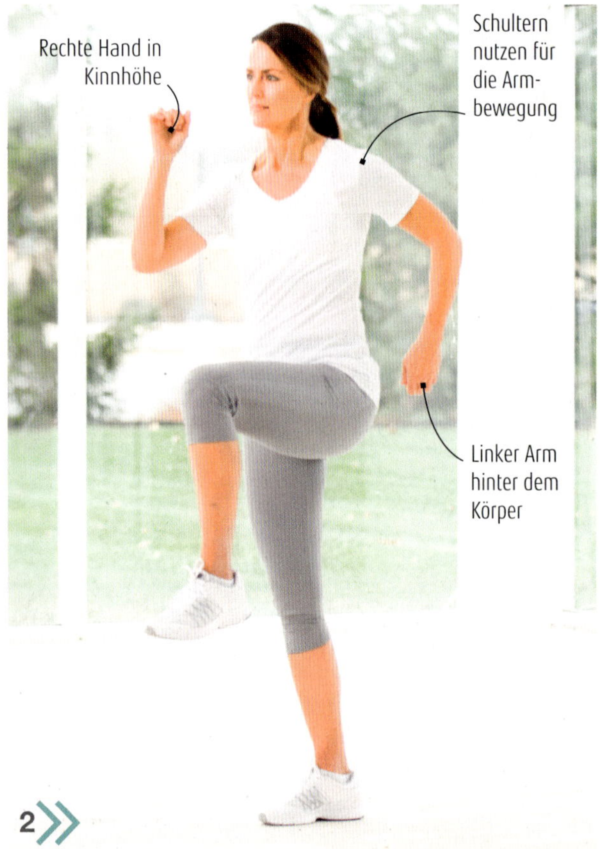
Rechte Hand in Kinnhöhe
Schultern nutzen für die Armbewegung
Linker Arm hinter dem Körper

2 Verlagern Sie Ihr Gewicht auf den rechten Fuß und heben Sie das linke Knie, bis der Oberschenkel parallel zum Boden ist. Gleichzeitig führen Sie den rechten Arm nach vorne und den linken nach hinten.

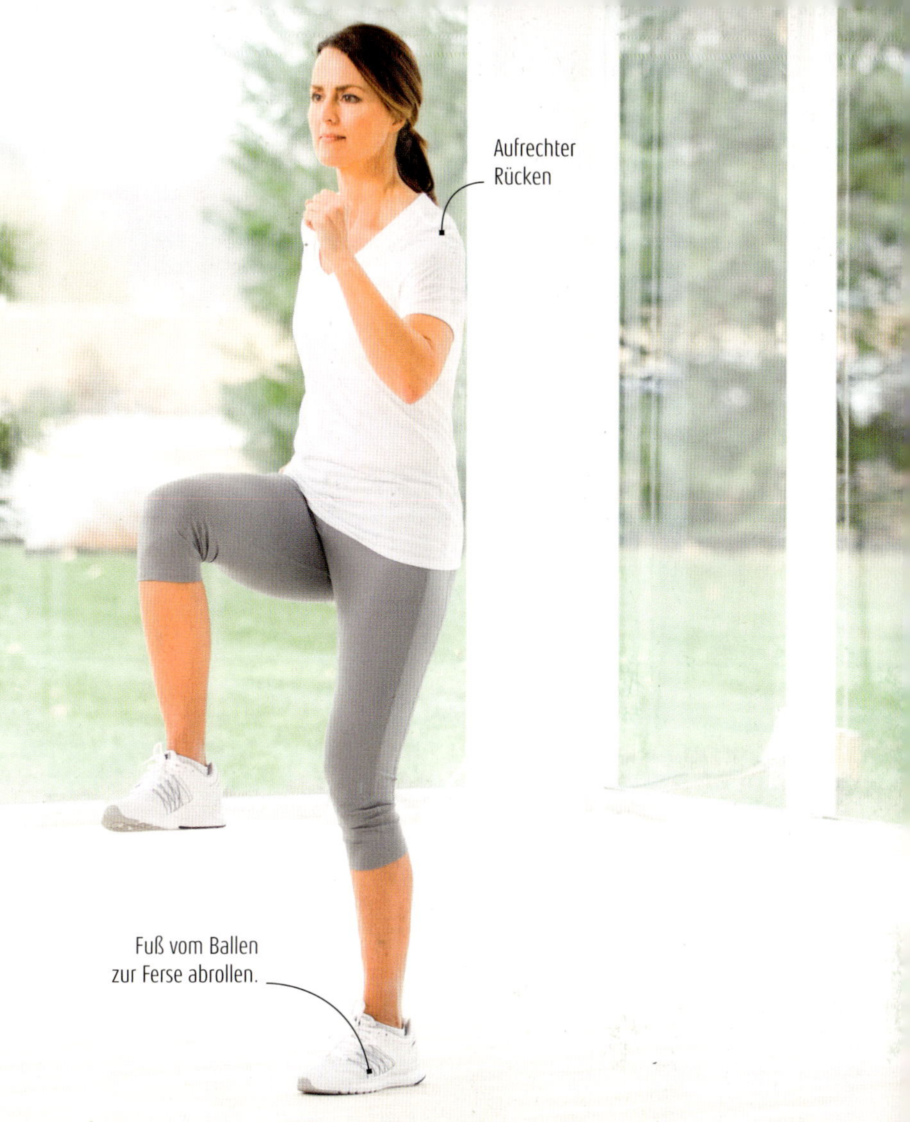
Aufrechter Rücken
Fuß vom Ballen zur Ferse abrollen.

TIPP
Für eine höhere Intensität die Knie höher heben und schneller marschieren. Knie geringer heben und langsamer gehen ist weniger intensiv.

3 »

Wechseln Sie die Beine und führen Sie die Bewegung so lange durch, wie es in Ihrem Trainingsplan vorgesehen ist.

ERLEICHTERUNG

Wenn Sie aus dem Gleichgewicht geraten, setzen Sie sich auf den vorderen Rand eines Stuhls und heben Sie die Füße ca. 15 cm vom Boden ab.

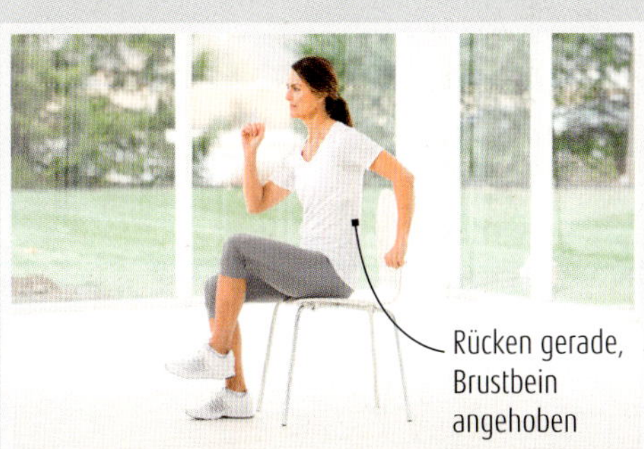
Rücken gerade, Brustbein angehoben

STEIGERUNG

Um Ihre Schultern zu stärken, führen Sie die Übung mit Hanteln aus.

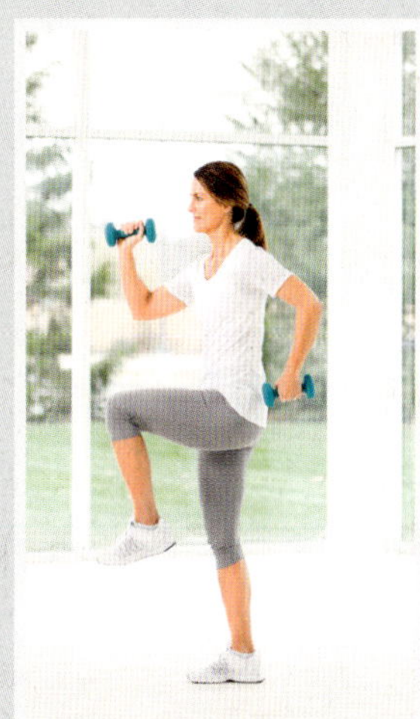

VERBESSERT
- Stabilität
- Beweglichkeit
- Ausdauer

WAS SIE BRAUCHEN
Keine Hilfsmittel nötig

Knie und Arm heben

Führen Sie diese intensive Ganzkörperübung schnell durch. Die dynamische Aktivierung mehrerer Muskelgruppen erhöht die Ausdauerleistung für große Bewegungen und verbessert Ihre Stabilität.

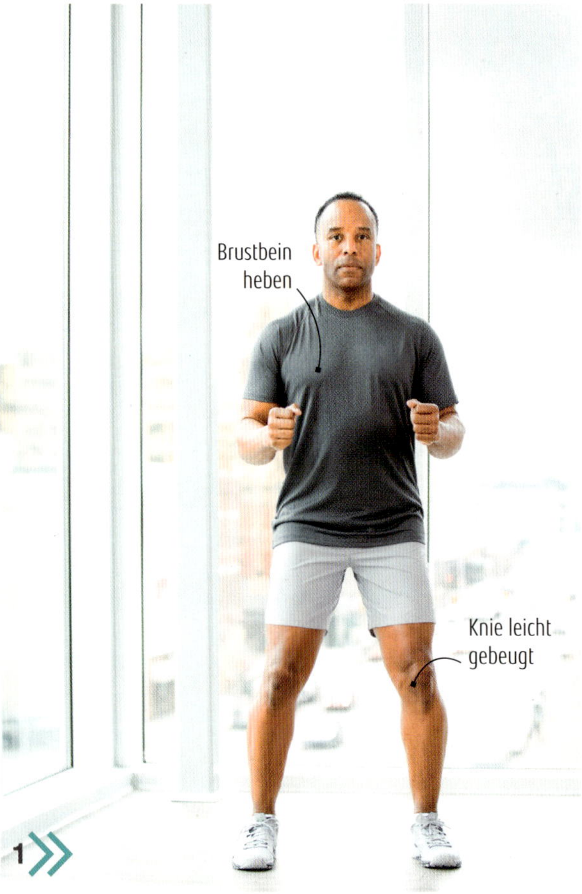
Brustbein heben
Knie leicht gebeugt
1

Stehen Sie aufrecht im schulterbreiten Stand, beugen Sie beide Ellbogen bis 90 Grad und halten Sie die Hände in lockeren Fäusten. Spannen Sie die Körpermitte an und ziehen Sie die Schulterblätter zurück.

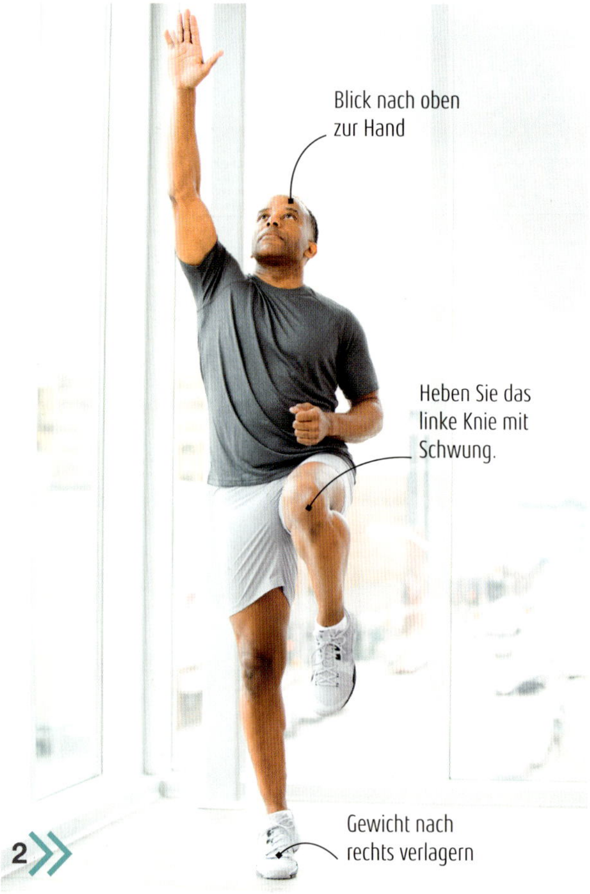
Blick nach oben zur Hand
Heben Sie das linke Knie mit Schwung.
Gewicht nach rechts verlagern
2

Gehen Sie mit dem rechten Bein kraftvoll in den Ballenstand (die rechte Ferse löst sich vom Boden). Heben Sie dabei Ihr linkes Knie, bis der Oberschenkel parallel zum Boden ist. Gleichzeitig führen Sie die rechte Hand nach oben, als wollten Sie etwas von einem hohen Regal holen.

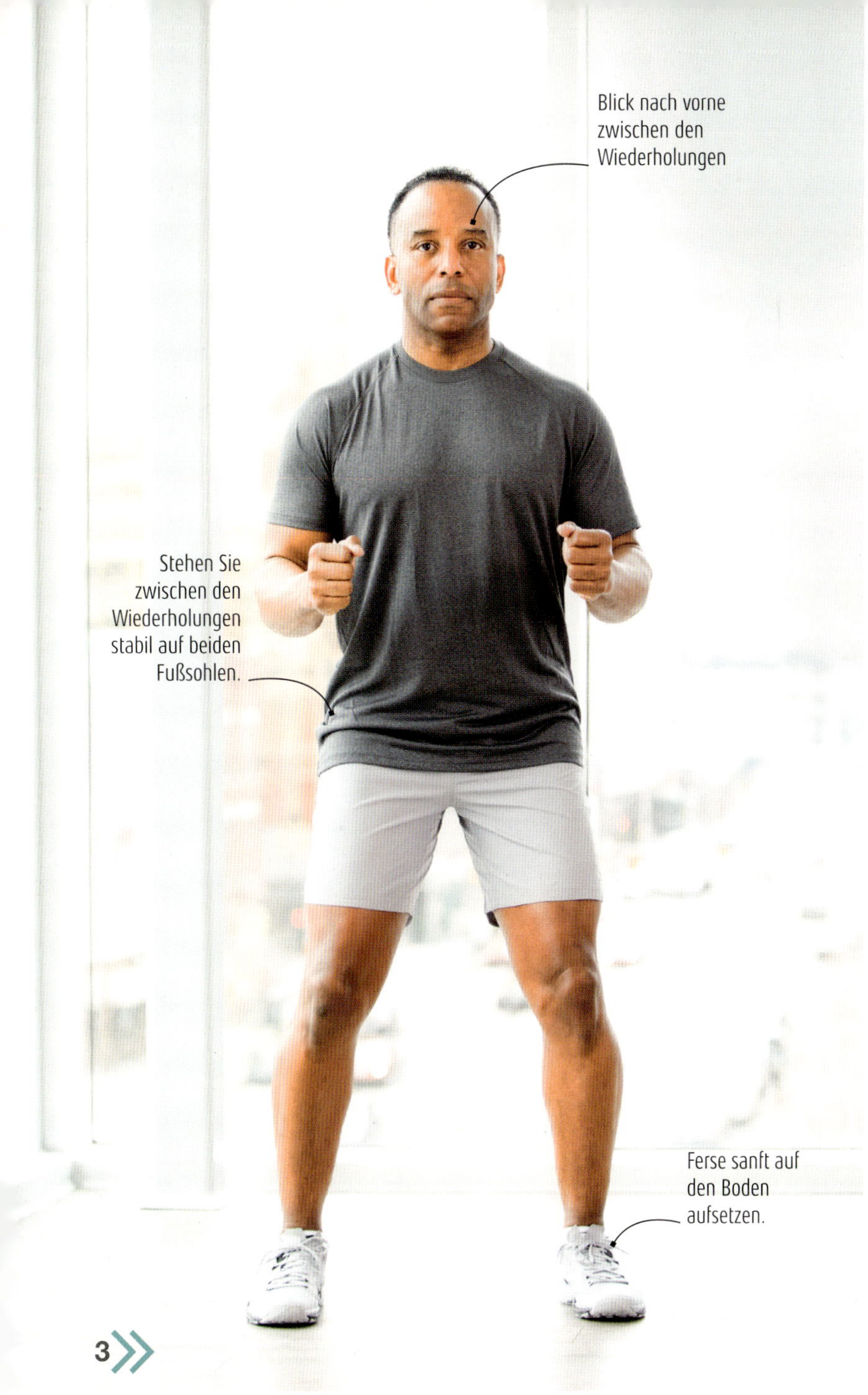
Blick nach vorne zwischen den Wiederholungen
Stehen Sie zwischen den Wiederholungen stabil auf beiden Fußsohlen.
Ferse sanft auf den Boden aufsetzen.

3 »

Gehen Sie zurück in die Ausgangsposition, die Knie sind leicht gebeugt. Wiederholen Sie die Übung zügig, indem Sie mit dem linken Fuß in den Ballenstand gehen und das rechte Knie und die linke Hand heben. Die Wiederholungszahl orientiert sich an Ihrem persönlichen Trainingsplan.

ERLEICHTERUNG

Wenn es zu schwer ist, das Gleichgewicht zu halten, führen Sie die Übung im Sitzen durch. Dabei heben Sie die Füße abwechselnd ca. 7 cm über den Boden.

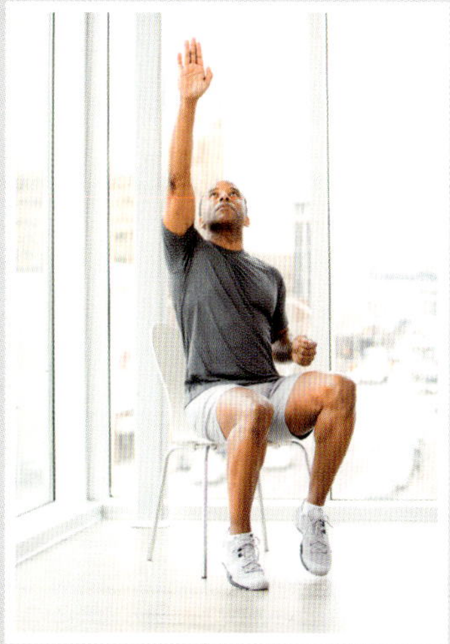

STEIGERUNG

Um die Intensität zu erhöhen, springen Sie bei Schritt 2 nach oben. Der rechte Fuß verlässt vollständig den Boden.

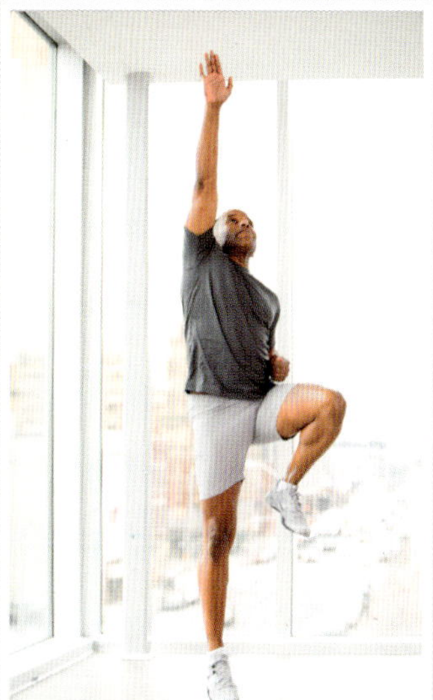

VERBESSERT
Kraft
Stabilität
Ausdauer

WAS SIE BRAUCHEN
Kurzhanteln

Wandern

Eine volle Einkaufstasche wiegt manchmal 9 kg. Das Tragen von schweren Gegenständen erfordert Koordination, Stabilität und Kraft. Das kontrollierte »Wandern« mit Kurzhanteln bereitet Sie auf diese Alltagsbewegungen vor.

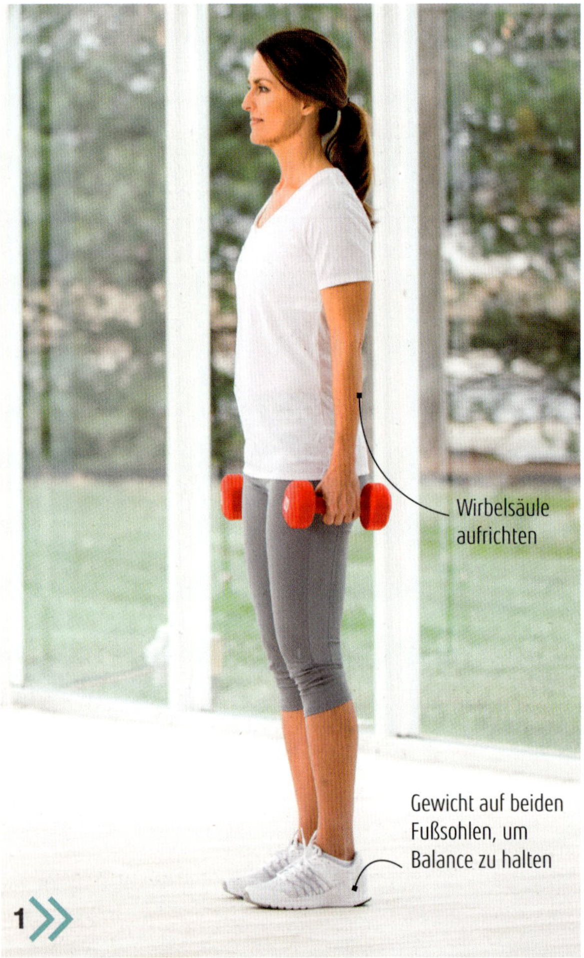
Wirbelsäule aufrichten
Gewicht auf beiden Fußsohlen, um Balance zu halten
1

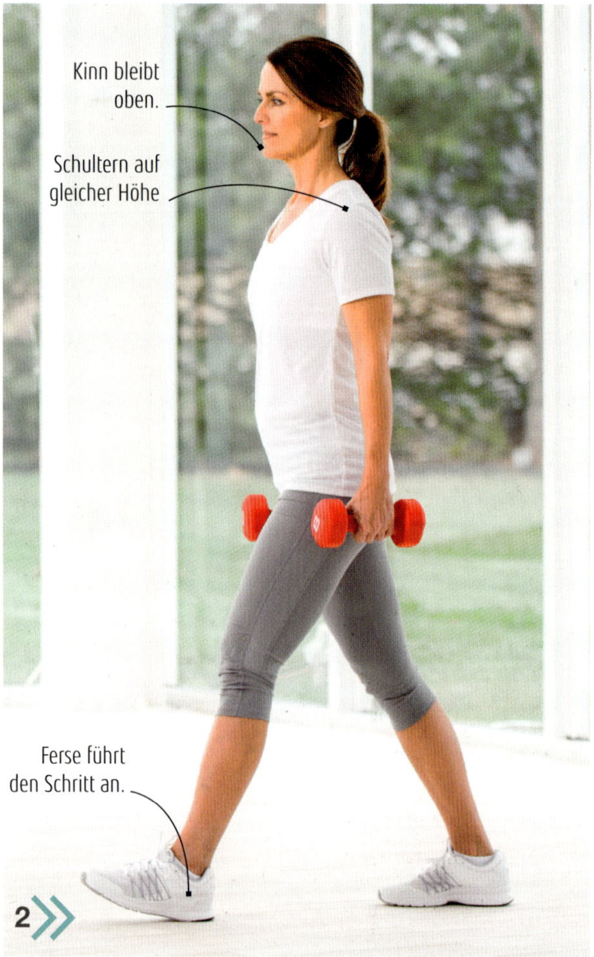
Kinn bleibt oben.
Schultern auf gleicher Höhe
Ferse führt den Schritt an.
2

Stehen Sie im schulterbreiten Stand und halten Sie in jeder Hand eine Hantel. Die Handflächen zeigen zueinander. Spannen Sie die Körpermitte an und ziehen Sie die Schulterblätter zurück. Die Arme hängen seitlich am Körper.

Führen Sie mit dem linken Fuß einen langen Schritt nach vorn aus. Setzen Sie zuerst die Ferse auf dem Boden auf und bewahren Sie eine stabile, aufrechte Haltung.

TIPP

Um den Blutdruck normal zu halten, atmen Sie bei jedem Schritt gleichmäßig ein und aus. Halten Sie den Atem nicht an.

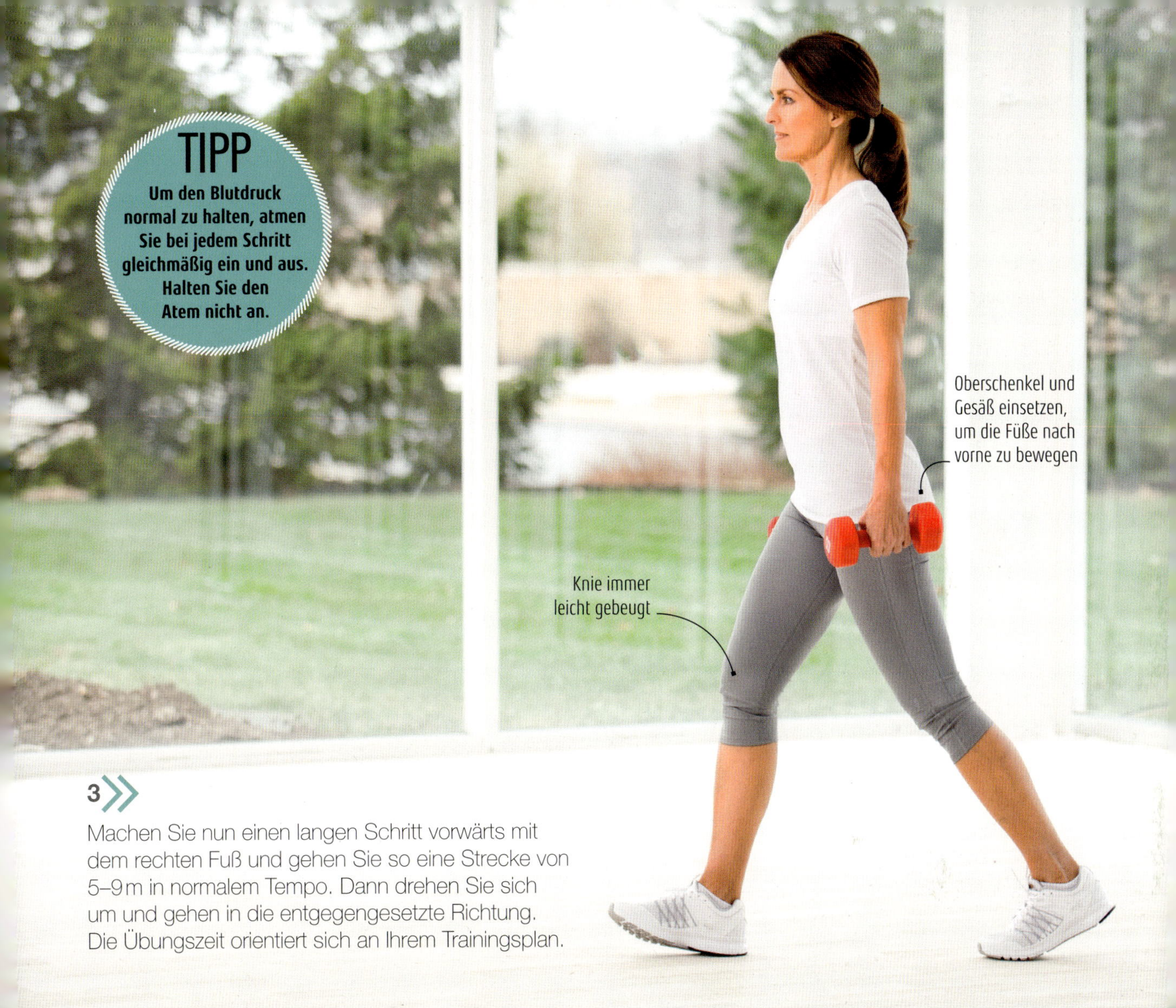
Oberschenkel und Gesäß einsetzen, um die Füße nach vorne zu bewegen
Knie immer leicht gebeugt

3

Machen Sie nun einen langen Schritt vorwärts mit dem rechten Fuß und gehen Sie so eine Strecke von 5–9 m in normalem Tempo. Dann drehen Sie sich um und gehen in die entgegengesetzte Richtung. Die Übungszeit orientiert sich an Ihrem Trainingsplan.

ERLEICHTERUNG

Wenn es Ihnen schwerfällt, das Gleichgewicht zu halten, lassen Sie die Hanteln weg. Marschieren Sie an Ort und Stelle. Heben Sie die Knie so, dass die Oberschenkel parallel zum Boden zeigen.

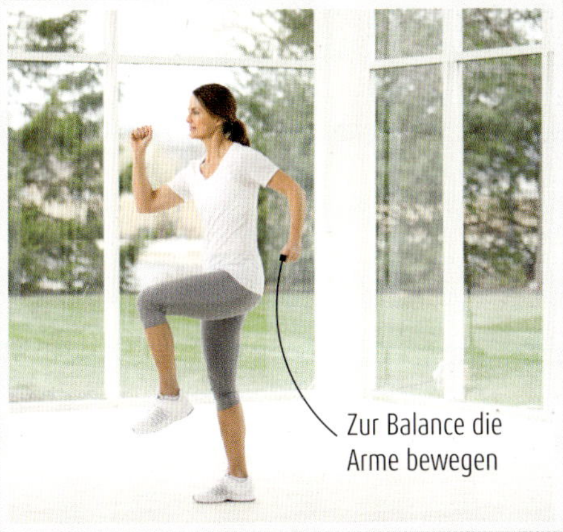
Zur Balance die Arme bewegen

Skaten

VERBESSERT
- Kraft
- Stabilität
- Ausdauer

WAS SIE BRAUCHEN
Keine Hilfsmittel nötig

Beim Sprungtraining müssen sich Muskeln schnell ausdehnen und zusammenziehen, um die Kraft zu optimieren. Das Skaten stärkt Beine und Gelenke und verbessert das Gleichgewicht.

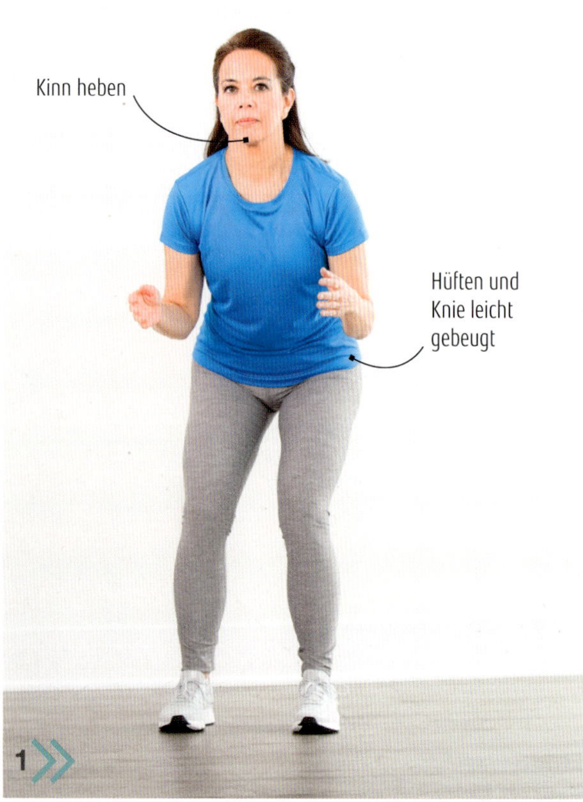

Im schulterbreiten Stand beugen Sie die Ellbogen bis 90 Grad, die Hände sind entspannt. Lehnen Sie sich leicht nach vorne, aktivieren Sie die Körpermitte und ziehen Sie Ihre Schulterblätter zurück.

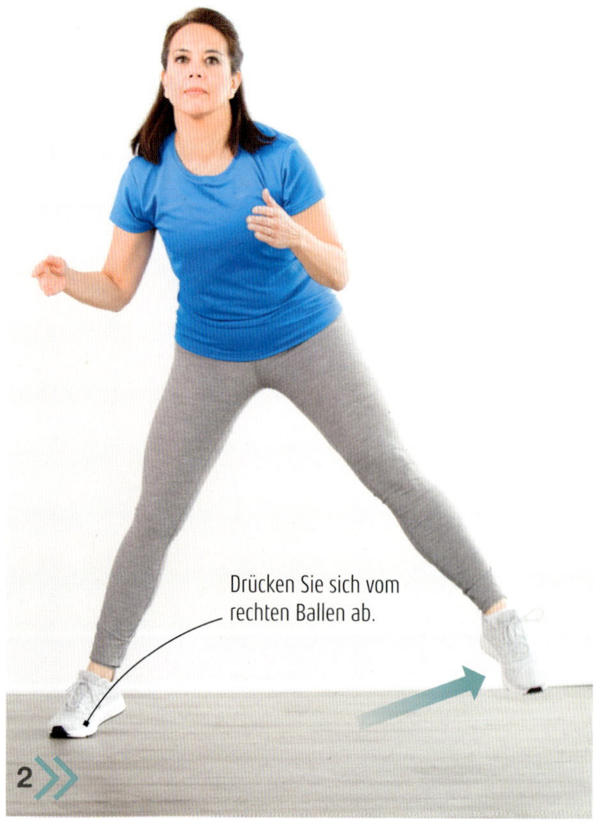

Drücken Sie sich vom rechten Fuß ab und springen Sie auf Ihr linkes Bein. Halten Sie dabei den Rücken gerade und beugen Sie weiterhin den Oberkörper nach vorne.

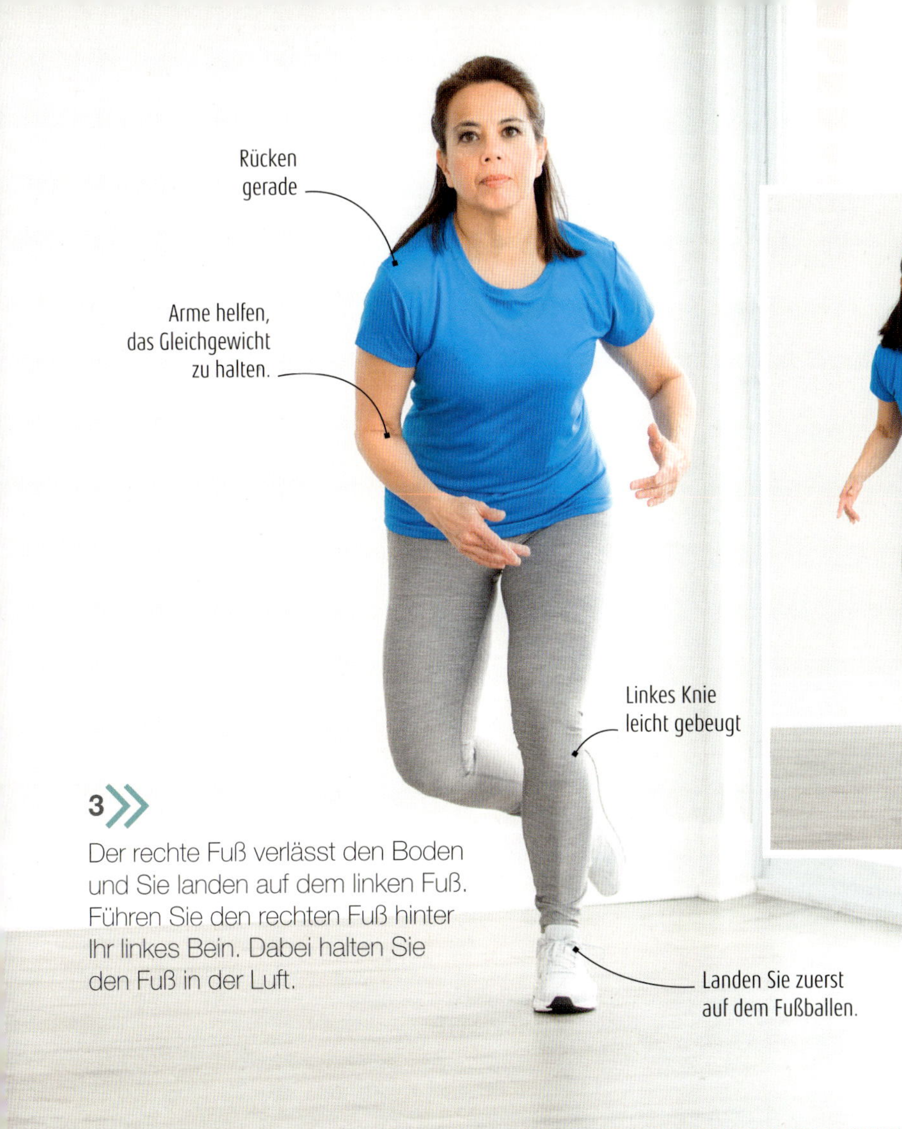
Rücken gerade
Arme helfen, das Gleichgewicht zu halten.
Linkes Knie leicht gebeugt
Landen Sie zuerst auf dem Fußballen.

3

Der rechte Fuß verlässt den Boden und Sie landen auf dem linken Fuß. Führen Sie den rechten Fuß hinter Ihr linkes Bein. Dabei halten Sie den Fuß in der Luft.

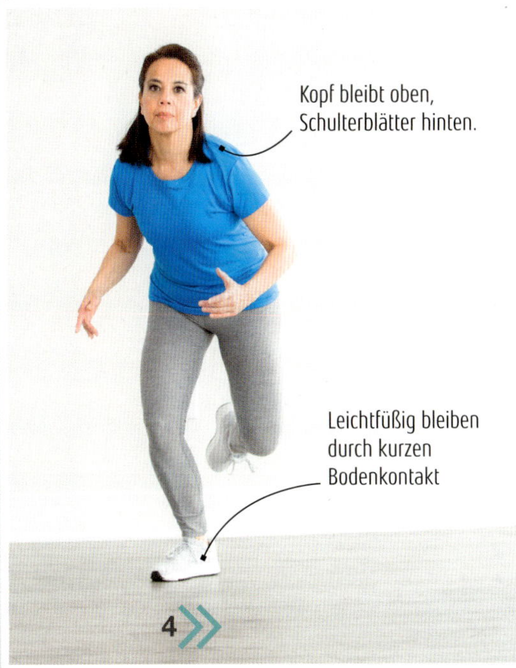
Kopf bleibt oben, Schulterblätter hinten.
Leichtfüßig bleiben durch kurzen Bodenkontakt

4

Springen Sie in der gleichen Art und Weise zurück auf den rechten Fuß und führen Sie das linke Bein hinter das rechte. Springen Sie so lange hin und her, wie es Ihr Trainingsplan vorgibt.

ERLEICHTERUNG

Um die Belastung auf Ihre Gelenke zu verringern, gehen Sie in Schritt 2 zur linken Seite, anstatt zu springen. In Schritt 3 ziehen Sie die rechte Ferse zum Gesäß anstatt hinter das linke Bein. Wechseln Sie schnell von einer Seite zur anderen.

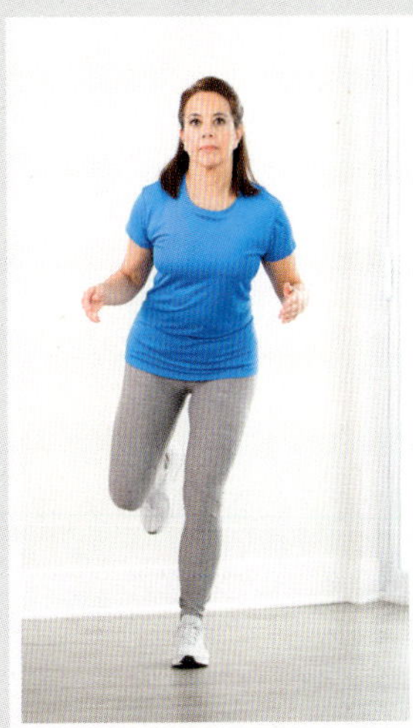

STEIGERUNG

Für mehr Kraft in den Beinen gehen Sie in Schritt 3 nach der Landung auf dem linken Fuß in eine tiefe Hocke, bis Ihr linker Oberschenkel parallel zum Boden ist. Die Arme halten das Gleichgewicht.

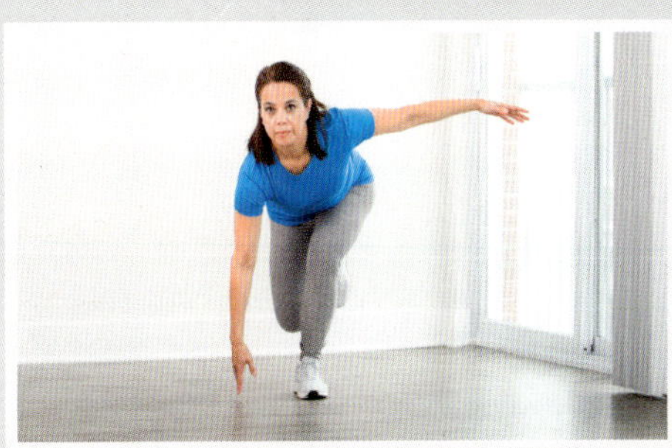

VERBESSERT

- Kraft
- Stabilität
- Beweglichkeit
- Ausdauer

WAS SIE BRAUCHEN
Step

Treppensteigen

Ein Körper mit kranken Knien ist wie ein Auto mit vier flachen Reifen – man kann zwar gehen bzw. fahren, aber nicht weit. Führen Sie diese Übung aus, um Stabilität und Kraft in den Muskeln und im Bindegewebe um das Knie herum zu entwickeln. So können Sie sich effizienter bewegen.

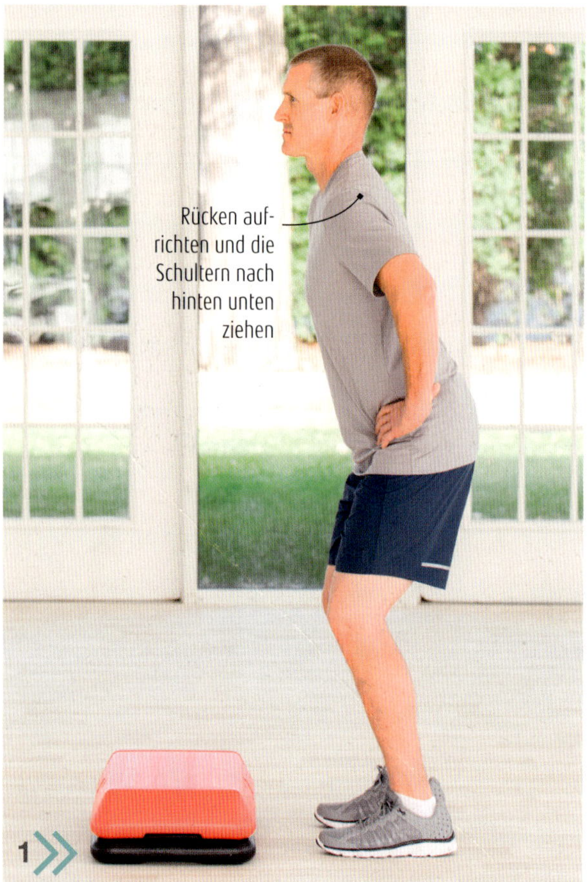
Rücken aufrichten und die Schultern nach hinten unten ziehen
1

Stehen Sie im schulterbreiten Stand hinter einem Step oder einer Treppe und legen Sie die Hände auf die Hüften. Der Oberkörper ist leicht nach vorne geneigt. Knie und Hüften sind leicht gebeugt, die Körpermitte ist angespannt und die Schulterblätter sind hinten.

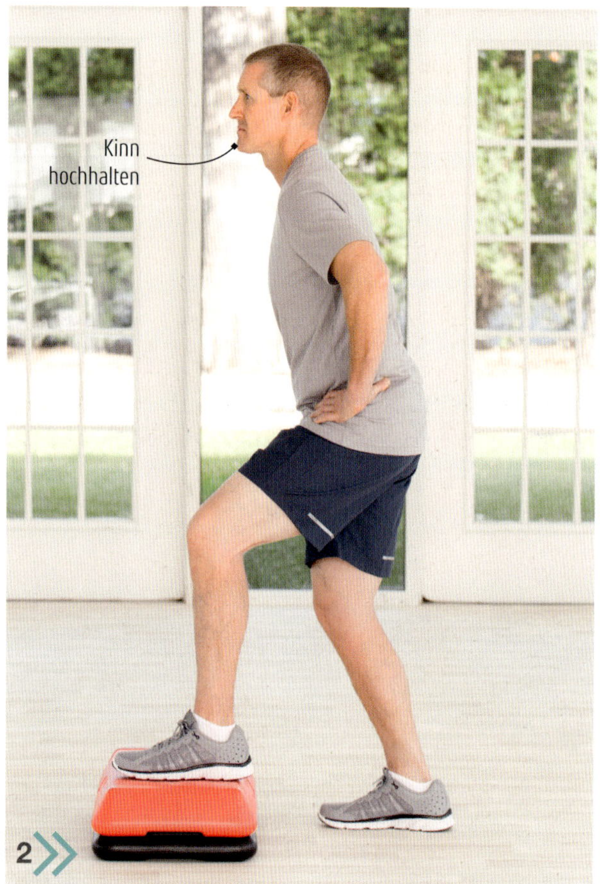
Kinn hochhalten
2

Heben Sie das linke Bein und platzieren Sie den Fuß komplett auf dem Step. Der schulterbreite Abstand zwischen den Füßen bleibt bestehen.

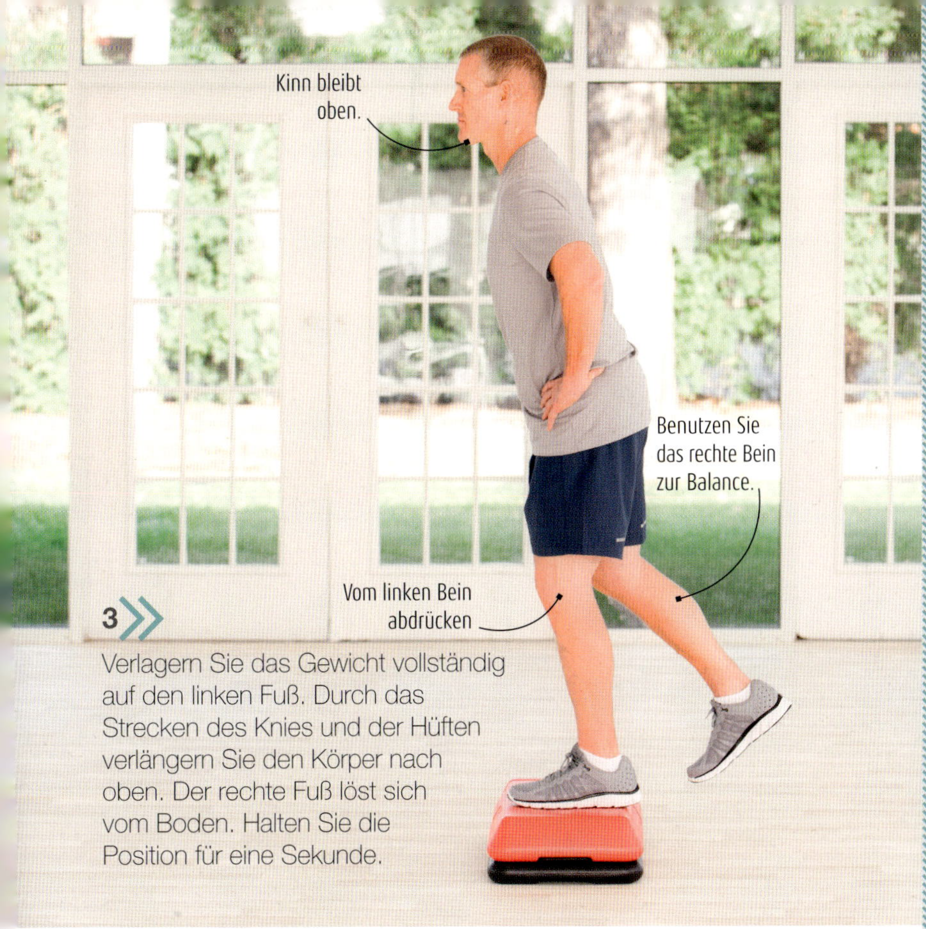
Kinn bleibt oben.
Benutzen Sie das rechte Bein zur Balance.
Vom linken Bein abdrücken
3

Verlagern Sie das Gewicht vollständig auf den linken Fuß. Durch das Strecken des Knies und der Hüften verlängern Sie den Körper nach oben. Der rechte Fuß löst sich vom Boden. Halten Sie die Position für eine Sekunde.

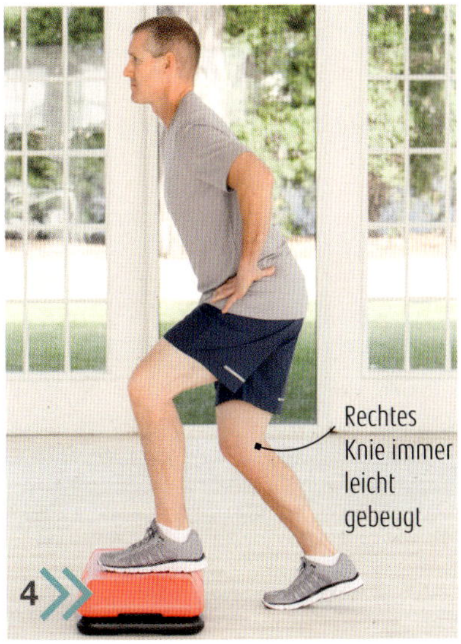
Rechtes Knie immer leicht gebeugt
4

Beugen Sie Knie und Hüften und steigen Sie zurück auf den rechten Fuß.

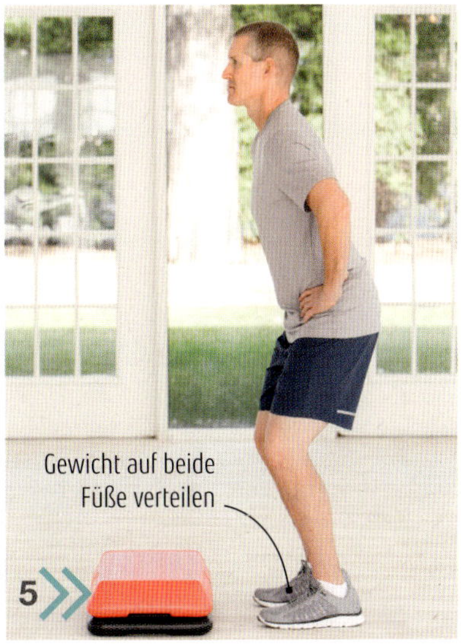
Gewicht auf beide Füße verteilen
5

Heben Sie das linke Bein vom Step und kehren Sie zur Startposition zurück. Steigen Sie wechselseitig für die im Trainingsplan vorgesehene Zeit auf und ab.

ERLEICHTERUNG

Wenn es Ihnen schwerfällt, das Gleichgewicht zu halten, nutzen Sie einen Stuhl o. Ä. als Stütze.

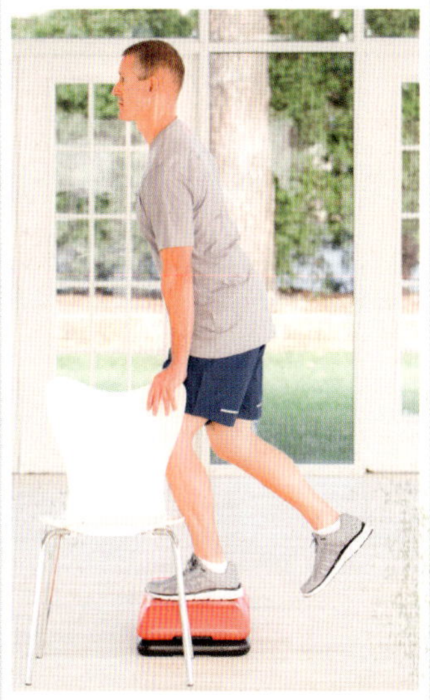

STEIGERUNG

Um die Spannung in den Beinen zu erhöhen, halten Sie eine Hantel in jeder Hand und lassen die Arme während der Übung seitlich hängen.

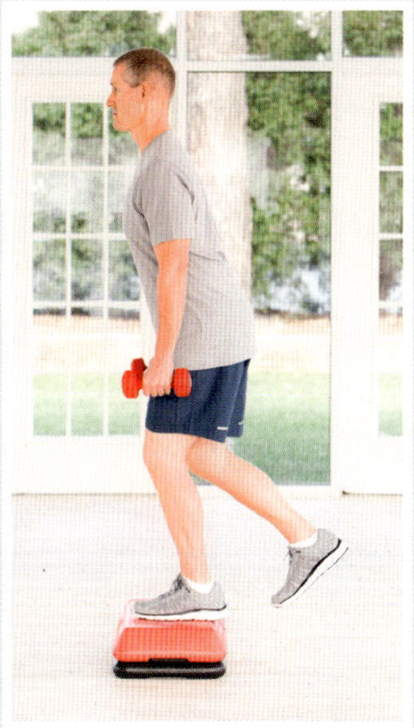

VERBESSERT
- Haltung
- Kraft
- Stabilität
- Beweglichkeit
- Ausdauer

WAS SIE BRAUCHEN
Kurzhanteln

Skilanglauf

Eine starke Körpermitte unterstützt die Muskeln bei funktionellen Bewegungen. Der quer verlaufende Bauchmuskel, der Transversus, ist der am tiefsten liegende Muskel der Körpermitte und hat die Aufgabe, die Wirbelsäule zu stabilisieren. Die folgende Übung stärkt diesen Muskel und schützt gleichzeitig die Lendenwirbelsäule.

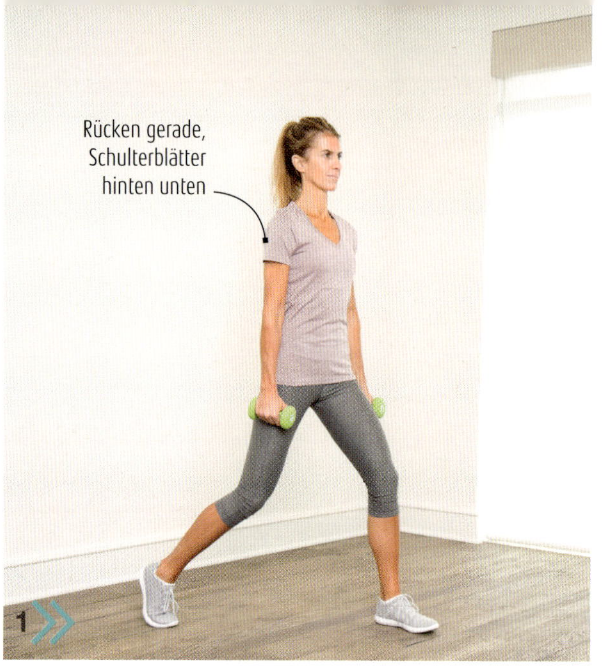

Halten Sie in jeder Hand eine Hantel und lassen Sie die Arme seitlich am Körper herunterhängen. Stehen Sie im schulterbreiten Stand und setzen Sie den rechten Fuß mit dem Ballen nach hinten in eine Schrittstellung. Die Knie sind leicht gebeugt.

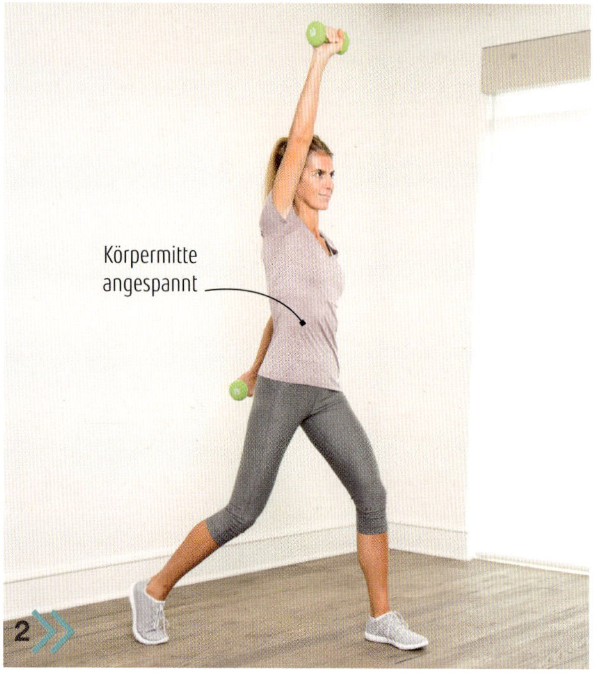

Führen Sie den rechten Arm aus der Schulter heraus nach vorne oben, bis der Oberarm neben dem Ohr ist. Gleichzeitig ziehen Sie den linken Arm nach hinten. Beide Arme sind während der Bewegung gestreckt.

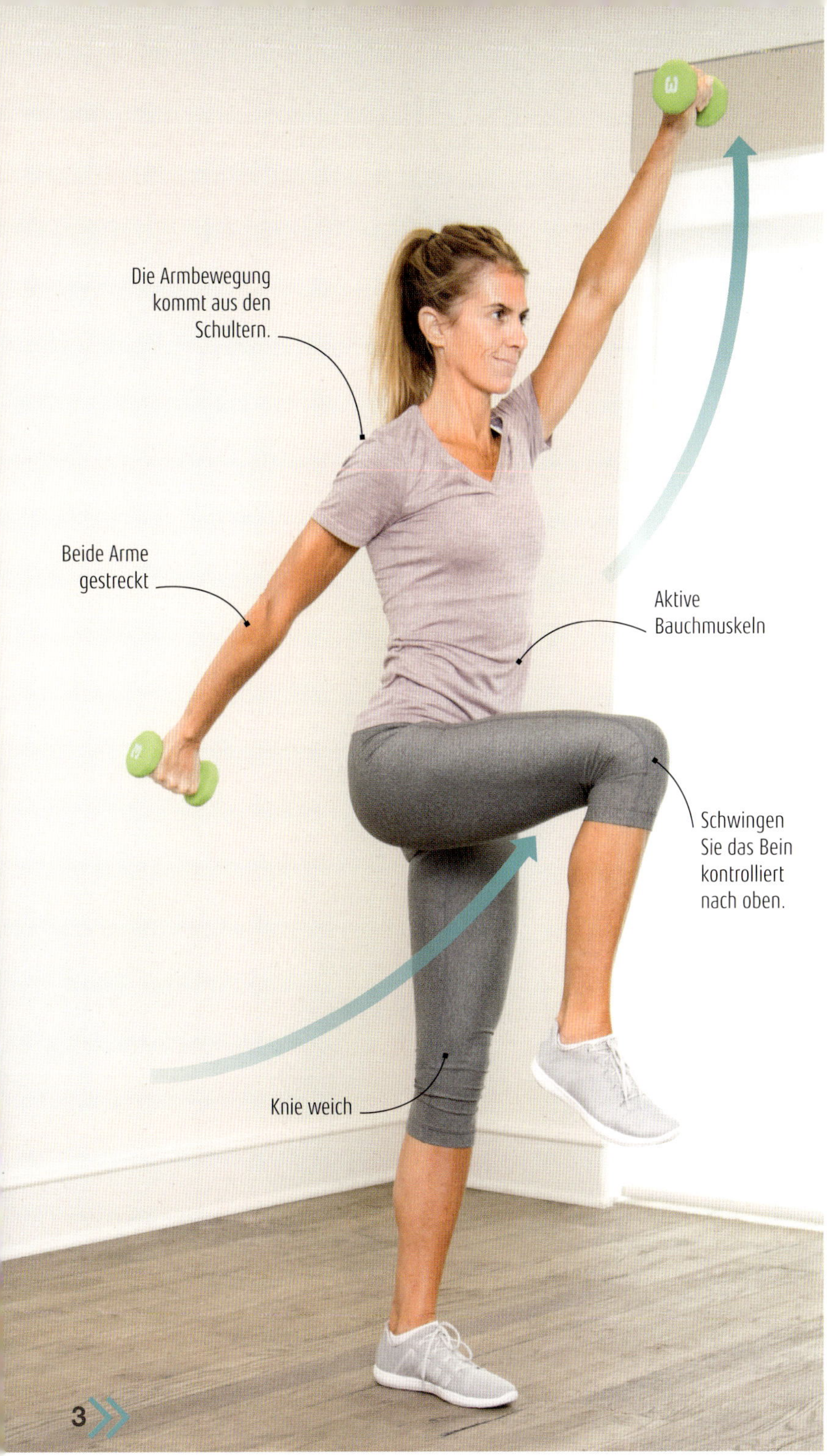
Die Armbewegung kommt aus den Schultern.
Beide Arme gestreckt
Aktive Bauchmuskeln
Schwingen Sie das Bein kontrolliert nach oben.
Knie weich
3

Verlagern Sie das Gewicht auf den linken Fuß und heben Sie das rechte Knie aus der Körpermitte heraus an, bis der Oberschenkel parallel zum Boden ist. Gleichzeitig führen Sie den linken Arm nach vorne oben, den rechten Arm nach hinten unten.

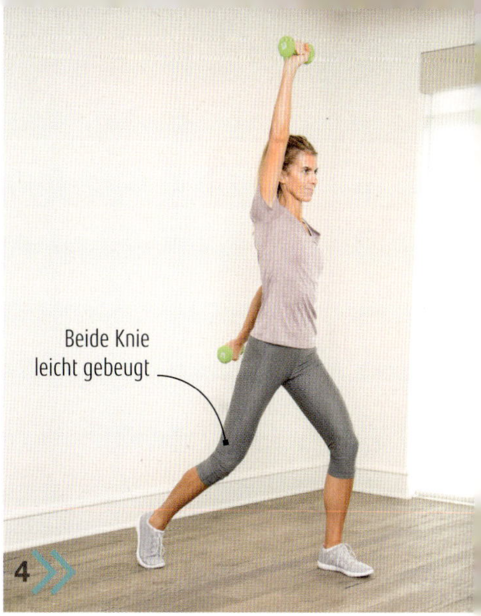
Beide Knie leicht gebeugt
4

In einer zügigen Bewegung senken Sie das rechte Bein und wechseln die Arme in die entgegengesetzte Position. Die Hälfte der im Trainingsplan vorgesehenen Zeit heben und senken Sie das rechte Bein, die andere Hälfte das linke Bein.

ERLEICHTERUNG

Wenn Sie das Gleichgewicht verlieren, führen Sie die Übung ohne Hanteln durch.

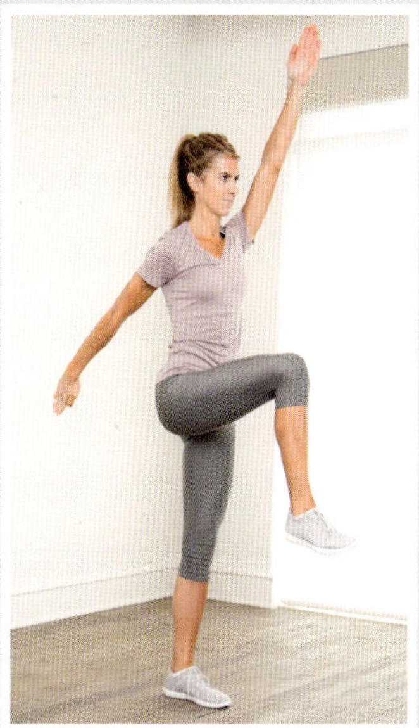

VERBESSERT
Stabilität
Ausdauer

WAS SIE BRAUCHEN
Keine Hilfsmittel nötig

Seilspringen

Seilspringen ist eine ausgezeichnete Übung, um die Knochendichte in den Beinen zu erhöhen. Der sanft abgefangene Aufprall des Körpers hält die Knochen stabil und vital. Da beide Beine jeden Sprung abfedern, ist die Übung weniger belastend für die Gelenke als Joggen.

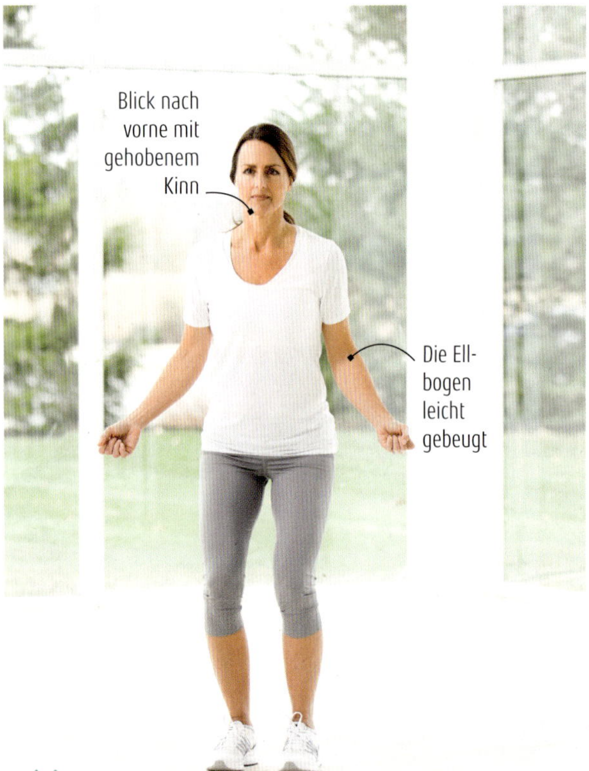
Blick nach vorne mit gehobenem Kinn
Die Ellbogen leicht gebeugt

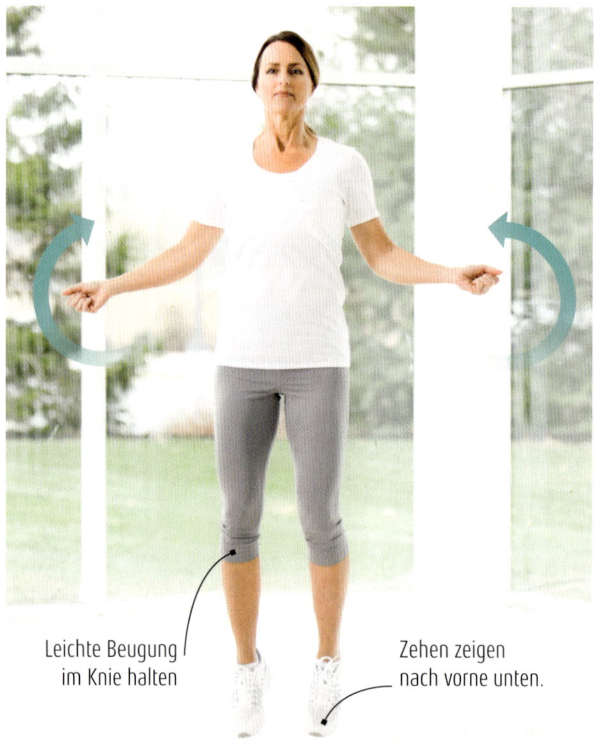
Leichte Beugung im Knie halten
Zehen zeigen nach vorne unten.

1

Stehen Sie mit leicht gebeugten Knien im schulterbreiten Stand und schließen Sie die Hände zu lockeren Fäusten. Die Handflächen zeigen in Taillenhöhe nach vorne, die Wirbelsäule ist aufgerichtet und die Schulterblätter sind hinten zusammengezogen.

2

Springen Sie kräftig von den Fußballen ab in die Luft. Gleichzeitig führen die Handgelenke eine kreisende Bewegung nach vorne aus, so wie beim Seilspringen. Schultern und Ellbogen bleiben stabil.

TIPP

Um in einen Sprungrhythmus zu kommen, führen Sie Ihre Sprünge so klein wie möglich aus und behalten Sie ein gleichmäßiges Tempo bei.

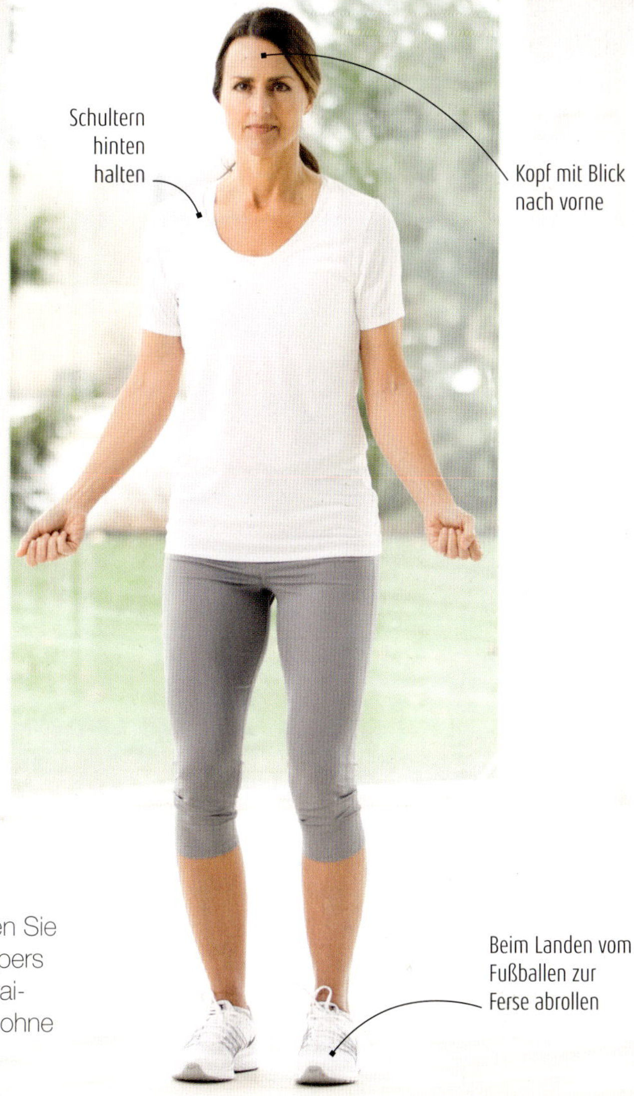

Schultern hinten halten
Kopf mit Blick nach vorne
Beim Landen vom Fußballen zur Ferse abrollen

3

Landen Sie sanft auf den Fußballen und beugen Sie dabei leicht die Knie, um die Landung des Körpers abzufedern. Führen Sie die Übung für die im Trainingsplan vorgesehene Zeit beim Seilspringen ohne Seil aus.

ERLEICHTERUNG

Um den Aufprall beim Landen zu vermeiden, heben Sie wechselseitig einen Fuß vom Boden, wobei Sie pro Schritt einen Kreis mit den Handgelenken durchführen. Die Fersen bleiben in der Luft.

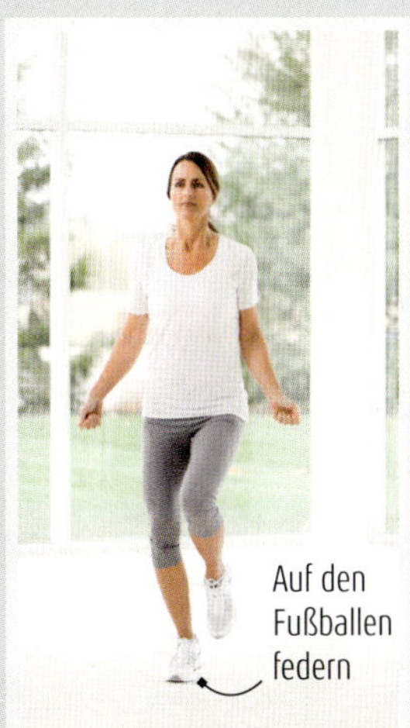

Auf den Fußballen federn

STEIGERUNG

Zur Verbesserung der Reaktionsfähigkeit führen Sie die Übung mit einem Springseil durch. Schwingen Sie das Seil aus den Handgelenken nach hinten, oben, über den Kopf und wieder nach unten zu den Füßen.

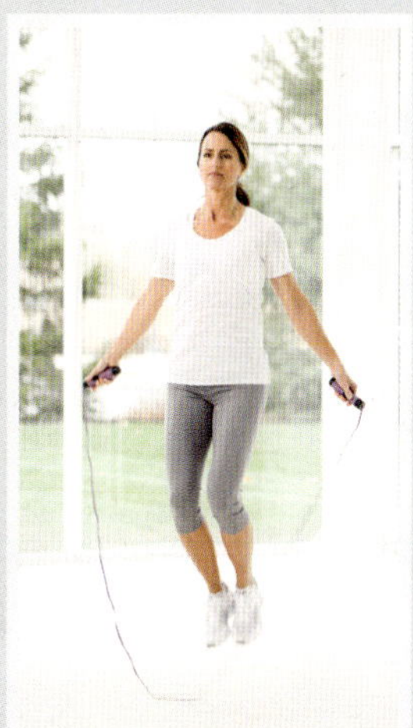

VERBESSERT
- Kraft
- Stabilität
- Beweglichkeit
- Ausdauer

WAS SIE BRAUCHEN
Stuhl

Bergsteigen mit Stuhl

Diese intensive Übung beansprucht Ihren ganzen Körper, sie verbessert die Ausdauer und verbrennt Kalorien. Sie brauchen dazu nur einen Stuhl. Die Ganzkörperbewegung erhöht die Flexibilität der Hüften und stärkt besonders die Oberkörpermuskulatur.

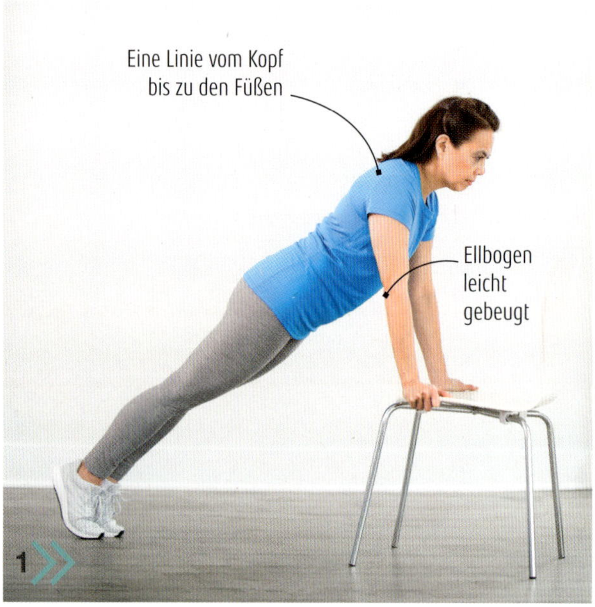
Eine Linie vom Kopf bis zu den Füßen
Ellbogen leicht gebeugt
1

Stellen Sie sich vor einen Stuhl, greifen Sie seitlich die Sitzfläche. Gehen Sie in die Liegestützposition, stehen Sie nur auf den Fußballen. Das Gewicht ist gleichmäßig auf Händen und Fußballen verteilt. Die Schultern sind über den Händen, die Körpermitte ist angespannt.

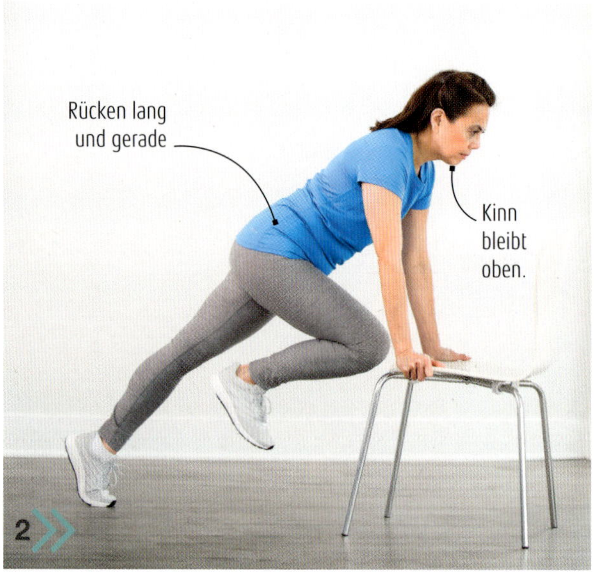
Rücken lang und gerade
Kinn bleibt oben.
2

Belasten Sie den linken Fußballen und heben Sie das rechte Knie, bis der Oberschenkel senkrecht zum linken Bein zeigt. Halten Sie die Körpermitte stabil, die Schultern parallel zur Sitzfläche.

3 »

Halten Sie Ihren Körper mit beiden Armen stabil und führen Sie den rechten Fuß zurück zur Ausgangsposition. Verlagern Sie dann das Gewicht auf den rechten Fuß und heben Sie das linke Knie an. Für die im Trainingsplan vorgesehene Zeit wiederholen Sie das wechselseitige Knieheben.

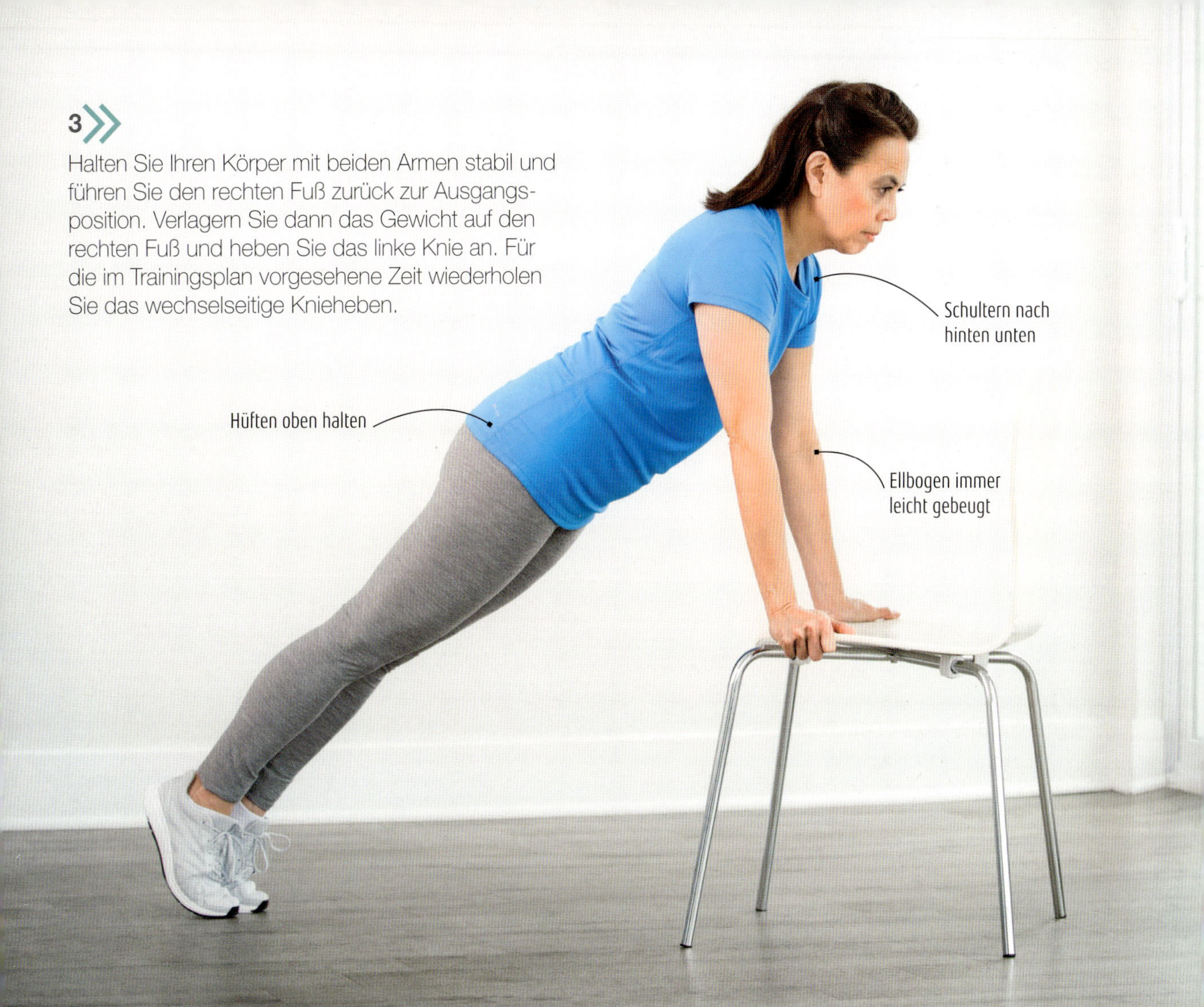
Schultern nach hinten unten
Hüften oben halten
Ellbogen immer leicht gebeugt

ERLEICHTERUNG

Um die Anstrengung in der Körpermitte zu reduzieren, legen Sie die Hände in Schulterhöhe gegen eine Wand und setzen Sie die Füße zurück, bis der Körper in einem etwa 45-Grad-Winkel zum Boden zeigt. Beginnen Sie die Übung aus dieser Position.

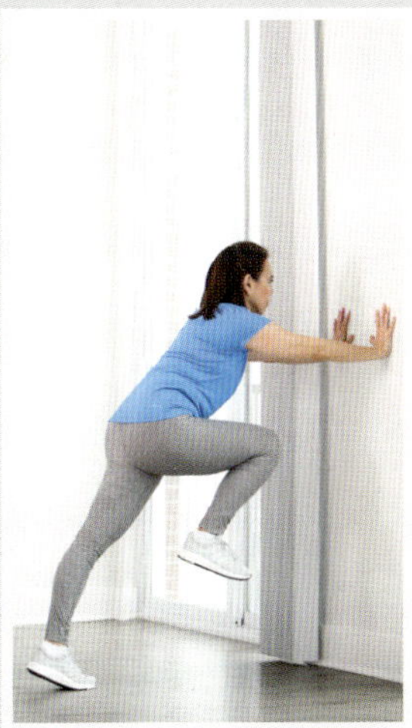

STEIGERUNG

Um die Anforderung an die Körpermitte und den Oberkörper zu erhöhen, führen Sie die Übung am Boden aus.

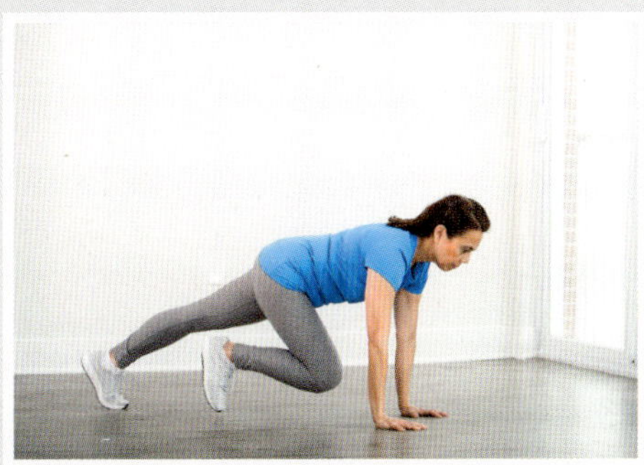

VERBESSERT
- Stabilität
- Beweglichkeit
- Ausdauer

WAS SIE BRAUCHEN
Keine Hilfsmittel nötig

Wechselsprünge

Diese Übung entwickelt mehr Kraft in den Beinen und im Gesäß, gleichzeitig verbessert sie die Ausdauer. Nutzen Sie diese dynamischen Wechselsprünge, um das Gleichgewicht zu fördern und insgesamt beweglicher zu werden.

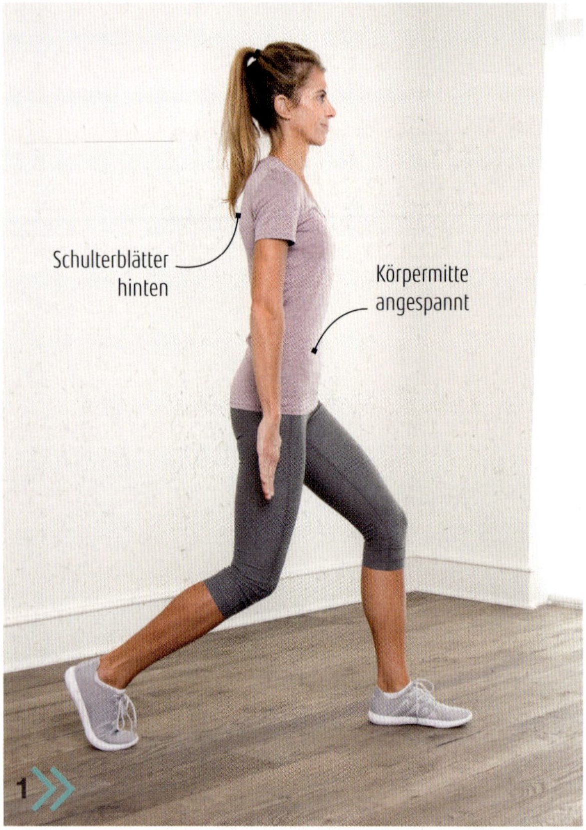

Stehen Sie im schulterbreiten Stand, die Arme lang neben dem Körper und die Handflächen zeigen nach hinten. Setzen Sie den rechten Ballen nach hinten in eine Schrittstellung. Die Knie sind gebeugt.

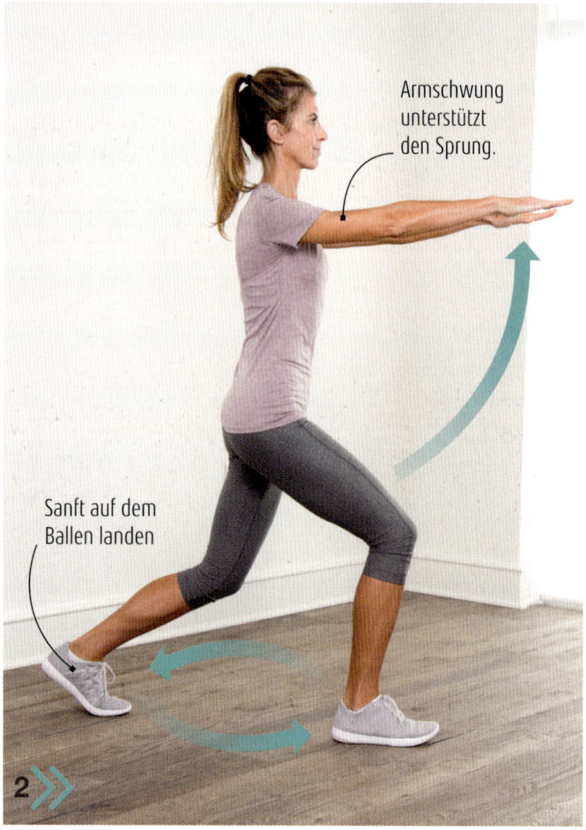

Springen Sie von beiden Füßen ab und wechseln Sie die Beine in der Luft, d. h. das rechte Bein kommt nach vorne, das linke geht nach hinten. Gleichzeitig schwingen Sie die Arme gerade nach vorne oben, sodass sie parallel zum Boden zeigen.

3

Schwingen Sie die Arme zurück nach unten, beugen Sie die Knie ein wenig mehr und bereiten Sie so den nächsten Absprung vor. Wiederholen Sie die Übung so oft, wie es in Ihrem Trainingsplan vorgesehen ist. Dabei wechseln Sie bei jedem Sprung die Beine und heben und senken die Arme.

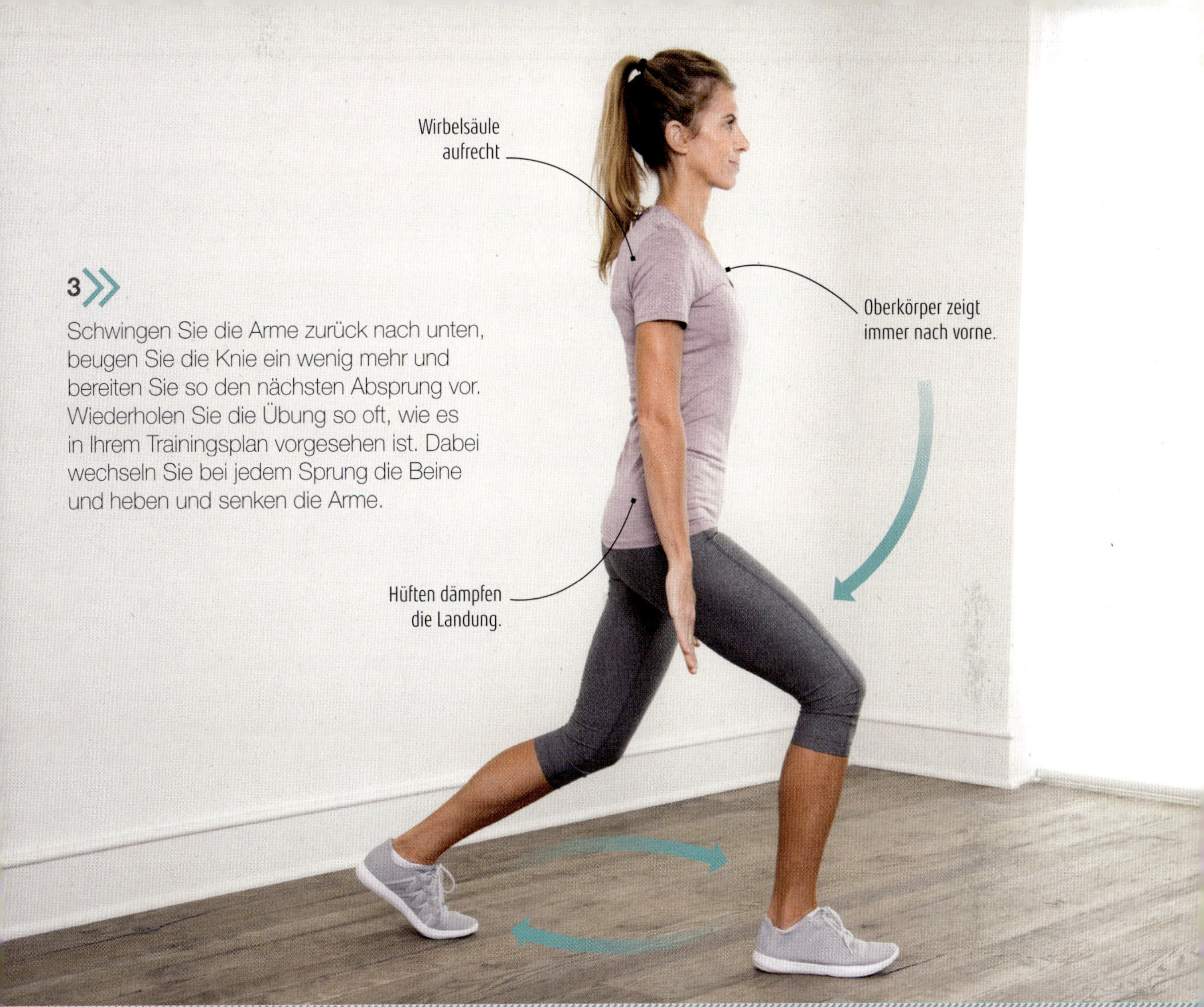
Wirbelsäule aufrecht
Oberkörper zeigt immer nach vorne.
Hüften dämpfen die Landung.

STEIGERUNG

Um die Beine noch mehr zu stärken, beugen Sie die Knie zwischen den Sprüngen im 90-Grad-Winkel, sodass der hintere Unterschenkel und der vordere Oberschenkel parallel zum Boden zeigen.

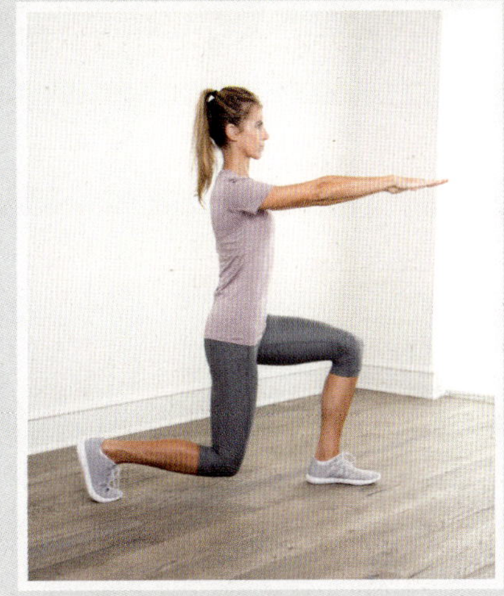

VERBESSERT
Kraft
Stabilität

WAS SIE BRAUCHEN
Kurzhantel

Einarmpresse

Bei dieser einarmigen Presse wird die Kraft von der Körpermitte in die oberen Extremitäten übertragen. Das kontrollierte Schieben der Hantel nach oben fordert die Stabilität des ganzen Körpers und stärkt den Trizeps und die Schultern. Wenn Sie während des Tages viel aufrecht stehen, ist diese Übung sehr hilfreich.

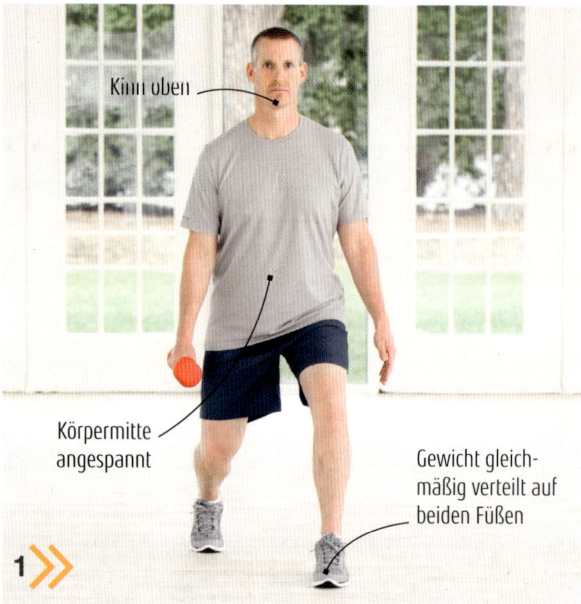
Kinn oben
Körpermitte angespannt
Gewicht gleichmäßig verteilt auf beiden Füßen
1

Halten Sie eine Hantel in der rechten Hand, stehen Sie im schulterbreiten Stand und setzen Sie den rechten Fuß zurück in eine Schrittstellung. Stehen Sie hinten nur auf dem Ballen. Beide Knie sind leicht gebeugt.

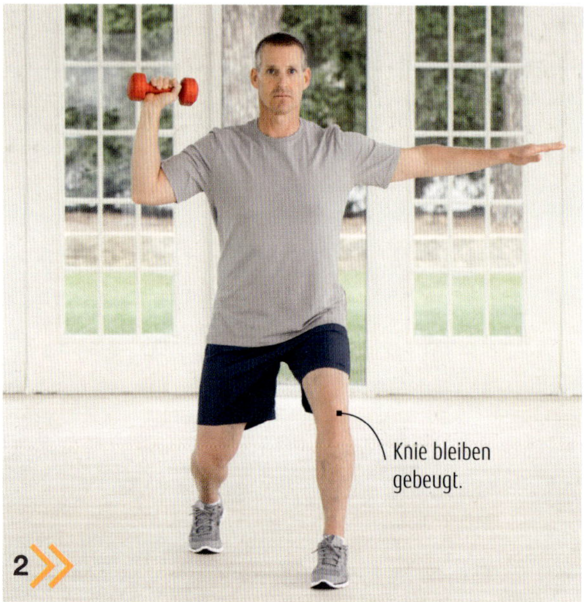
Knie bleiben gebeugt.
2

Beugen Sie den rechten Ellbogen und heben Sie die Hantel auf Kinnhöhe. Die Handfläche zeigt nach vorn, der Unterarm senkrecht zum Boden. Strecken Sie den linken Arm zur Seite, die Handfläche zeigt zum Boden.

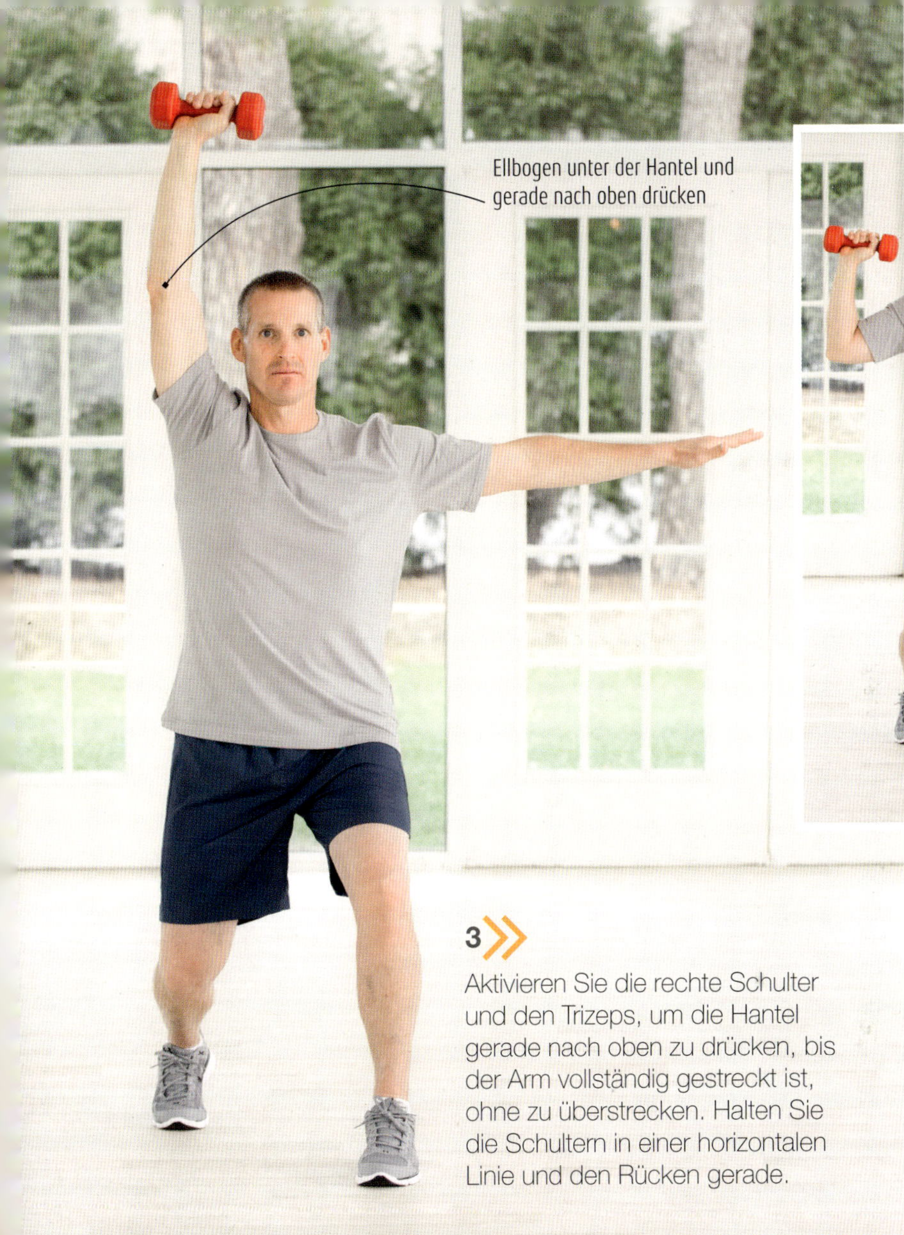
Ellbogen unter der Hantel und gerade nach oben drücken

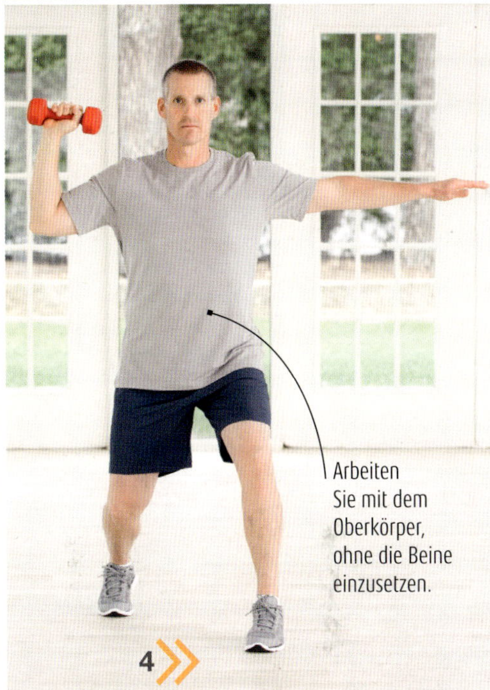
Arbeiten Sie mit dem Oberkörper, ohne die Beine einzusetzen.

3 »

Aktivieren Sie die rechte Schulter und den Trizeps, um die Hantel gerade nach oben zu drücken, bis der Arm vollständig gestreckt ist, ohne zu überstrecken. Halten Sie die Schultern in einer horizontalen Linie und den Rücken gerade.

4 »

Führen Sie die Hantel kontrolliert zurück in Kinnhöhe. Wiederholen Sie die Bewegung so lange, wie es in Ihrem Trainingsplan vorgesehen ist. Die Hälfte der Zeit arbeiten Sie mit dem rechten Arm, die zweite Hälfte mit dem linken Arm.

ERLEICHTERUNG

Wenn es Ihnen schwerfällt, das Gleichgewicht zu halten, führen Sie die Übung sitzend auf einem Stuhl durch.

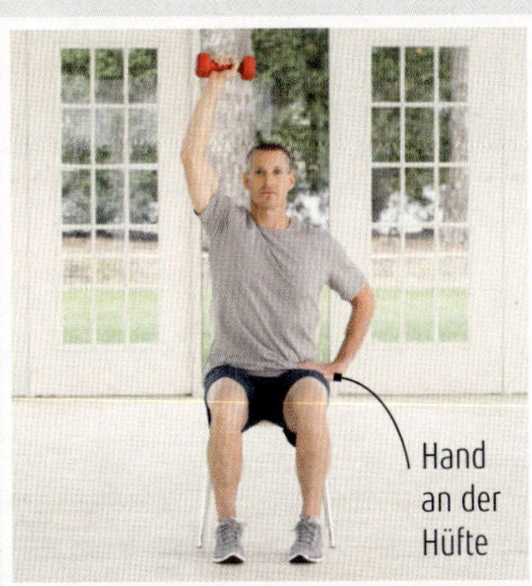
Hand an der Hüfte

VERBESSERT
Kraft
Beweglichkeit
Ausdauer

WAS SIE BRAUCHEN
Stuhl

Stuhl-Dips

Viele Aktivitäten, wie z. B. einen Kinderwagen oder einen Einkaufswagen zu schieben, erfordern einen starken Oberkörper. Diese Übung steigert Ihre Kraft in Trizeps, Schultern- und Brustmuskulatur. So fallen Ihnen die alltäglichen Routinen leichter.

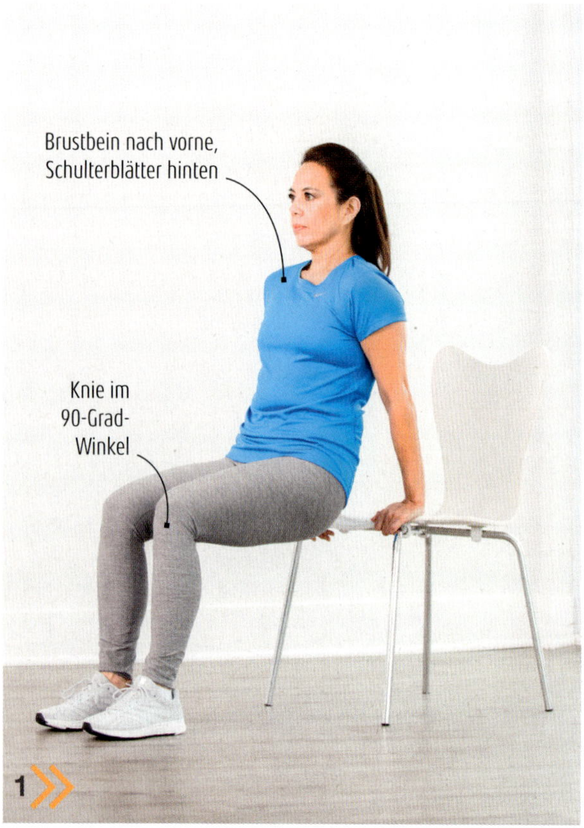
Brustbein nach vorne, Schulterblätter hinten
Knie im 90-Grad-Winkel
1

Stützen Sie die Hände in Hüfthöhe schulterbreit auf die Sitzfläche eines Stuhls, strecken Sie die Arme und drücken Sie Ihren Körper nach oben. Gehen Sie mit den Füßen nach vorne, bis die Knie einen 90-Grad-Winkel haben. Das Gesäß befindet sich in der Luft.

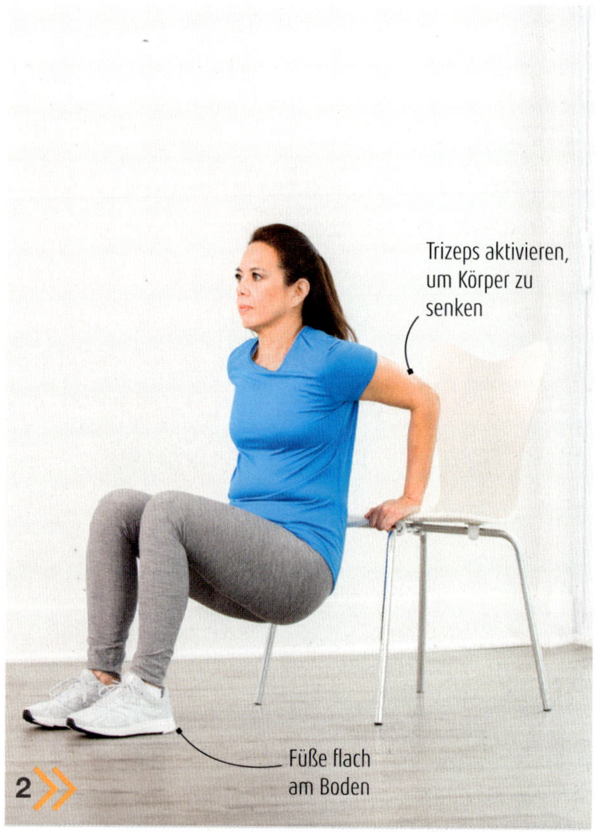
Trizeps aktivieren, um Körper zu senken
Füße flach am Boden
2

Aktivieren Sie Trizeps, Brust- und Schultermuskulatur und beugen Sie die Ellbogen. Gesäß und Oberkörper sinken gerade nach unten, bis die Ellbogen einen 90-Grad-Winkel haben. Halten Sie das Kinn oben und das Brustbein nach vorne.

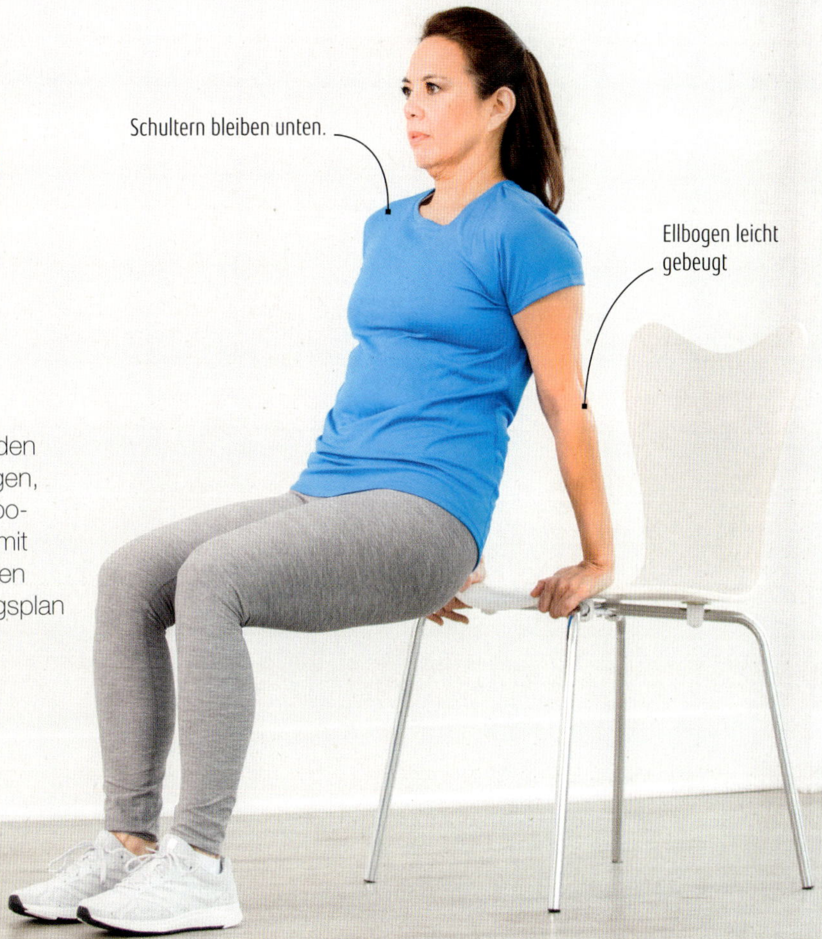

TIPP

Statt eines Stuhls können Sie z. B. auch einen stabilen niedrigen Tisch oder die Kante einer Badewanne benutzen.

3 »

Drücken Sie die Handflächen in den Stuhl und strecken Sie die Ellbogen, um den Körper in die Ausgangsposition zu heben. Vermeiden Sie, mit den Beinen zu helfen. Wiederholen Sie die Übung, wie es im Trainingsplan vorgesehen ist.

ERLEICHTERUNG

Bleiben Sie mit den Füßen näher am Stuhl, das Gesäß direkt über dem Stuhl. Beugen Sie die Ellbogen bis zu einer sitzenden Position, dann drücken Sie Ihren Körper wieder nach oben.

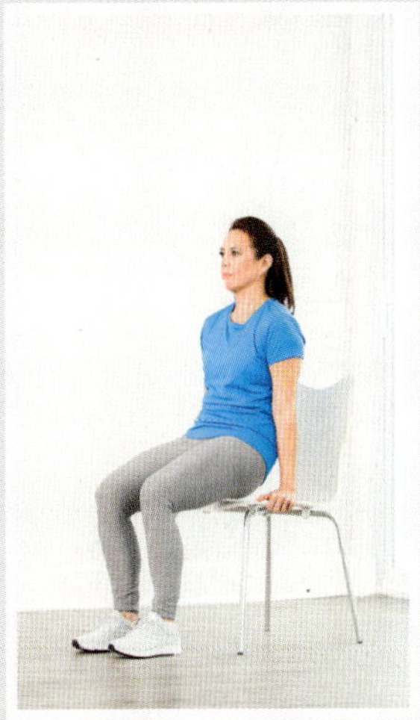

STEIGERUNG

Um die Intensität zu erhöhen, gehen Sie mit den Füßen so weit nach vorne, bis Ihre Beine gestreckt sind. Setzen Sie die Fersen auf und halten Sie Hüften, Oberkörper und Schultern in einer Linie.

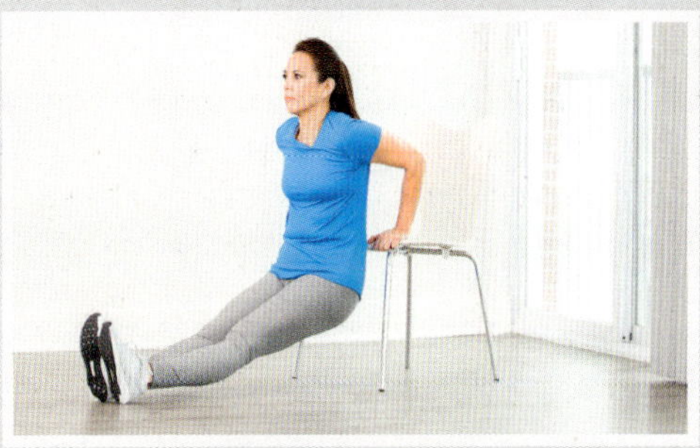

VERBESSERT
- Haltung
- Kraft
- Stabilität
- Beweglichkeit
- Ausdauer

WAS SIE BRAUCHEN
Unterschrank oder einen stabilen Tisch

Schräger Liegestütz

Nur wenige Übungen sind effektiver als der schräge Liegestütz. Diese Grundbewegung, die in der schiefen Ebene ausgeführt etwas leichter ist, aktiviert fast sämtliche Muskeln. Die Schulterbeweglichkeit wird verbessert, der Oberkörper gestärkt, die Stabilität der Körpermitte entwickelt und somit die gesamte Körperhaltung optimiert.

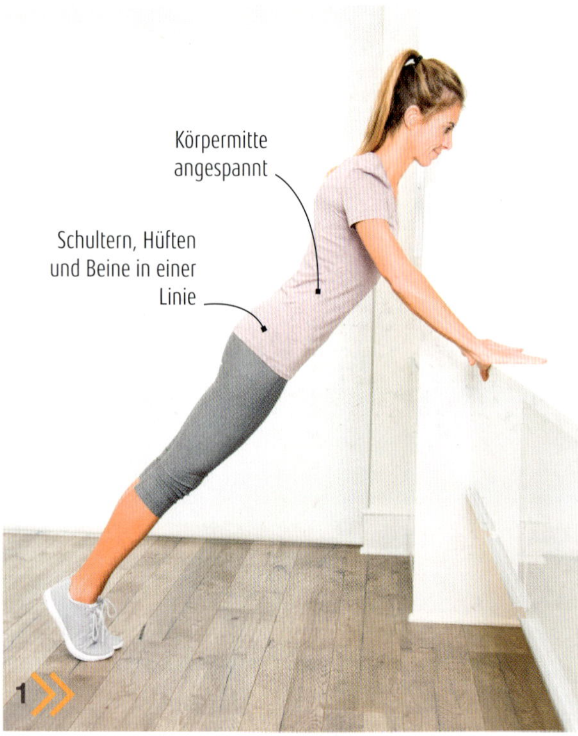
Körpermitte angespannt
Schultern, Hüften und Beine in einer Linie
1

Stellen Sie sich vor einen Unterschrank oder einen stabilen Tisch, er sollte hüfthoch sein. Legen Sie die Hände schulterbreit an den Rand der Oberfläche, setzen Sie die Füße zurück und verlagern Sie das Gewicht auf die Hände.

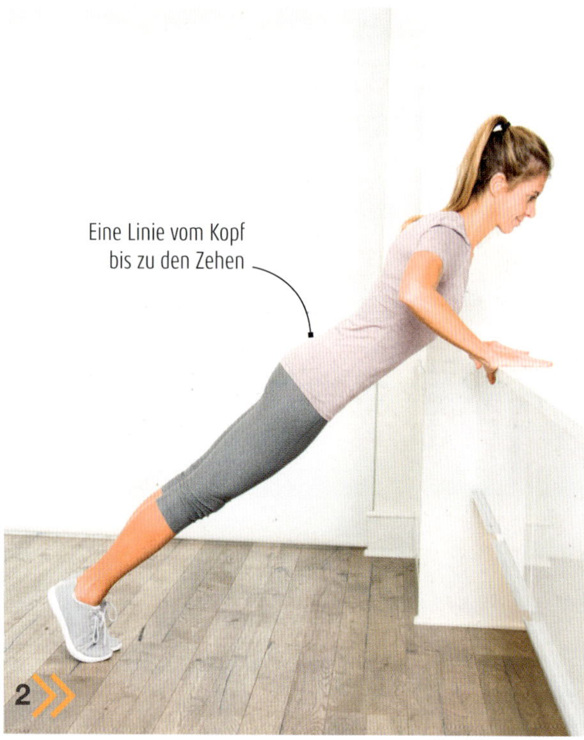
Eine Linie vom Kopf bis zu den Zehen
2

Beugen Sie kontrolliert die Ellbogen und setzen Sie Trizeps, Brust- und Schultermuskulatur ein, um den Körper so weit zu senken, bis die Ellbogen einen 90-Grad-Winkel haben. Der Rücken bleibt gerade und die Körpermitte fest.

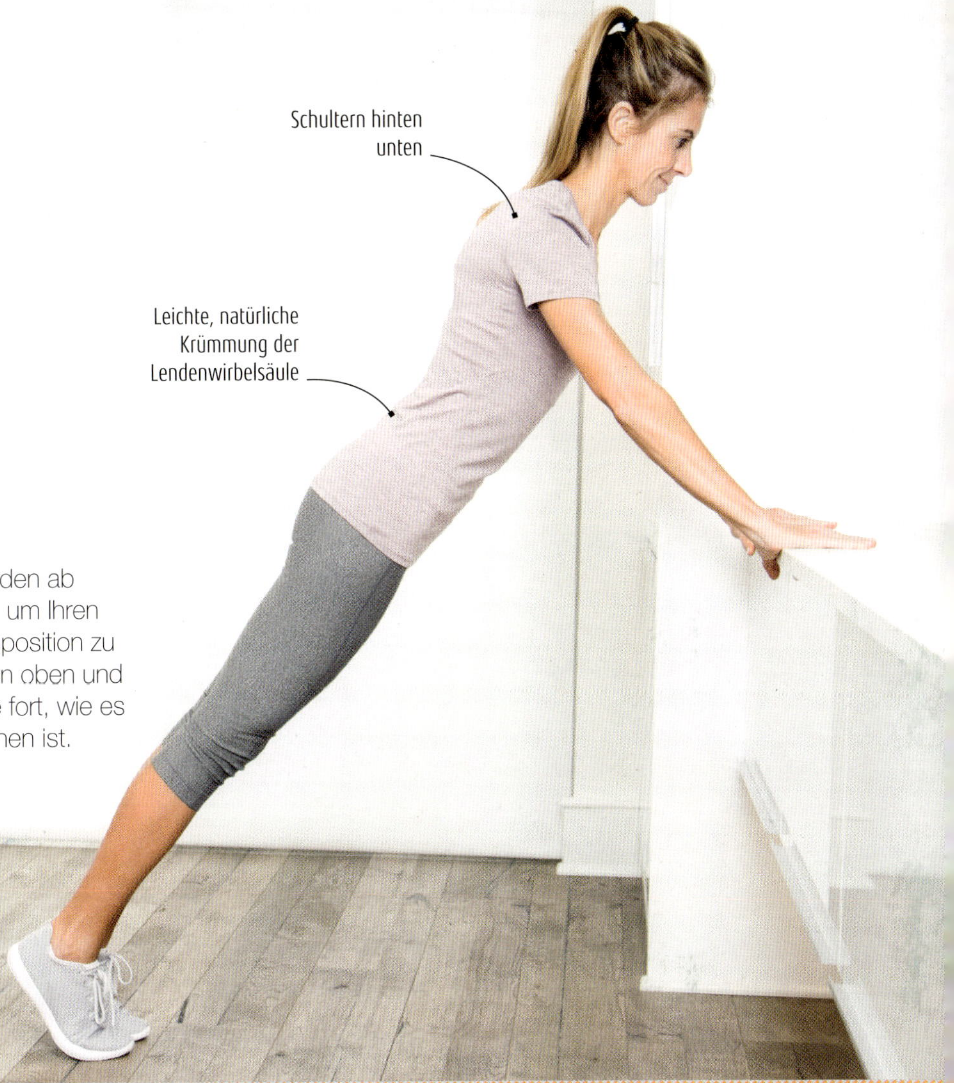

TIPP

Wenn Ihnen 12 Wiederholungen dieser Liegestütz-Übung leichtfallen, ist es Zeit für eine Steigerung.

3 »

Drücken Sie sich von den Händen ab und strecken Sie die Ellbogen, um Ihren Körper zurück in die Ausgangsposition zu stemmen. Halten Sie die Hüften oben und setzen Sie die Übung so lange fort, wie es in Ihrem Trainingsplan vorgesehen ist.

ERLEICHTERUNG

Um die Belastung des Oberkörpers zu reduzieren, legen Sie die Hände in Schulterhöhe an eine Wand und laufen mit den Füßen zurück, bis Ihr Körper einen 45-Grad-Winkel zum Boden hat. In dieser Position führen Sie nun den Liegestütz durch.

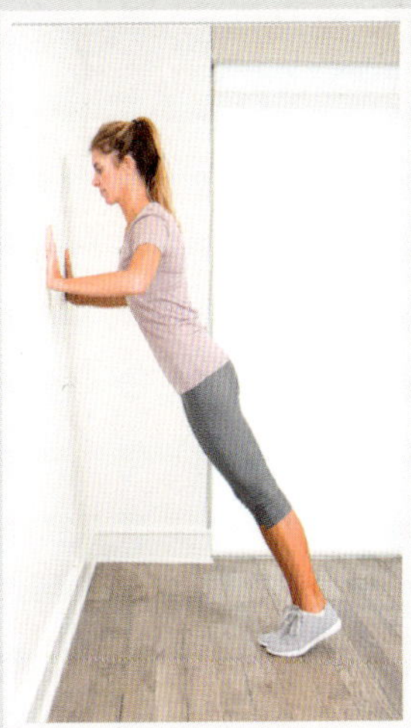

STEIGERUNG

Um die Intensität dieser Übung zu erhöhen, führen Sie die Übung am Boden aus. Dabei sind die Schultern über den Händen platziert und die Finger zeigen nach vorn.

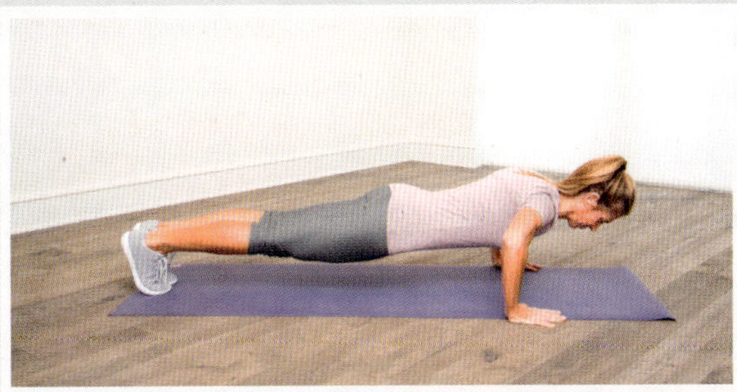

VERBESSERT
- Stabilität
- Beweglichkeit
- Ausdauer

WAS SIE BRAUCHEN
Kurzhanteln

Curl und Schulterpresse

Die Überkopfbewegung mit Kurzhanteln erfordert Koordination und Stabilität in den Beinen, in der Körpermitte und im gesamten Oberkörper. Diese Übung bereitet Sie auf das Heben von Gegenständen auf ein hohes Regal oder einen Schrank vor.

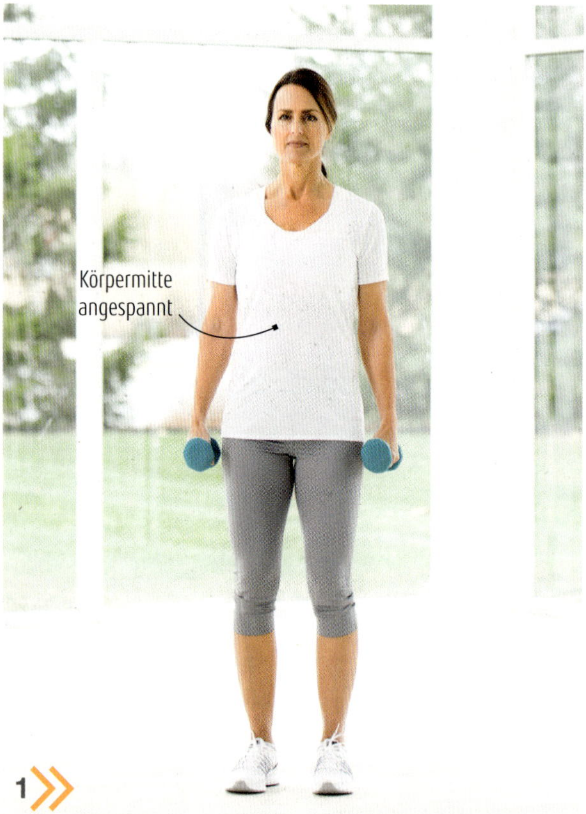

1

Stehen Sie im schulterbreiten Stand, in jeder Hand eine Hantel und die Arme neben dem Körper. Der Oberkörper ist aufrecht, die Knie sind leicht gebeugt, die Schulterblätter nach hinten zusammengezogen.

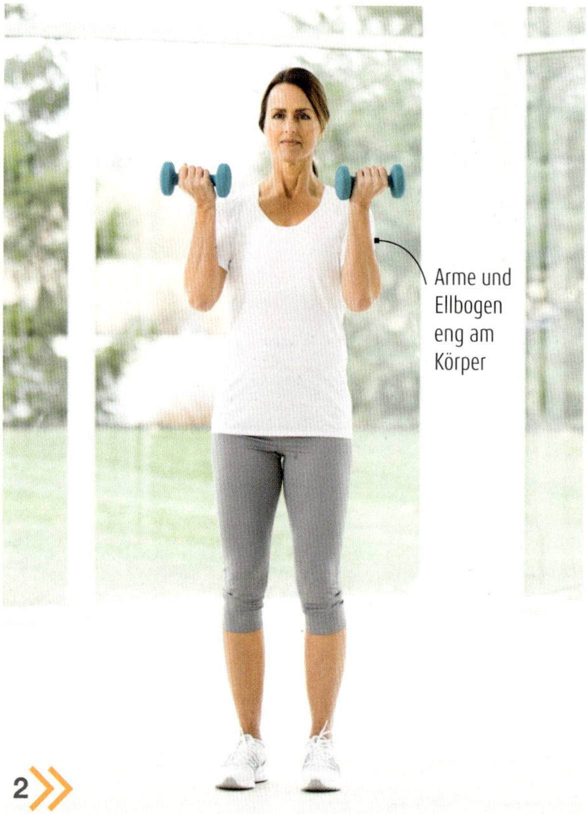

2

Beugen Sie die Arme kontrolliert, um die Hanteln in Schulterhöhe zu bringen. Die Ellbogen fungieren dabei als Scharniere. Die Handrücken zeigen nach vorne.

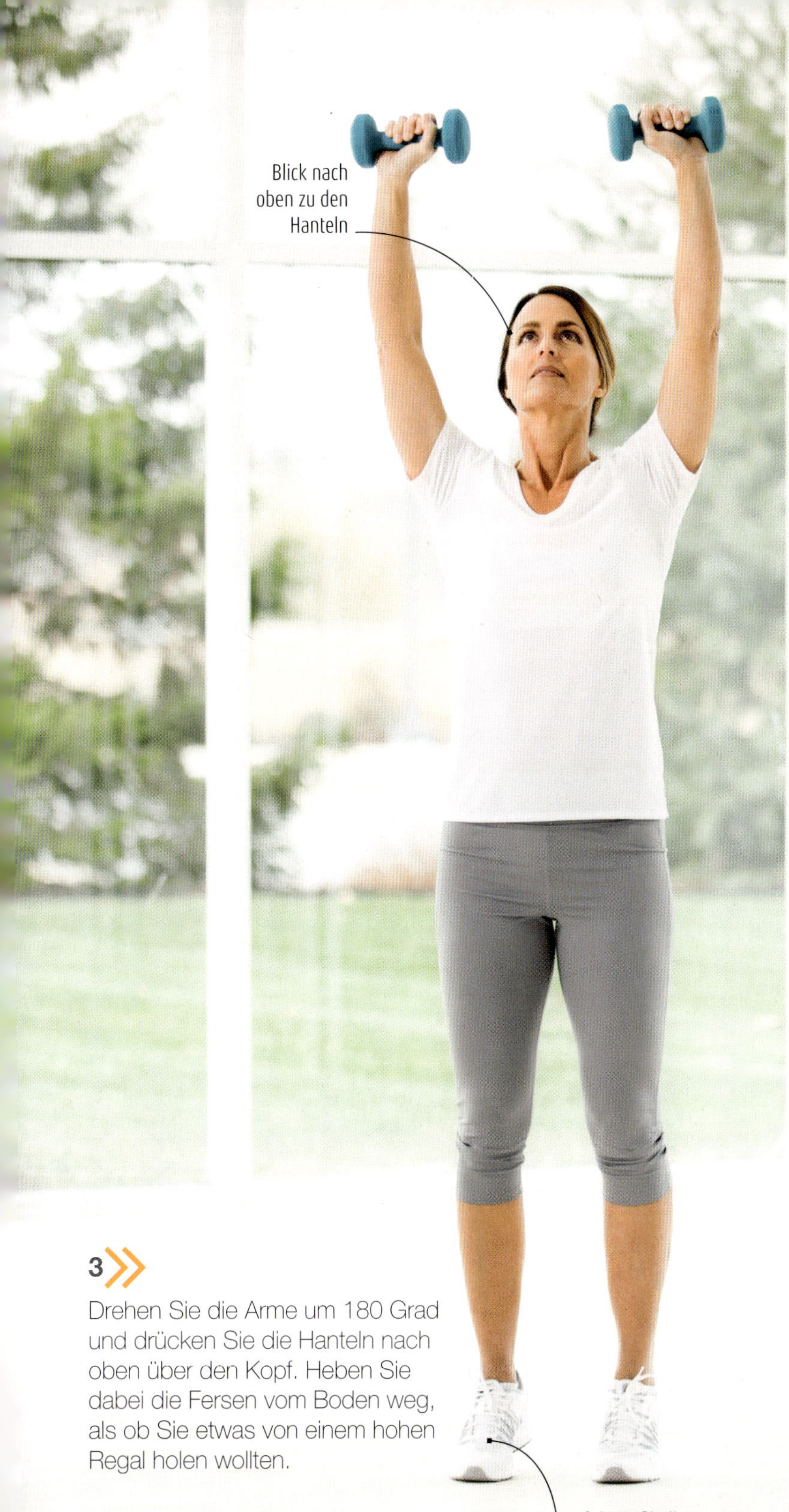
Blick nach
oben zu den
Hanteln
Auf die Fußballen
heben

3

Drehen Sie die Arme um 180 Grad und drücken Sie die Hanteln nach oben über den Kopf. Heben Sie dabei die Fersen vom Boden weg, als ob Sie etwas von einem hohen Regal holen wollten.

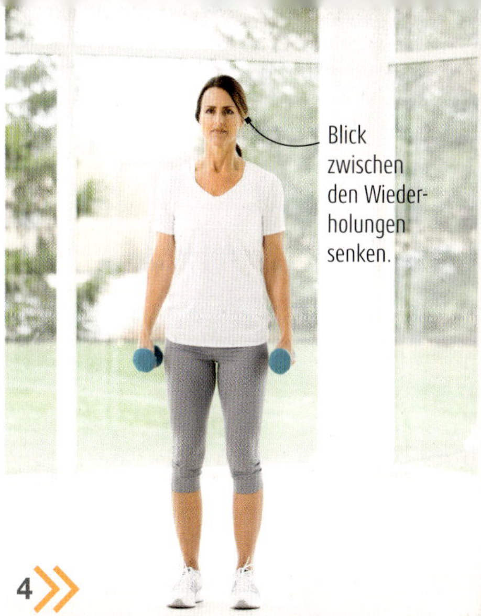
Blick
zwischen
den Wieder-
holungen
senken.

4

Senken Sie die Fersen und bringen Sie die Hanteln über die Drehbewegung zurück zur Ausgangsposition. Wiederholen Sie die Übung nach den Angaben in Ihrem Trainingsplan.

ERLEICHTERUNG

Verwenden Sie einen Gymnastikball statt Hanteln. Halten Sie diesen vor dem Körper, bringen Sie Ihn mit gestreckten Armen in Schulterhöhe und drücken Sie ihn nach oben.

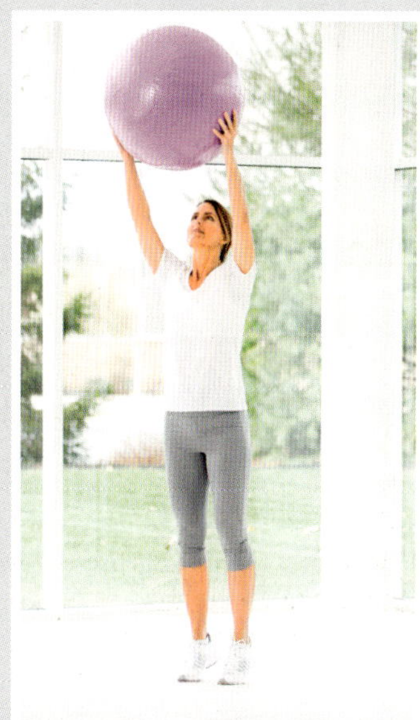

VERBESSERT
Haltung
Beweglichkeit

WAS SIE BRAUCHEN
Keine Hilfsmittel nötig

Brustöffner

Bei vielen täglichen Aktivitäten haben wir die Arme vor dem Körper – z. B. wenn wir Gegenstände tragen, beim Autofahren das Lenkrad halten, auf das Smartphone schauen oder auf einer Tastatur tippen. Diese Positionen können auf Dauer zu verkürzten Schulter- und Brustmuskeln führen. Mit dieser Dehnübung der Brust entspannt sich die Rumpfmuskulatur und Ihre Flexibilität und Haltung verbessern sich.

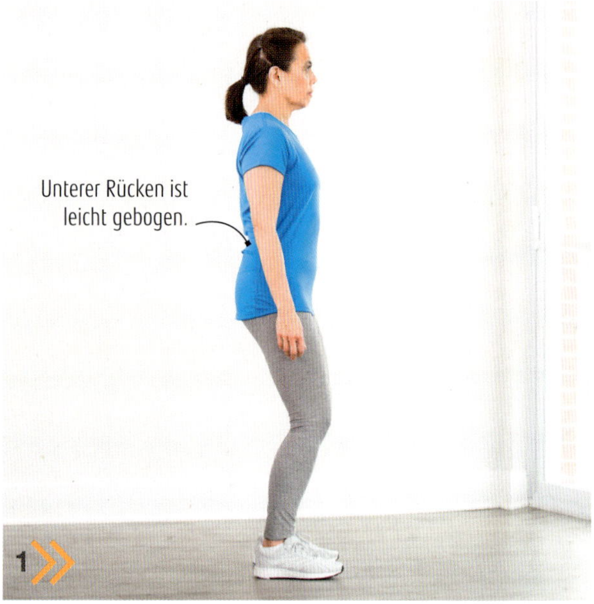

Stehen Sie im schulterbreiten Stand, die Arme hängen locker herunter. Der Kopf strebt Richtung Decke und macht den Rücken lang, dabei die Schulterblätter hinten zusammenziehen. Die Knie sind leicht gebeugt.

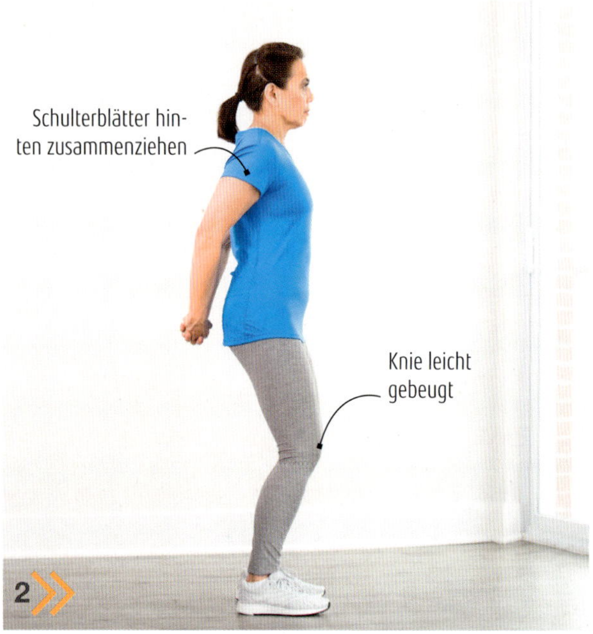

Führen Sie die Hände hinter den Rücken und verschränken Sie die Finger. Halten Sie den Kopf hoch, die Schultern bleiben hinten.

TIPP

Bitten Sie einen Partner, Ihre Arme von hinten sanft nach oben zu heben, um die Dehnung zu verstärken.

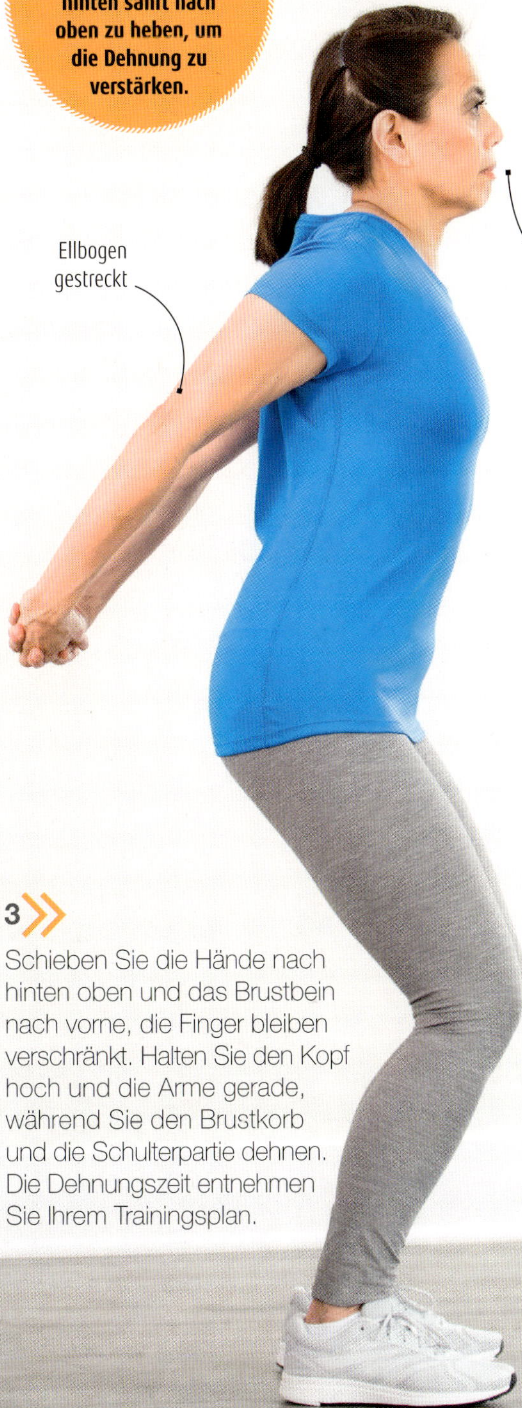

3 »

Schieben Sie die Hände nach hinten oben und das Brustbein nach vorne, die Finger bleiben verschränkt. Halten Sie den Kopf hoch und die Arme gerade, während Sie den Brustkorb und die Schulterpartie dehnen. Die Dehnungszeit entnehmen Sie Ihrem Trainingsplan.

ERLEICHTERUNG

Wenn es Ihnen schwerfällt, die Hände hinter dem Rücken zu falten, strecken Sie einen Arm parallel zum Boden aus und halten Sie sich an einer Wand fest. Drehen Sie den Körper vom Arm weg, um die Brustmuskulatur zu dehnen. Arm wechseln.

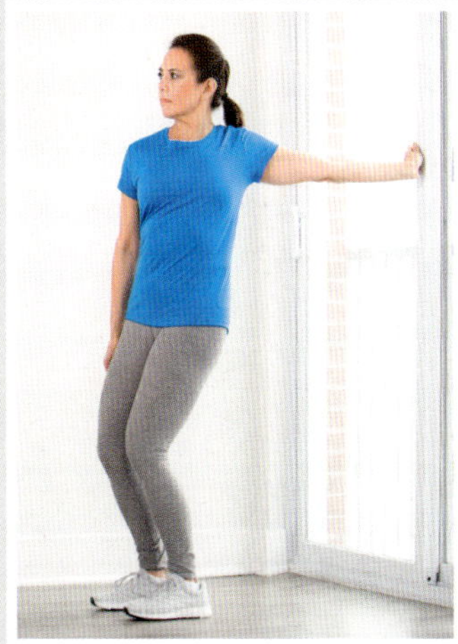

STEIGERUNG

Um die Dehnung zu verstärken, beugen Sie Ihren Oberkörper in den Hüften nach vorne und strecken Sie die Arme Richtung Decke.

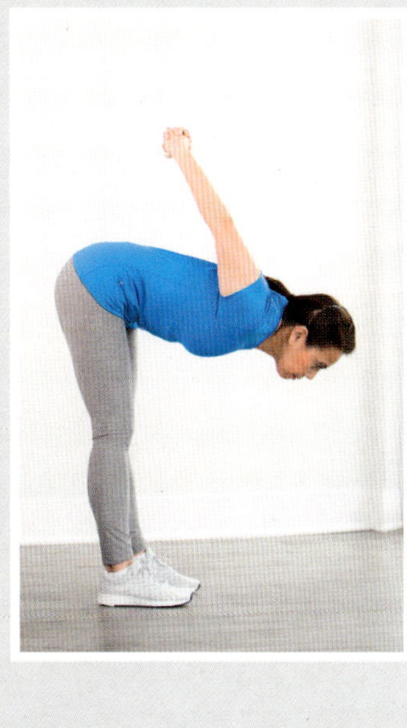

VERBESSERT
- Haltung
- Kraft
- Stabilität
- Beweglichkeit
- Ausdauer

WAS SIE BRAUCHEN
Kurzhanteln

Überkopfpresse

Die Kraftübertragung von den Beinen auf den Oberkörper erfordert eine hohe Koordination. Führen Sie die Übung Überkopfpresse aus, um Ihre motorischen Fähigkeiten zu verbessern und im Alltag schwere Dinge besser nach oben zu stemmen.

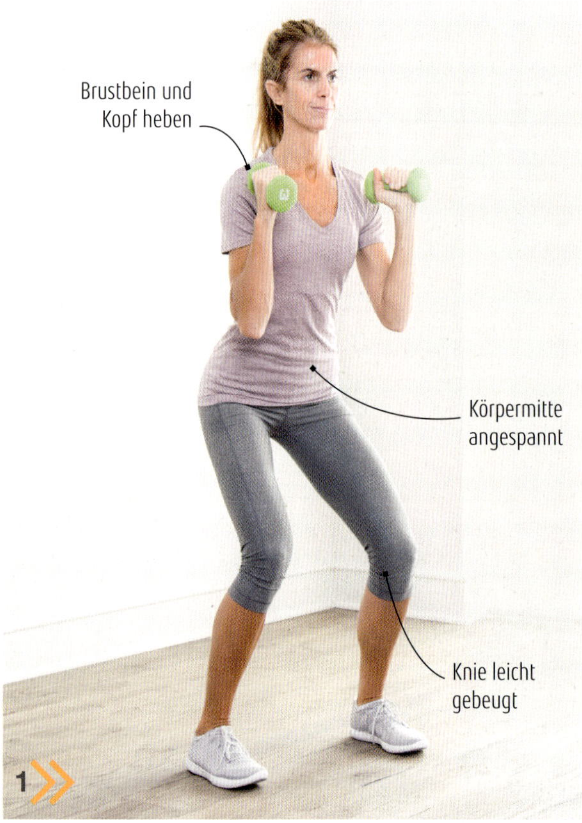
Brustbein und Kopf heben
Körpermitte angespannt
Knie leicht gebeugt
1

Stehen Sie mit den Füßen etwas mehr als schulterbreit auseinander und halten Sie in jeder Hand eine Hantel. Die Hanteln sind in Schulterhöhe, die Handflächen zeigen zueinander und die Ellbogen sind nah am Körper.

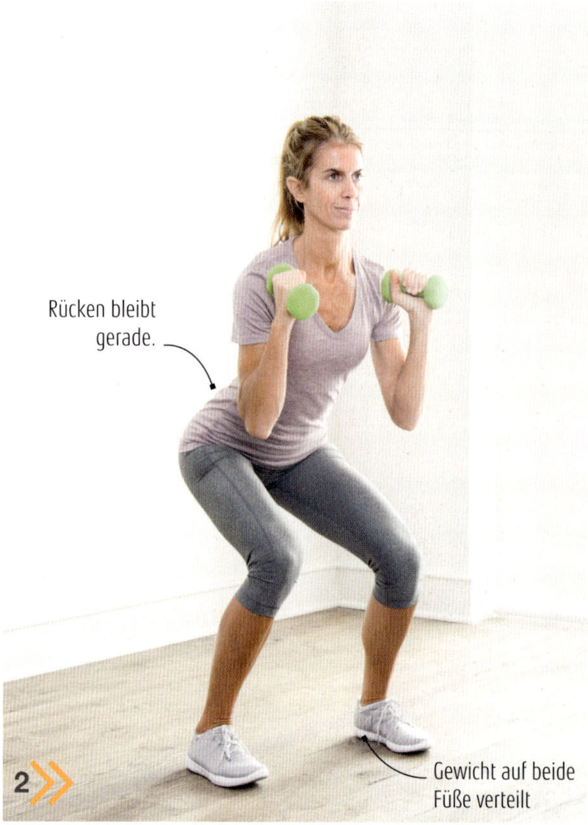
Rücken bleibt gerade.
Gewicht auf beide Füße verteilt
2

Schieben Sie das Gesäß nach hinten und beugen Sie die Knie bis zu einem 45-Grad-Winkel. Schieben Sie die Knie dabei nach vorne bis auf Höhe der Fußspitzen und halten Sie die Ellbogen nah am Körper.

TIPP

Um Ihre Ausdauer zu verbessern, führen Sie die Übung so schnell wie möglich, dabei aber immer kontrolliert aus.

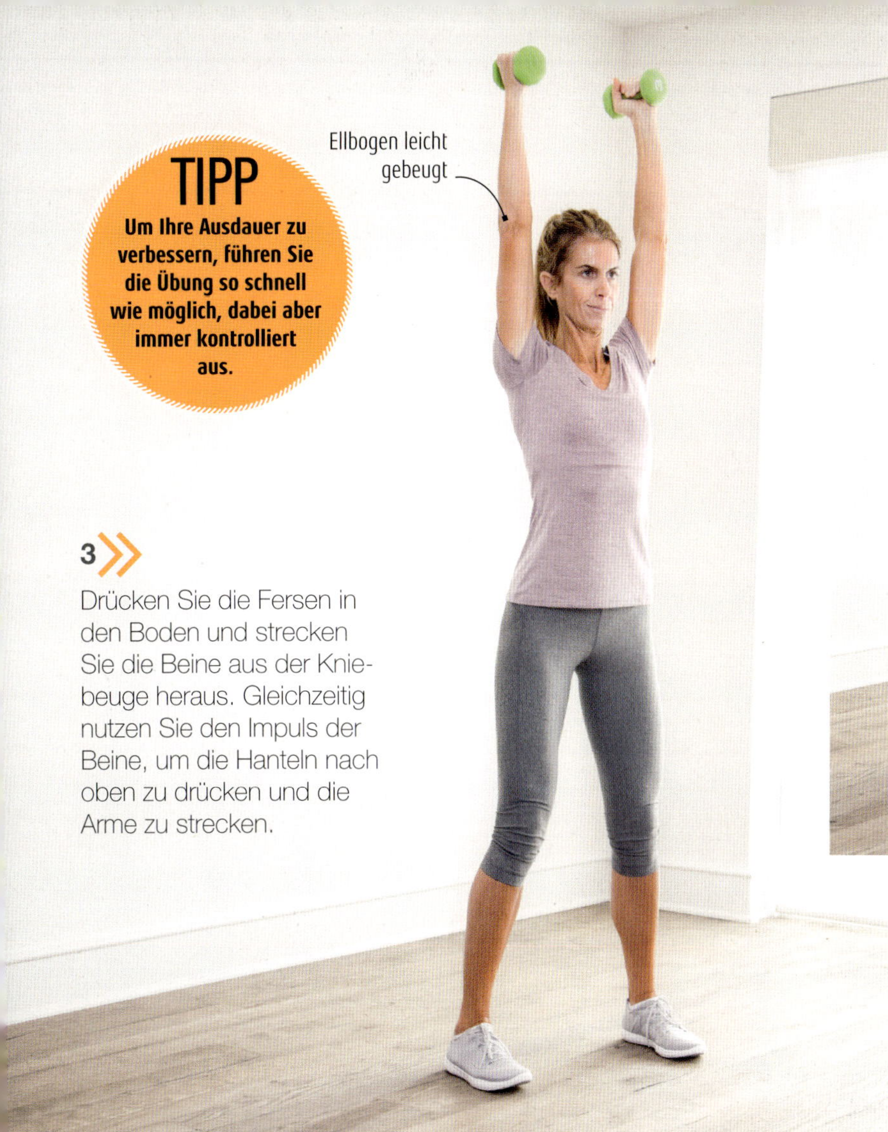

3

Drücken Sie die Fersen in den Boden und strecken Sie die Beine aus der Kniebeuge heraus. Gleichzeitig nutzen Sie den Impuls der Beine, um die Hanteln nach oben zu drücken und die Arme zu strecken.

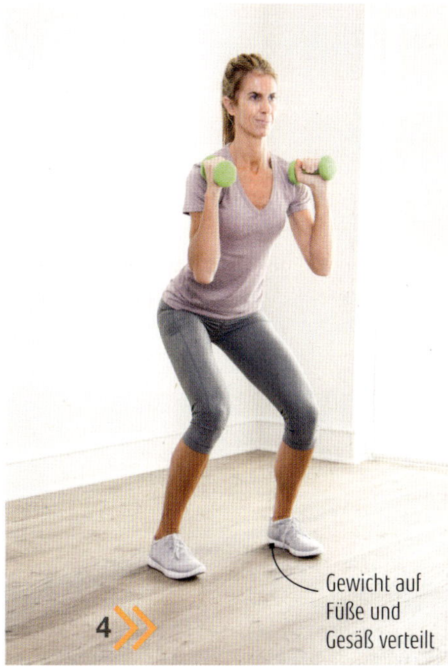

4

Kommen Sie zurück in die Kniebeuge und senken Sie die Hanteln auf Schulterhöhe. Entnehmen Sie die geforderte Wiederholungszahl Ihrem Trainingsplan.

ERLEICHTERUNG

Wenn es Ihnen schwerfällt, das Gleichgewicht zu halten, führen Sie die Übung im Sitzen auf einem Stuhl durch.

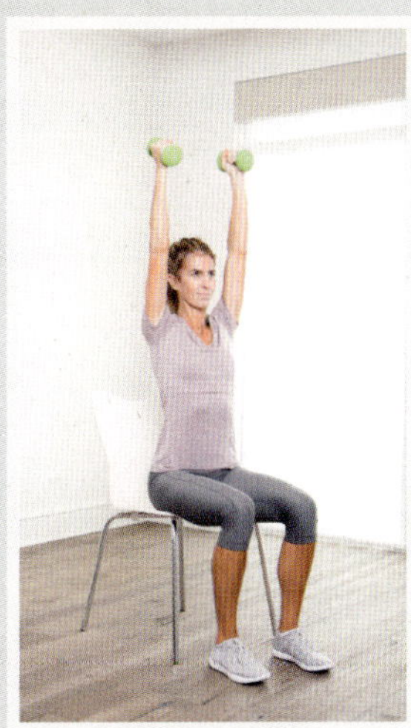

STEIGERUNG

Um Ihre Stabilität herauszufordern, stellen Sie in Schritt 1 Ihren rechten Fußballen zurück in eine Schrittstellung. Bei jedem Überkopfpressen der Hanteln beugen Sie das hintere Knie tief zum Boden, beim Beugen der Arme wird das Knie wieder gestreckt. Wechseln Sie dann zum anderen Bein.

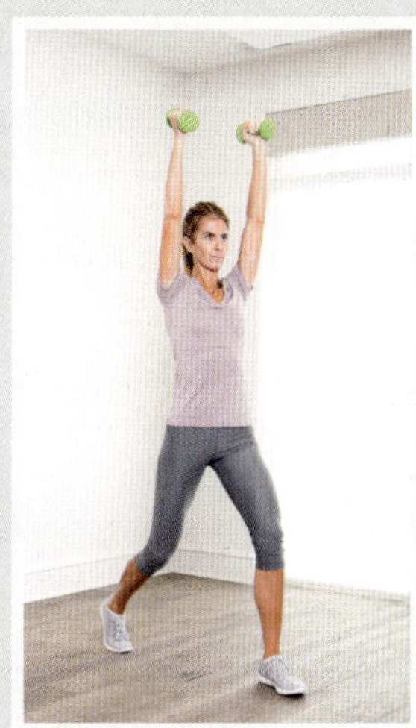

VERBESSERT
- Haltung
- Kraft
- Stabilität
- Ausdauer

WAS SIE BRAUCHEN
Kurzhantel

Einarmige Brustpresse

Bei dieser Balanceübung mit einem Arm wird die Rumpfmuskulatur gefordert. Sie hält den Körper stabil und verhindert das Kippen zur Seite. Die kontrollierte, einseitige Bewegung ist entscheidend für die Verbesserung Ihrer Ganzkörperspannung, sie korrigiert ungleiche Gewichtung im Oberkörper.

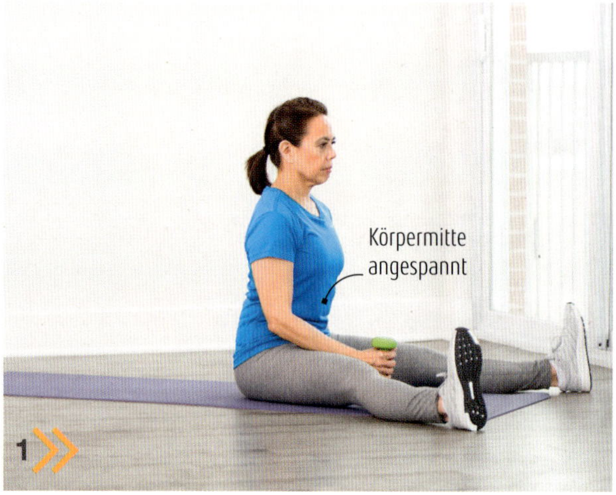
Körpermitte angespannt
1

Setzen Sie sich mit in V-Form geöffneten Beinen auf den Boden und halten Sie die Hantel mit der rechten Hand zwischen Ihren Beinen. Die linke Hand liegt zur Stabilisation auf dem Boden auf.

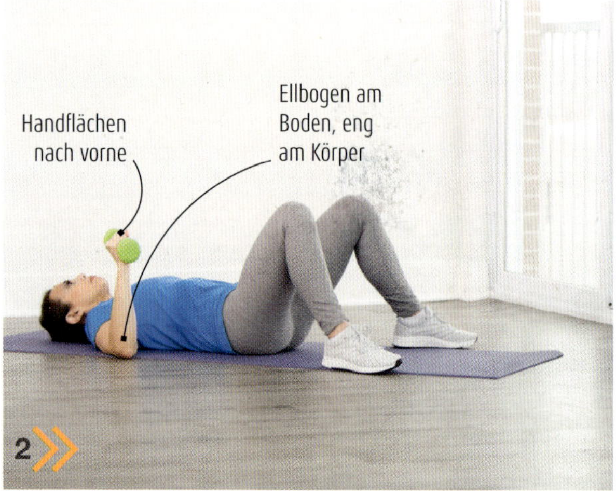
Handflächen nach vorne
Ellbogen am Boden, eng am Körper
2

Rollen Sie den Oberkörper zurück auf den Boden. Stellen Sie die Füße etwas mehr als hüftbreit auf. Legen Sie den rechten Oberarm auf dem Boden ab, der Unterarm zeigt nach oben, die Handflächen zeigen nach vorne zu den Füßen.

3

Aktivieren Sie Trizeps, Brust- und Schultermuskulatur, um die Hantel gerade nach oben zu drücken, bis der rechte Arm gestreckt ist. Halten Sie die Hantel direkt über dem Ellbogengelenk. Aktivieren Sie die Muskulatur der Körpermitte und drücken Sie die Lendenwirbelsäule in den Boden, um ein Hohlkreuz zu vermeiden.

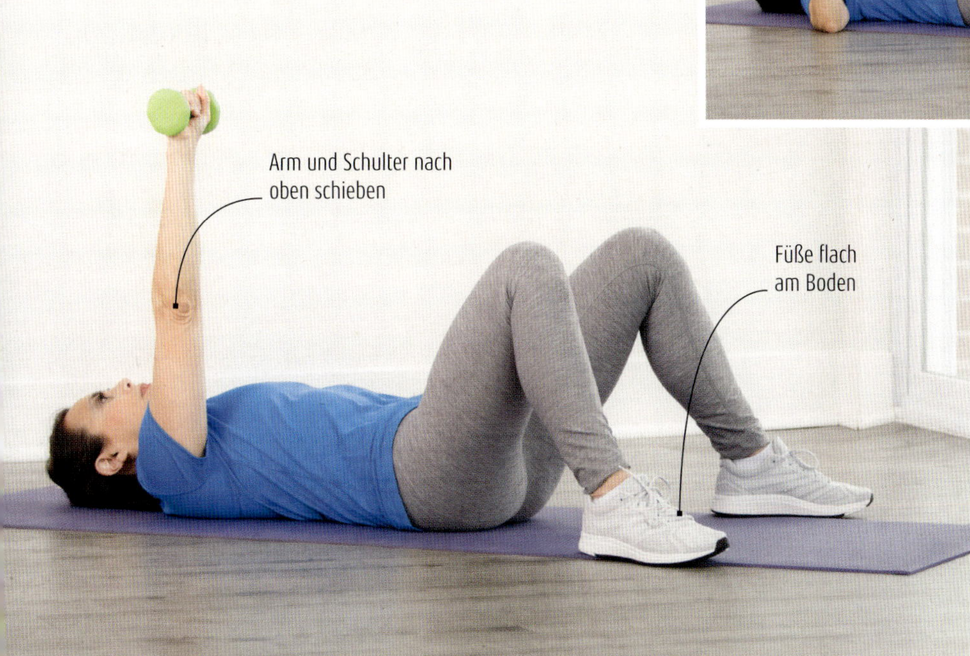

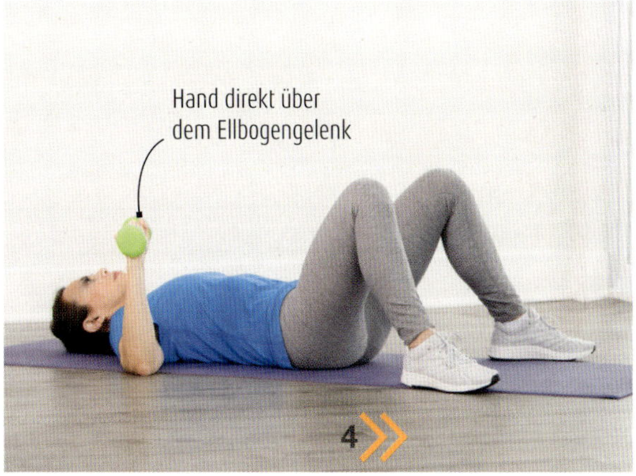

4

Beugen Sie kontrolliert den rechten Ellbogen und bringen Sie den Oberarm zurück zum Boden. Wiederholen Sie die einarmige Brustpresse für die Zeit, die in Ihrem Trainingsplan angegeben ist, und wechseln Sie nach der Hälfte der Zeit zum anderen Arm.

ERLEICHTERUNG

Wenn es Ihnen schwerfällt, das Gleichgewicht zu halten, führen Sie die Übung mit zwei Hanteln beidarmig durch. Halten Sie dabei die Hanteln direkt über den Ellbogengelenken.

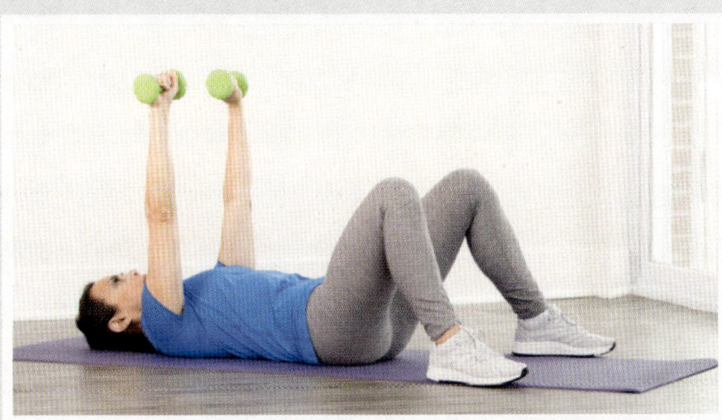

STEIGERUNG

Um Gesäß und Oberschenkel zu stärken, drücken Sie die Füße in den Boden und heben das Becken nach oben. Behalten Sie diese Position während der gesamten Übung bei.

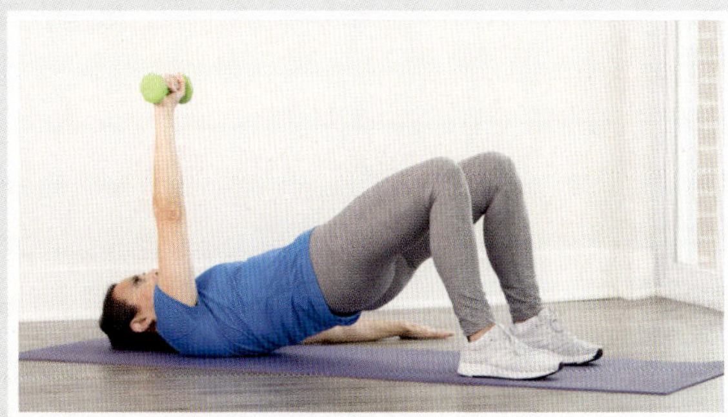

VERBESSERT
- Haltung
- Kraft
- Stabilität

WAS SIE BRAUCHEN
Kurzhantel

Bein und Arm heben

Für die sichere Durchführung der meisten Aktivitäten benötigen wir eine gute Balance, z. B. auf einem Bein stehen, ohne umzukippen, oder auch kontrolliertes Gehen. Führen Sie diese Übung aus, um Ihre Balancefähigkeit zu verbessern.

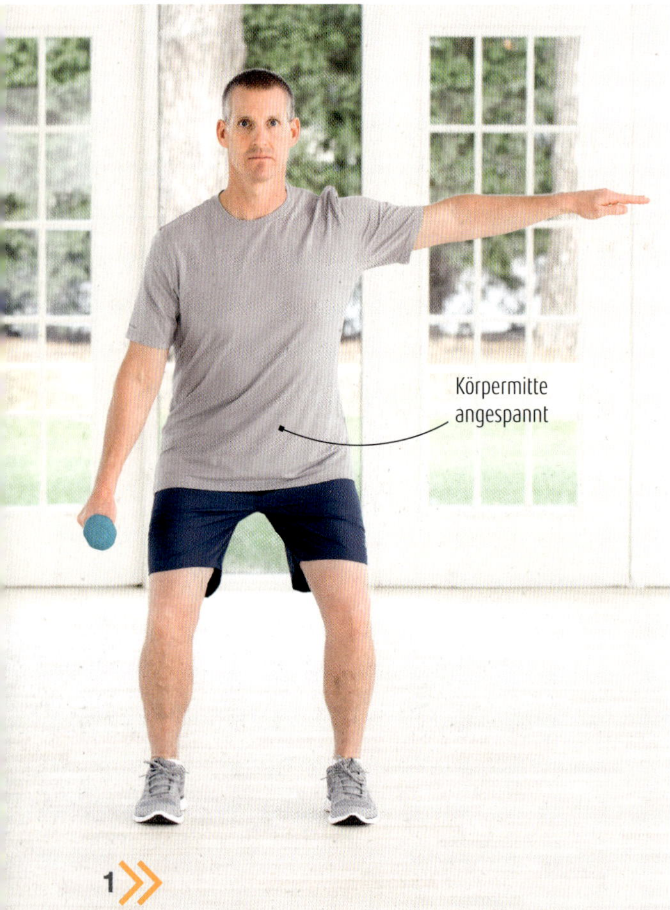

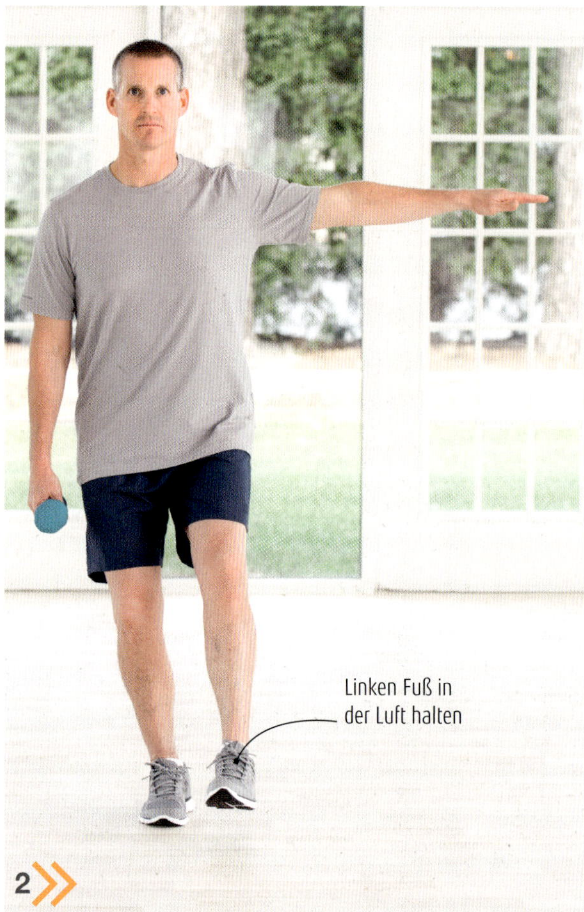

Nehmen Sie einen schulterbreiten Stand ein und beugen Sie leicht die Knie. Halten Sie eine Hantel in der rechten Hand und lassen Sie den Arm an der Seite herunterhängen. Der linke Arm ist in der Seithalte auf Schulterhöhe.

Heben Sie das linke Bein an und übertragen Sie das Gewicht auf den rechten Fuß. Halten Sie eine leichte Beugung in beiden Knien und aktivieren Sie die Körpermitte.

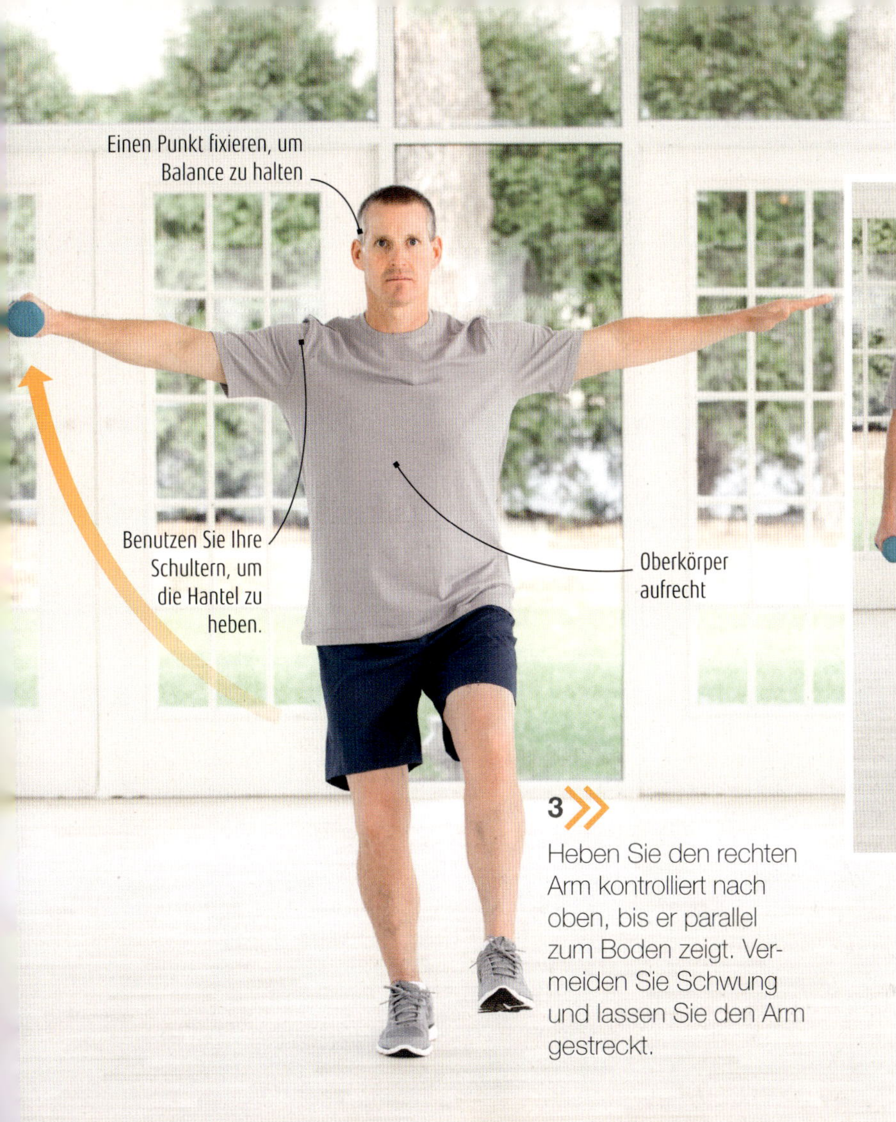

Einen Punkt fixieren, um Balance zu halten
Benutzen Sie Ihre Schultern, um die Hantel zu heben.
Oberkörper aufrecht

3

Heben Sie den rechten Arm kontrolliert nach oben, bis er parallel zum Boden zeigt. Vermeiden Sie Schwung und lassen Sie den Arm gestreckt.

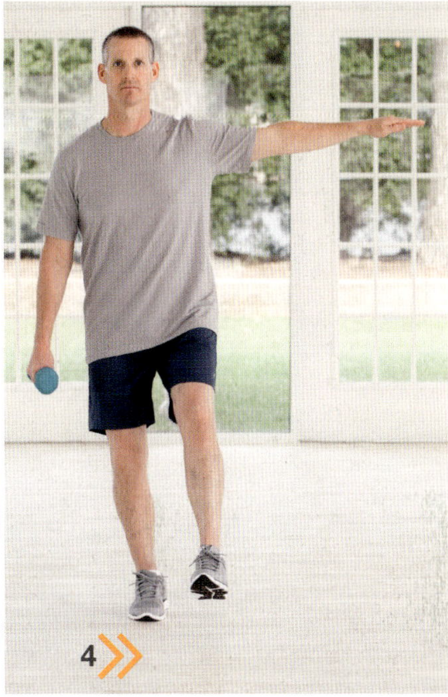

4

Senken Sie die Hantel wieder kontrolliert nach unten. Halten Sie den linken Fuß weiter angehoben und wiederholen Sie das Heben und Senken des Arms für die Hälfte der im Plan vorgesehenen Zeit. Dann wechseln Sie Bein- und Armseite.

ERLEICHTERUNG

Wenn es schwierig ist, die Balance zu halten, legen Sie die linke Hand auf einen Stuhl oder an eine Wand. Bleiben Sie dabei aufrecht und stützen Sie sich nur leicht ab.

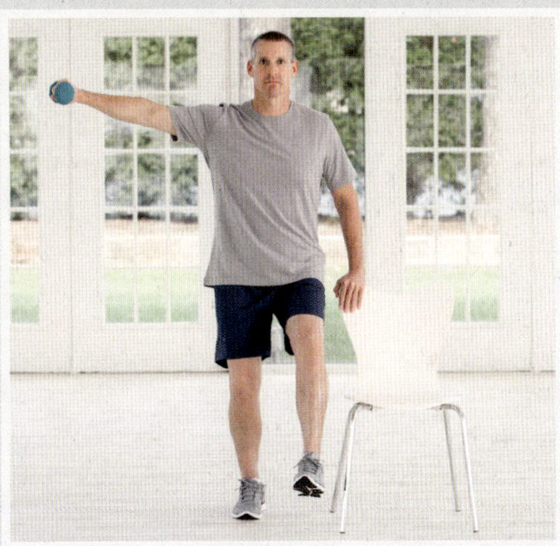

VERBESSERT
- Haltung
- Kraft
- Stabilität
- Beweglichkeit
- Ausdauer

WAS SIE BRAUCHEN
Wand

Explosiver Liegestütz an der Wand

Die Kombination von Kraft und explosiver Bewegung ist gut für den Ausbau des Nervensystems und verbessert Koordination, Motorik und Balance. Diese Übung für den Oberkörper ist besonders geeignet für Golfer, Tennisspieler und Schwimmer.

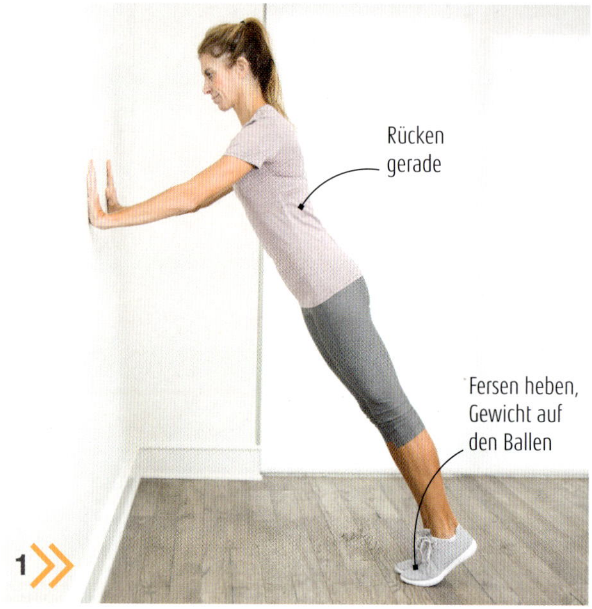
Rücken gerade
Fersen heben, Gewicht auf den Ballen
1

Platzieren Sie die Hände schulterbreit in Brusthöhe auf eine Wand. Gehen Sie mit den Füßen zurück, bis der Körper in einem 45-Grad-Winkel zum Boden geneigt ist. Verlagern Sie das Gewicht auf die Hände und heben Sie die Fersen an.

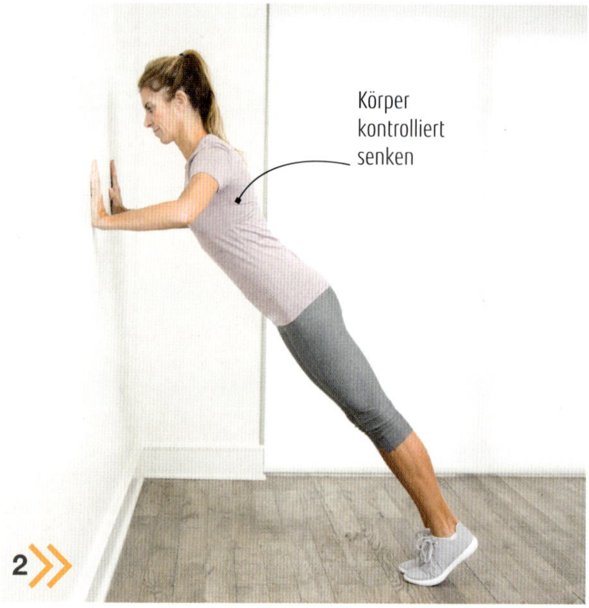
Körper kontrolliert senken
2

Beugen Sie die Ellbogen kontrolliert und senken Sie den Körper nach vorne, bis die Ellbogen im 90-Grad-Winkel gebeugt sind. Halten Sie die Körpermitte aktiv und den Rücken gerade.

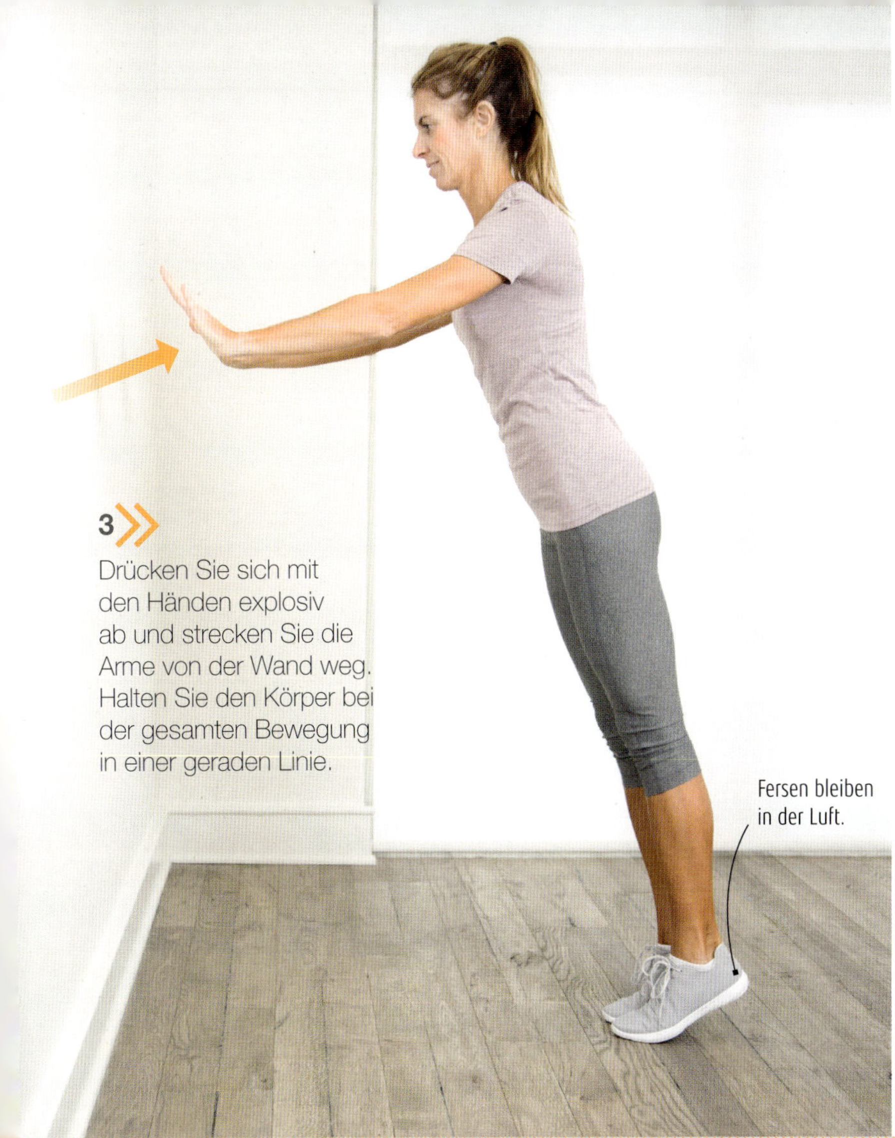

3

Drücken Sie sich mit den Händen explosiv ab und strecken Sie die Arme von der Wand weg. Halten Sie den Körper bei der gesamten Bewegung in einer geraden Linie.

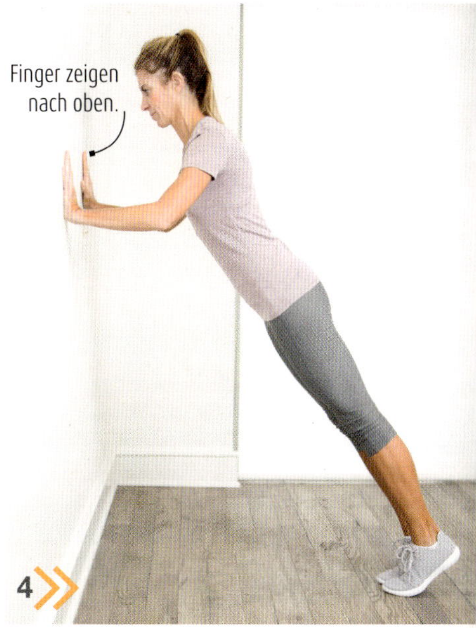

4

Kommen Sie langsam zurück zur Wand, fangen Sie sich mit den Händen ab und beugen Sie die Ellbogen, um den Aufprall abzufedern. Sammeln Sie Kraft in Armen, Brust und Schultern für den nächsten Liegestütz und wiederholen Sie die Übung für die angegebene Zeit im Trainingsplan.

ERLEICHTERUNG

Um den Widerstand zu verringern, gehen Sie näher an die Wand, bis der Körper etwa in einem 60-Grad-Winkel zum Boden zeigt, und machen Sie die Übung aus dieser Position.

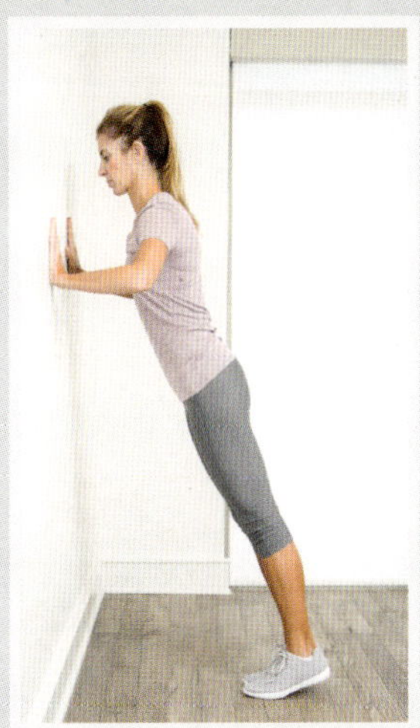

STEIGERUNG

Um die Intensität zu erhöhen, führen Sie die Übung am Boden aus. Platzieren Sie die Knie auf einer Matte und senken Sie den Körper ab, bis er sich in einem 45-Grad-Winkel zum Boden befindet.

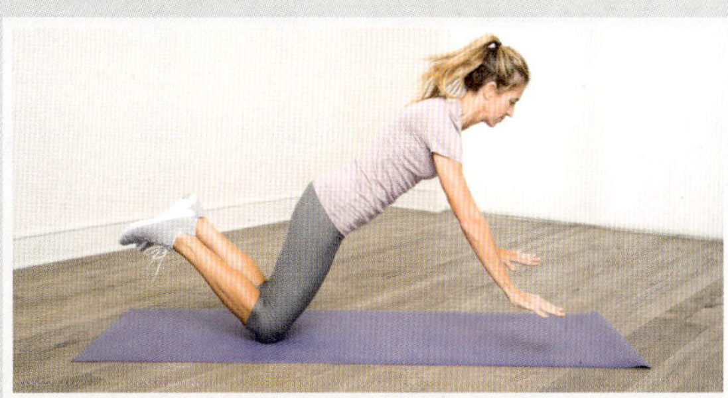

VERBESSERT
- Haltung
- Kraft
- Stabilität

WAS SIE BRAUCHEN
Kurzhanteln

Armpresse nach vorne

Die Muskeln der Körpermitte verbinden den Ober- und Unterkörper, wobei eine schwache Verbindung zu einer schlechten Balance führen kann. Die Armpresse nach vorne stärkt diese Muskeln und verbessert Ihre Kopf-zu-Fuß-Koordination.

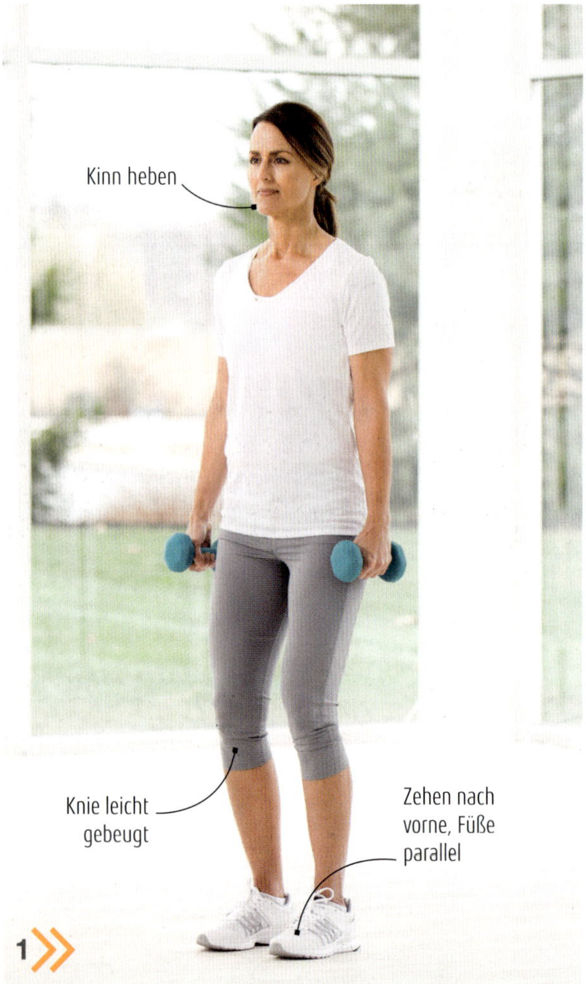
Kinn heben
Knie leicht gebeugt
Zehen nach vorne, Füße parallel
1

Halten Sie im schulterbreiten Stand in jeder Hand eine Hantel, wobei die Handflächen nach innen zeigen und die Arme an der Seite hängen. Aktivieren Sie die Körpermitte und ziehen Sie die Schulterblätter zurück.

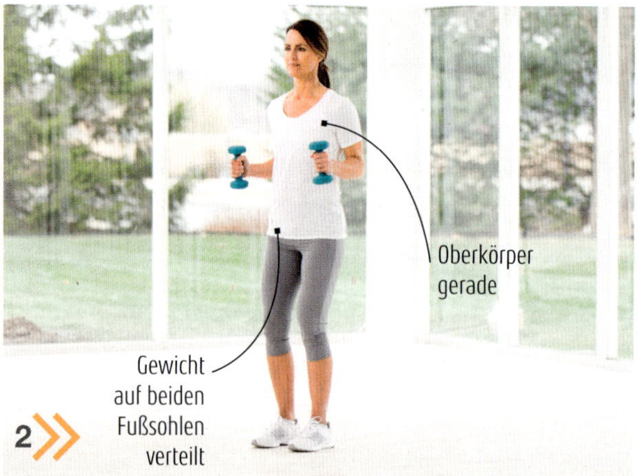
Oberkörper gerade
Gewicht auf beiden Fußsohlen verteilt
2

Aktivieren Sie Bizeps und Unterarme, um die Hanteln zum Körper zu ziehen, bis die Unterarme parallel zum Boden zeigen.

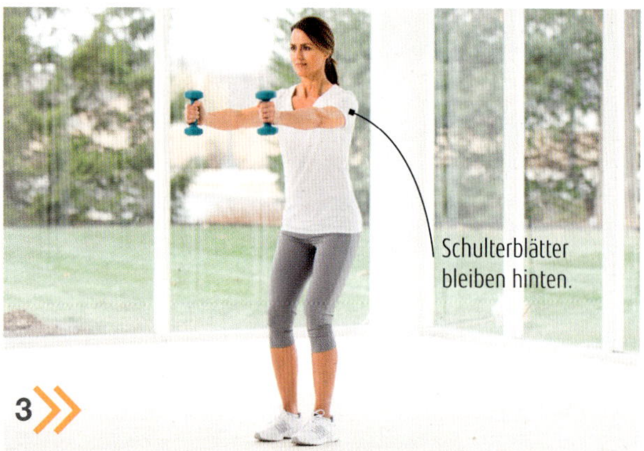
Schulterblätter bleiben hinten.
3

In der gleichen Weise aktivieren Sie die Brust- und Schultermuskulatur, um die Hanteln nach vorne zu drücken, bis die Arme gestreckt sind und parallel zum Boden zeigen.

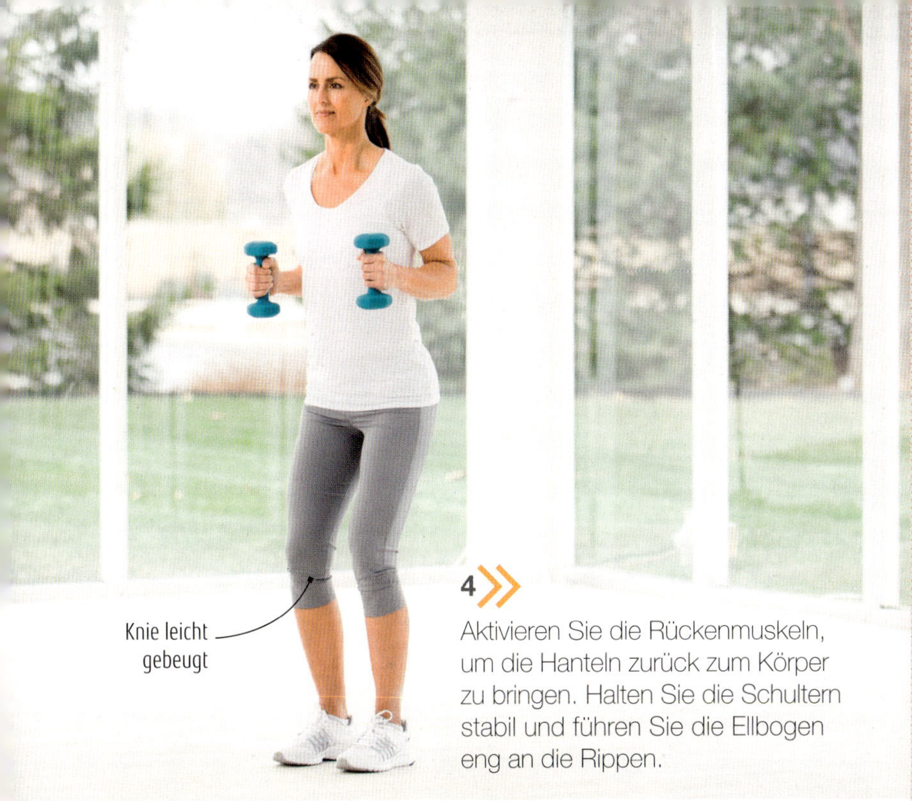

4

Aktivieren Sie die Rückenmuskeln, um die Hanteln zurück zum Körper zu bringen. Halten Sie die Schultern stabil und führen Sie die Ellbogen eng an die Rippen.

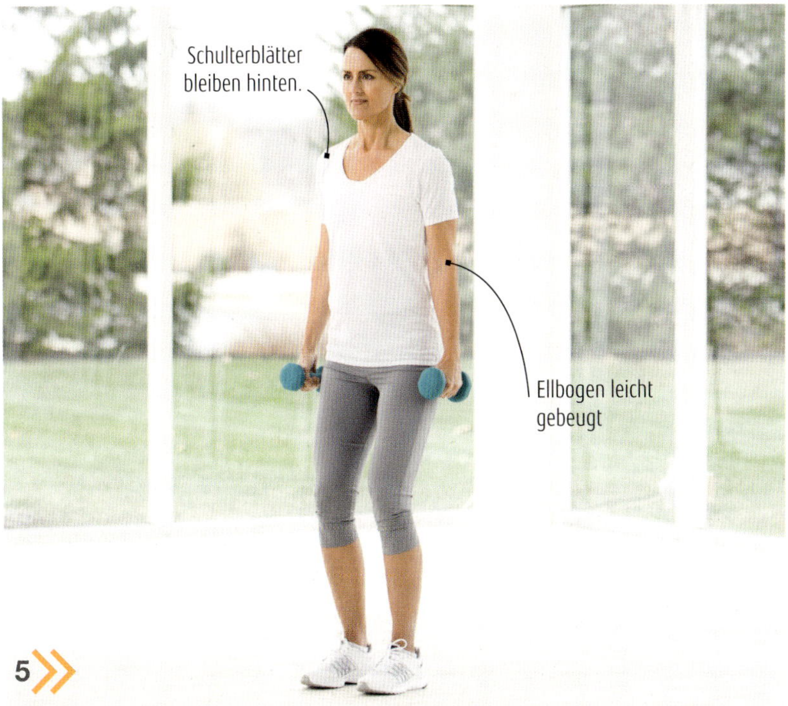

5

Bringen Sie die Hanteln kontrolliert zurück in die Ausgangsposition. Halten Sie dabei das Gleichgewicht und wiederholen Sie die Sequenz für die im Trainingsplan angegebene Zeit.

ERLEICHTERUNG

Um die Belastung im unteren Rücken zu minimieren, führen Sie die Übung sitzend auf einem Stuhl durch.

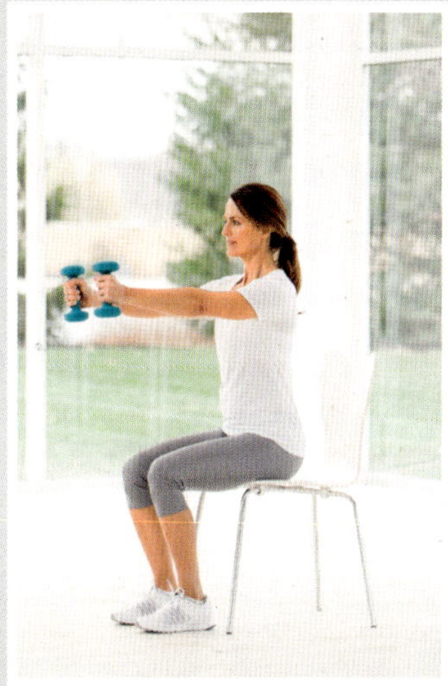

STEIGERUNG

Um Ihr Gleichgewicht zu verbessern, führen Sie die Übung in einem Ausfallschritt durch. In Schritt 1 setzen Sie das linke Bein zurück, Gewicht auf dem Ballen. Nach mehreren Wiederholungen das Bein wechseln.

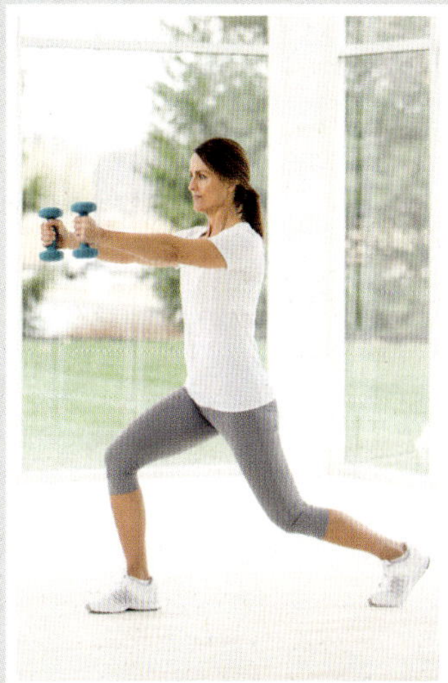

VERBESSERT
- Kraft
- Stabilität
- Beweglichkeit
- Ausdauer

WAS SIE BRAUCHEN
Kurzhantel

Kugelstoßen

Sie müssen kein olympischer Athlet sein, um von einer erhöhten Drehkraft und Stabilität zu profitieren. Diese schnelle und kontrollierte »Wurfübung« verbessert Ihre Koordination u. a. für Sportarten wie Golf und Tennis.

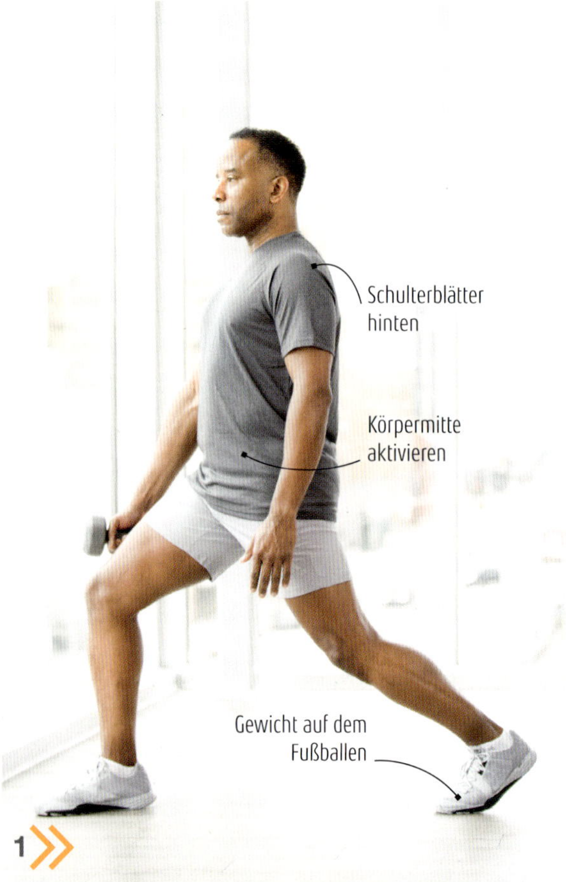
Schulterblätter hinten
Körpermitte aktivieren
Gewicht auf dem Fußballen
1

Stehen Sie schulterbreit auseinander. Nehmen Sie eine Hantel in die rechte Hand und lassen Sie die Arme an der Seite herunterhängen. Stellen Sie Ihr linkes Bein zurück in eine Schrittstellung, Gewicht nur auf dem Fußballen.

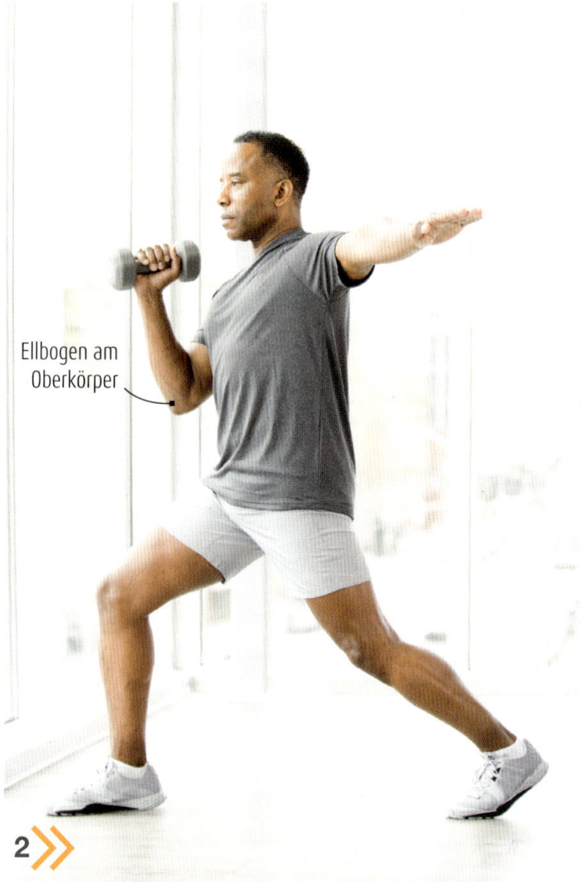
Ellbogen am Oberkörper
2

Beugen Sie den rechten Ellbogen, um die Hantel zum Kinn zu heben, wobei die Handfläche nach innen zeigt. Heben Sie den linken Arm in die Seithalte mit der Handfläche zum Boden, die Körpermitte bleibt aktiviert.

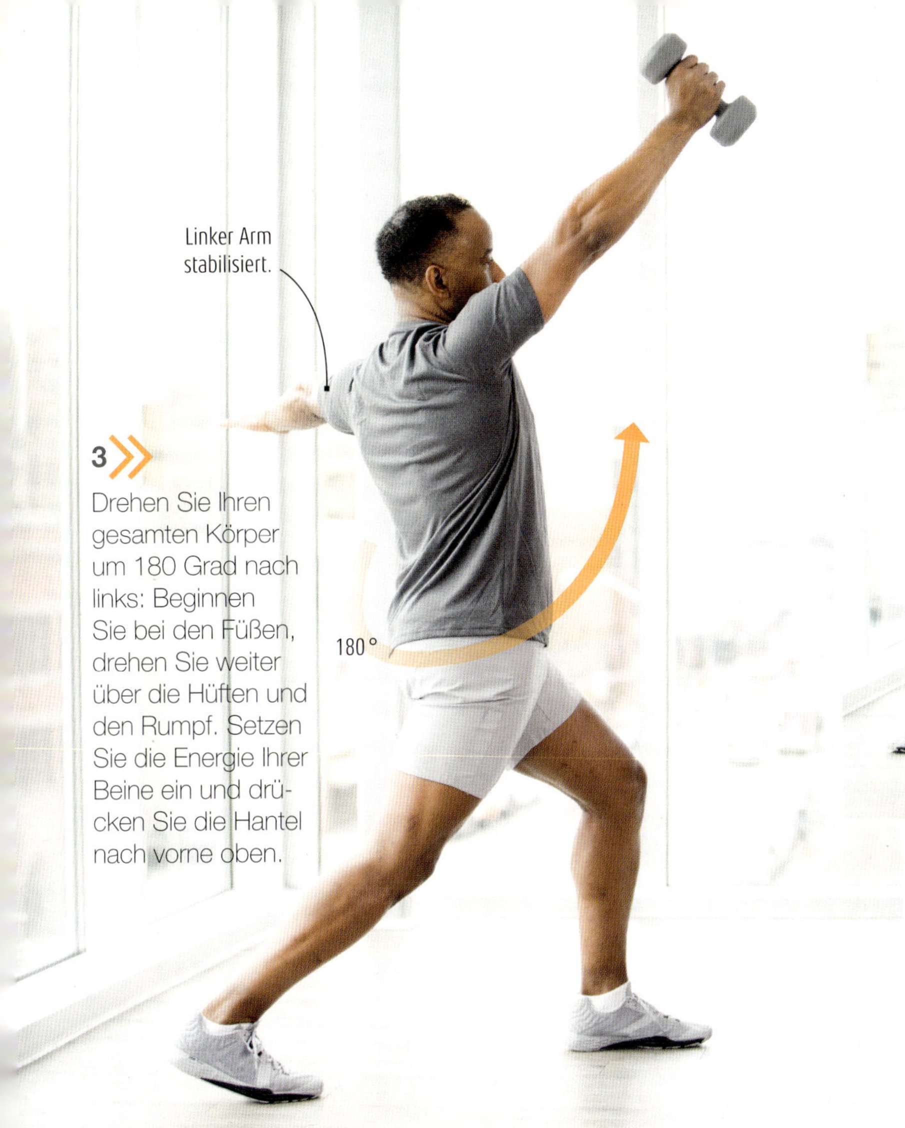
Linker Arm stabilisiert.
180°

3

Drehen Sie Ihren gesamten Körper um 180 Grad nach links: Beginnen Sie bei den Füßen, drehen Sie weiter über die Hüften und den Rumpf. Setzen Sie die Energie Ihrer Beine ein und drücken Sie die Hantel nach vorne oben.

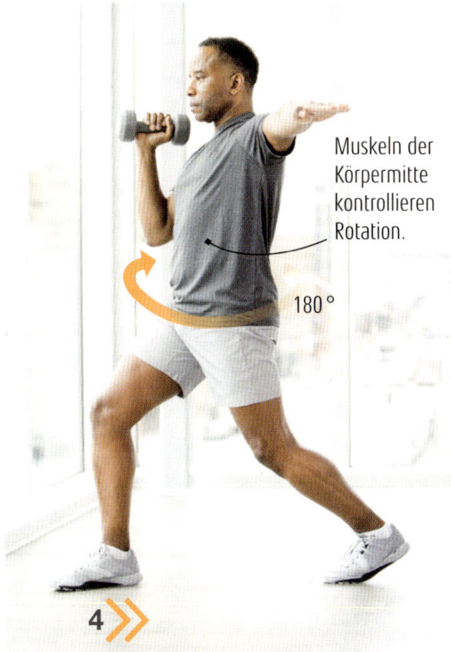
Muskeln der Körpermitte kontrollieren Rotation.
180°

4

Drehen Sie sich zurück und führen Sie auch die Hantel auf Position 2 zurück. Führen Sie die Übung für die Hälfte der im Plan vorgesehenen Zeit mit der rechten Hand durch und wechseln Sie danach zur anderen Seite.

ERLEICHTERUNG

Wenn es Ihnen schwerfällt, das Gleichgewicht zu halten, führen Sie die Übung ohne Hantel aus.

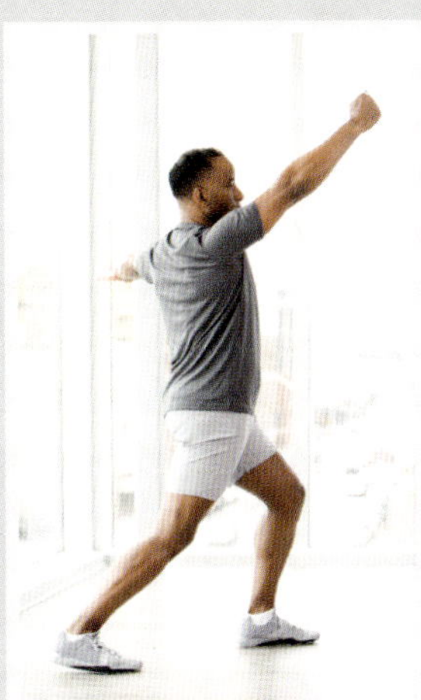

STEIGERUNG

Um Ihre Beine zu stärken, beugen Sie das hintere Knie in Schritt 2 vor dem Drehen in einen tiefen Ausfallschritt und drehen Sie in Schritt 4 wieder zurück in diese Position.

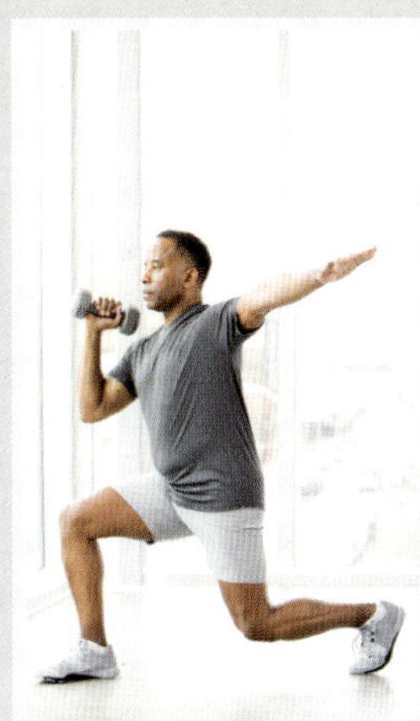

VERBESSERT
- Haltung
- Kraft
- Stabilität
- Ausdauer

WAS SIE BRAUCHEN
Kurzhantel

Rudern, vorgebeugt

Einarmiges Rudern in der Vorbeuge erfordert eine starke und stabile Körpermitte. Setzen Sie diese schnelle, kräftigende, einseitige Bewegungsübung ein, um Ihre Kraft für alltägliche Aktivitäten wie Jäten und Gepäckheben zu erhöhen.

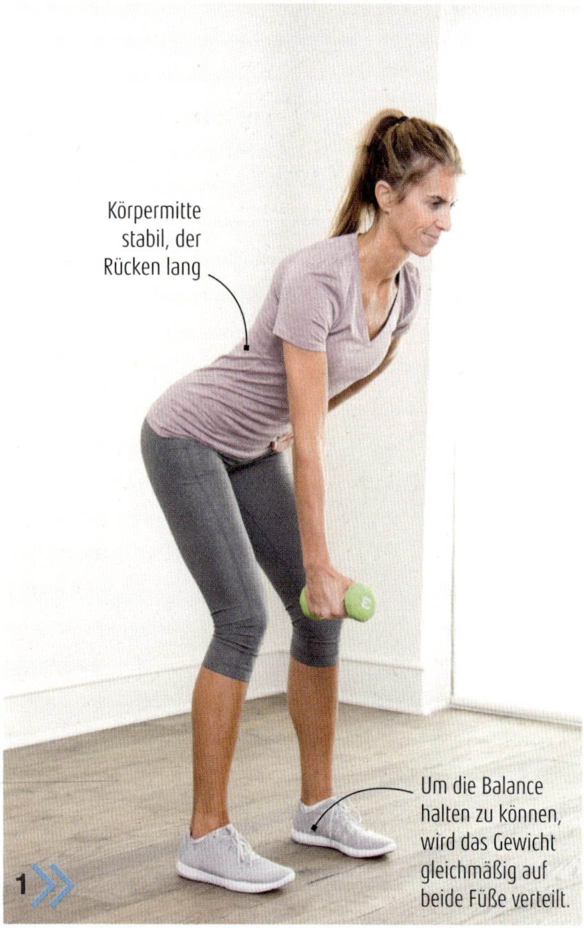
Körpermitte stabil, der Rücken lang
Um die Balance halten zu können, wird das Gewicht gleichmäßig auf beide Füße verteilt.
1

Im schulterbreiten Stand beugen Sie den Oberkörper nach vorne, die Hantel befindet sich in der rechten Hand und der rechte Arm hängt lang nach unten. Die linke Hand stützen Sie in die Hüfte. Schulterblätter sind hinten zusammengezogen.

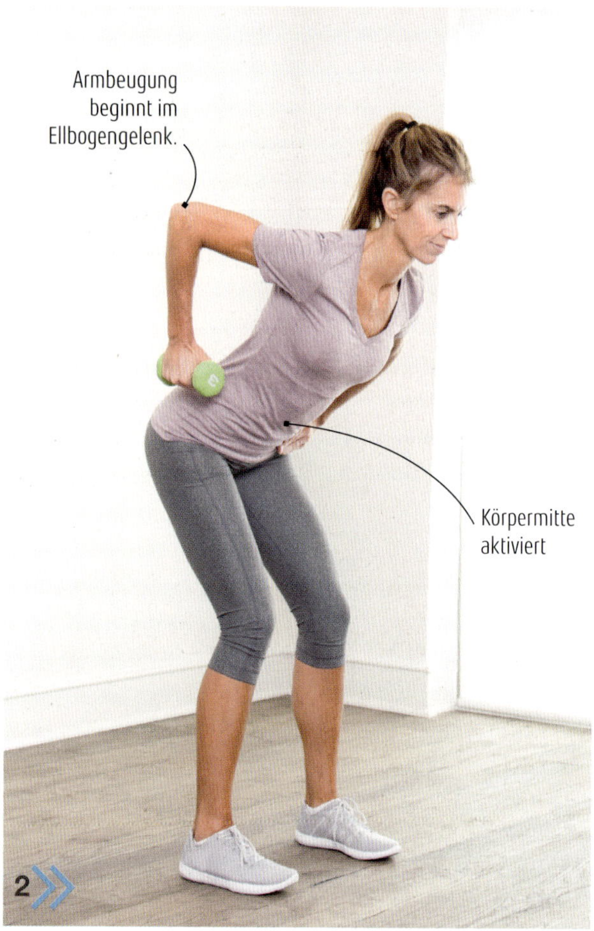
Armbeugung beginnt im Ellbogengelenk.
Körpermitte aktiviert
2

Die Bewegung startet im Ellbogengelenk. Ziehen Sie die Hantel nach oben und wieder zurück. Dabei bleiben die Schultern hinten fest zusammengezogen, der Ellbogen bleibt eng am Körper und die Rückenmuskulatur ist aktiv.

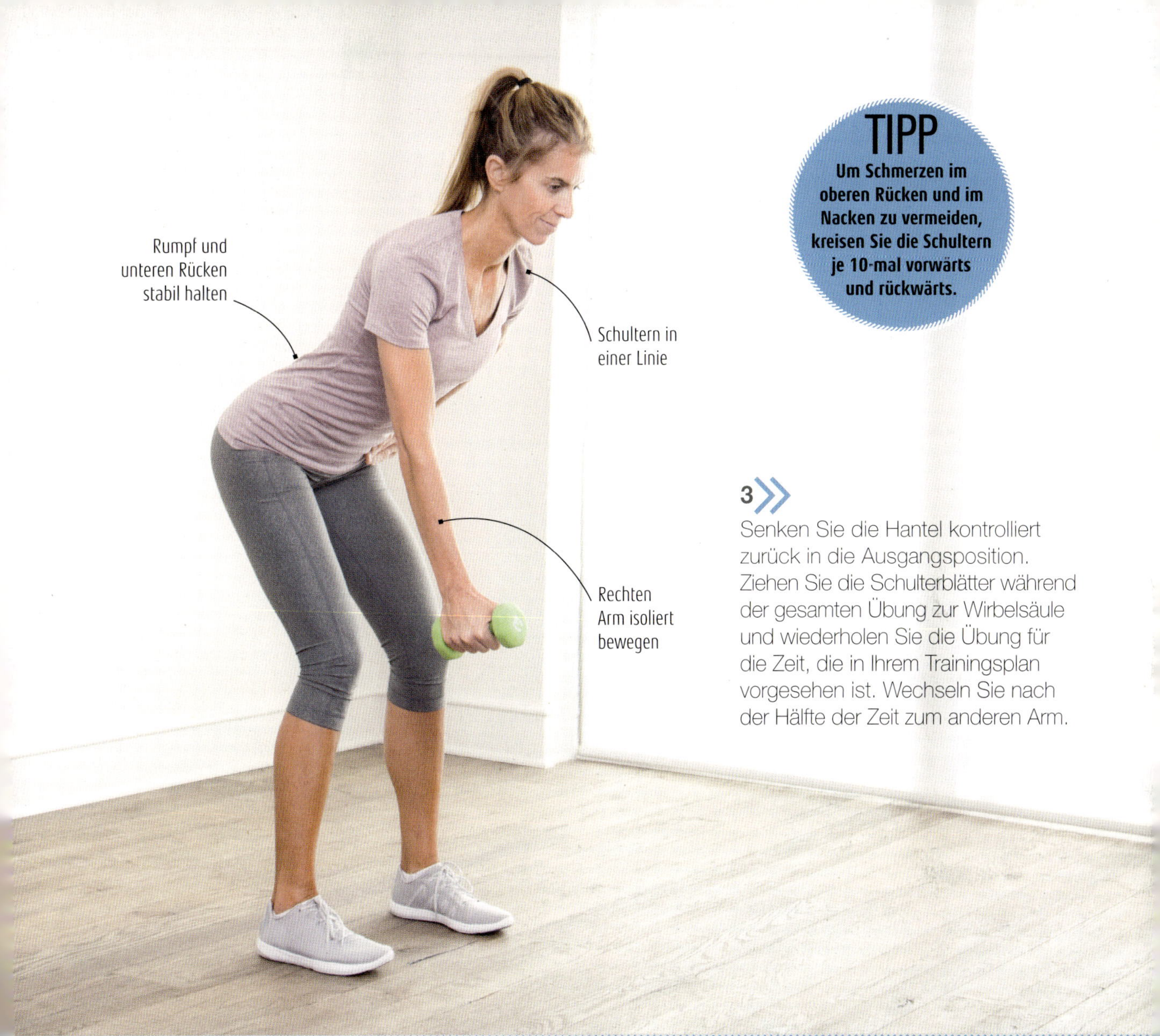
Rumpf und unteren Rücken stabil halten
Schultern in einer Linie
Rechten Arm isoliert bewegen

TIPP

Um Schmerzen im oberen Rücken und im Nacken zu vermeiden, kreisen Sie die Schultern je 10-mal vorwärts und rückwärts.

3 »

Senken Sie die Hantel kontrolliert zurück in die Ausgangsposition. Ziehen Sie die Schulterblätter während der gesamten Übung zur Wirbelsäule und wiederholen Sie die Übung für die Zeit, die in Ihrem Trainingsplan vorgesehen ist. Wechseln Sie nach der Hälfte der Zeit zum anderen Arm.

ERLEICHTERUNG

Wenn es Ihnen schwerfällt, das Gleichgewicht zu halten, setzen Sie sich bei der Übung mit vorgebeugtem Oberkörper auf die Vorderkante eines Stuhls.

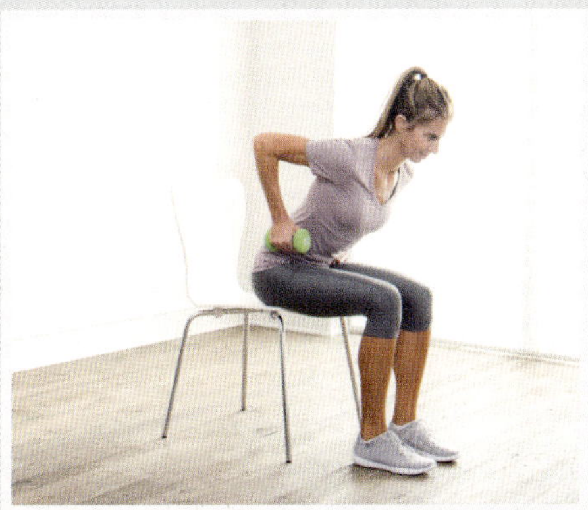

VERBESSERT
- Kraft
- Stabilität
- Beweglichkeit
- Ausdauer

WAS SIE BRAUCHEN
Kurzhantel

Rasenmäher

Oft werden im Alltag Bewegungen wie beim Starten eines Rasenmähers gebraucht, nämlich Ziehen und Drehen. Diese schnelle und kontrollierte Übung verbessert die Rotationskraft und die Gesamtkörperkoordination, die für derartige Aktivitäten gebraucht werden.

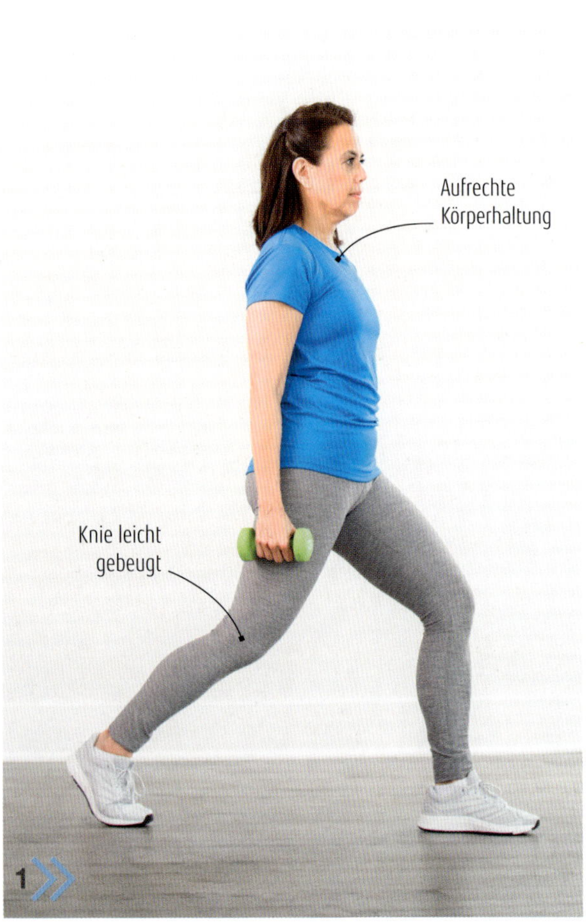
Aufrechte Körperhaltung
Knie leicht gebeugt
1

Stehen Sie mit den Füßen schulterbreit auseinander, eine Hantel in der rechten Hand. Lassen Sie die Arme seitlich am Körper hängen. Setzen Sie den rechten Fuß nach hinten auf den Ballen.

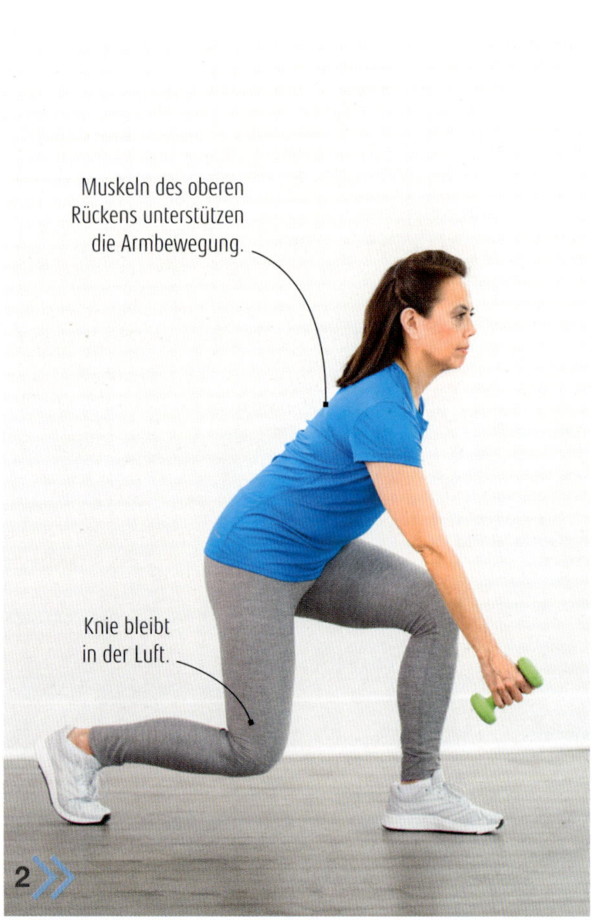
Muskeln des oberen Rückens unterstützen die Armbewegung.
Knie bleibt in der Luft.
2

Senken Sie das rechte Knie, bis beide Knie im 90-Grad-Winkel sind. Gleichzeitig schieben Sie die Hantel mit gestrecktem Arm nach schräg vorne zum linken Zeh. Das Gewicht bleibt zentriert in der Mitte.

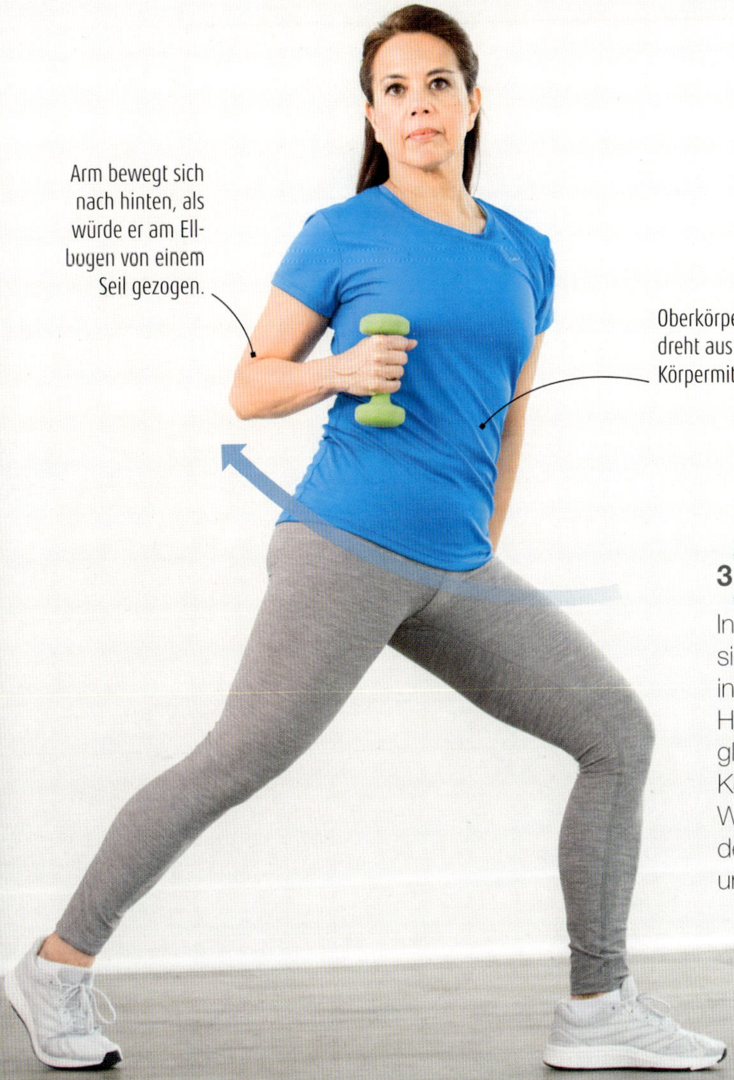
Arm bewegt sich nach hinten, als würde er am Ellbogen von einem Seil gezogen.
Oberkörper dreht aus der Körpermitte.

TIPP

Führen Sie die Bewegungen kontrolliert aus und konzentrieren Sie sich bei der Hantelbewegung auf die oberen Rückenmuskeln.

3

In einer schnellen Bewegung drücken Sie sich vom linken Fuß ab und kommen zurück in die aufrechte Haltung. Ziehen Sie dabei die Hantel zum Brustkorb und drehen Sie sich gleichzeitig aus der Körpermitte nach rechts. Kehren Sie schnell zurück in Position 2. Wiederholen Sie die Übung für die Hälfte der im Trainingsplan vorgegebenen Zeit und wechseln Sie dann zur anderen Seite.

ERLEICHTERUNG

Um die Belastung der Beine in Schritt 1 zu senken, stellen Sie die Füße parallel. In Schritt 2 bewegen Sie das Gesäß nach hinten, bis die Oberschenkel parallel zum Boden zeigen.

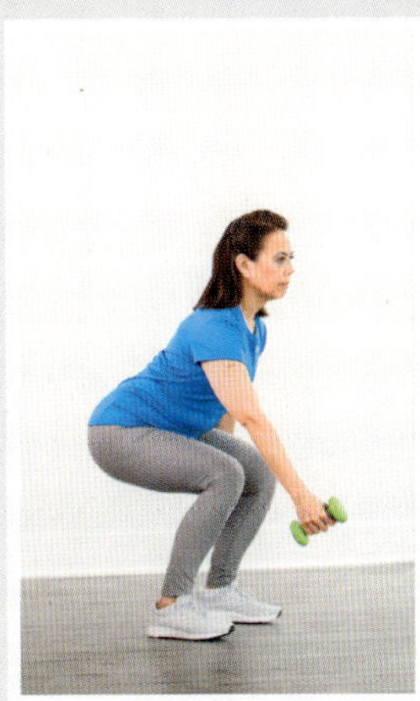

STEIGERUNG

Um die Gesamtkoordination des Körpers herauszufordern, heben Sie das linke Bein in Schritt 1 in die Luft, anstatt den rechten Fuß nach hinten zu setzen. In Schritt 2 gehen Sie kontrolliert in den tiefen Ausfallschritt. In Schritt 3 kehren Sie zurück in die Startposition, indem Sie auf das rechte Bein zurücktreten. Wechseln Sie dann zur anderen Seite.

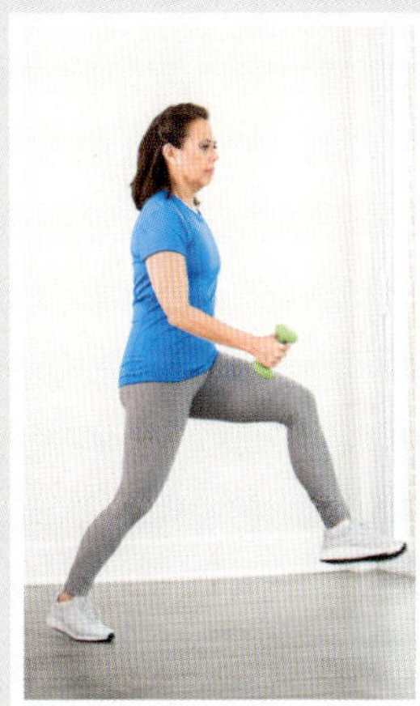

VERBESSERT
- Haltung
- Kraft
- Stabilität
- Beweglichkeit

WAS SIE BRAUCHEN
Kurzhanteln

Seitheben, vorgebeugt

Der menschliche Körper ist dafür gebaut, zu stehen und sich zu bewegen. Wenn Sie also viele Stunden am Tag sitzen, kann dies zu einer schlechten Haltung führen. Das Seitheben in der Vorbeuge verbessert die Aufrichtung der Wirbelsäule und stärkt den Rücken.

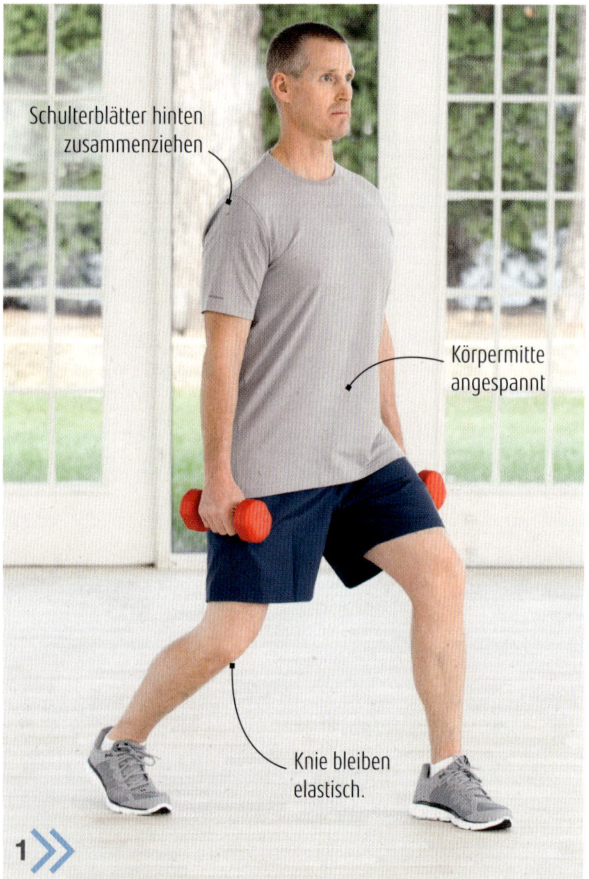
Schulterblätter hinten zusammenziehen
Körpermitte angespannt
Knie bleiben elastisch.
1

Halten Sie eine Hantel in jeder Hand. Stellen Sie aus dem schulterbreiten Stand das rechte Bein zurück auf den Ballen und beugen Sie leicht beide Knie.

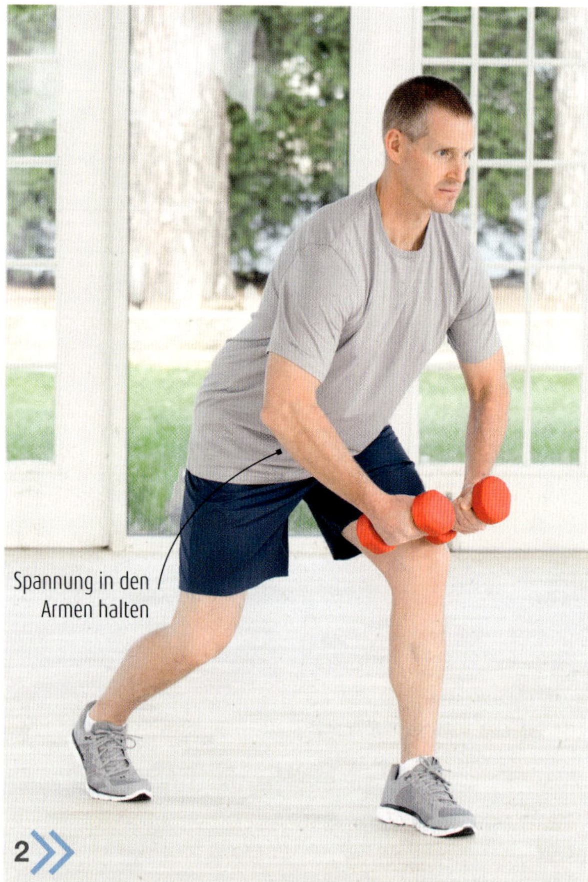
Spannung in den Armen halten
2

Beugen Sie den Oberkörper in einem 45-Grad-Winkel nach vorne und bringen Sie die Hanteln vorne zusammen. Beugen Sie leicht die Ellbogen, halten Sie den Rücken gerade und den Kopf oben.

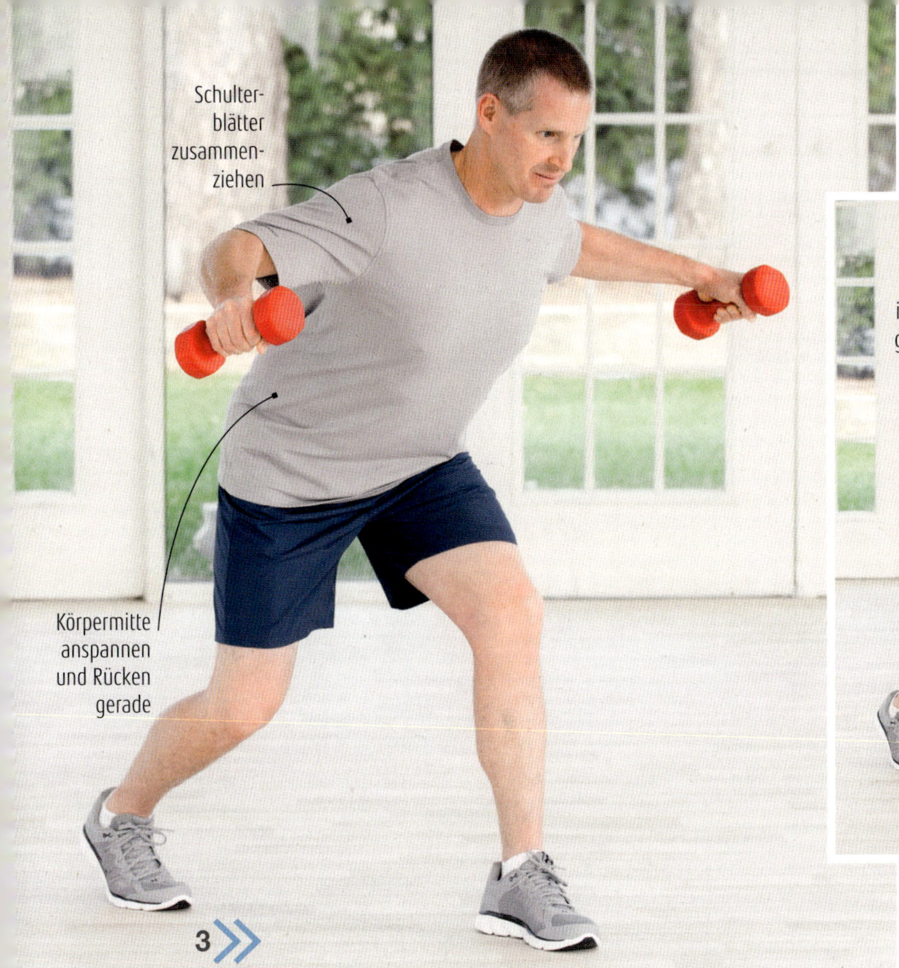
Schulter-
blätter
zusammen-
ziehen
Körpermitte
anspannen
und Rücken
gerade

3

Aktivieren Sie den oberen Rücken, um die Hanteln seitlich nach oben zu ziehen. Halten Sie die Ellbogen leicht gebeugt und spannen Sie im oberen Punkt der Bewegung die Körpermitte an.

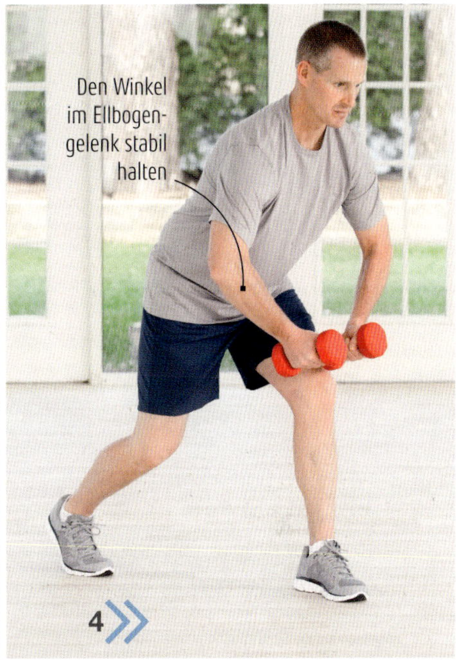
Den Winkel
im Ellbogen-
gelenk stabil
halten

4

Nutzen Sie die Rückenmuskeln, um die Hanteln zurück in die Startposition zu senken. Wiederholen Sie die Übung für die Zeit, die in Ihrem Trainingsplan vorgesehen ist. Wechseln Sie nach der Hälfte der Zeit die Beinposition.

ERLEICHTERUNG

Wenn es Ihnen schwerfällt, das Gleichgewicht zu halten, setzen Sie sich auf die Vorderkante eines Stuhls und führen Sie die Übung in einer leichten Vorwärtsbeuge durch.

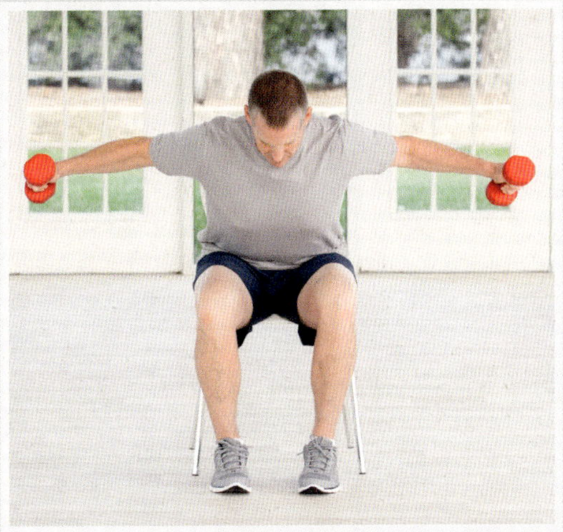

VERBESSERT
- Haltung
- Kraft
- Stabilität
- Beweglichkeit
- Ausdauer

WAS SIE BRAUCHEN
Kurzhanteln

Arm heben und senken, gestreckt

Fehlende Schulterbeweglichkeit ist eine der häufigsten Ursachen von Verletzungen im Oberkörper. Die schnelle Zugbewegung der Arme in dieser Übung hilft Ihnen, solche Verletzungen zu verhindern. Sie verbessern Ihre Beweglichkeit und stärken die Schultern und den oberen Rücken.

TIPP
Wenn Sie keine Hanteln zu Hause haben, können Sie stattdessen auch gefüllte Wasserflaschen aus Plastik nehmen.

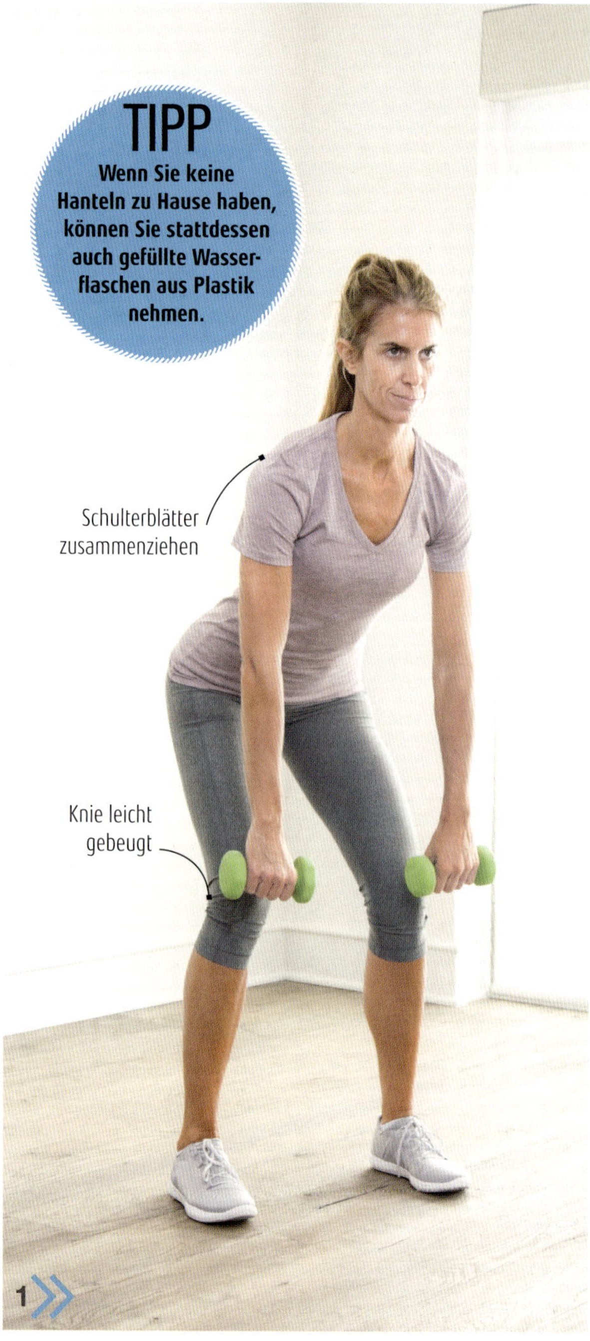

Halten Sie im schulterbreiten Stand in jeder Hand eine Hantel. Aktivieren Sie die Körpermitte, beugen Sie den Oberkörper in einem 45-Grad-Winkel nach vorne und lassen Sie die Arme nach unten hängen, wobei die Handflächen zu den Knien zeigen.

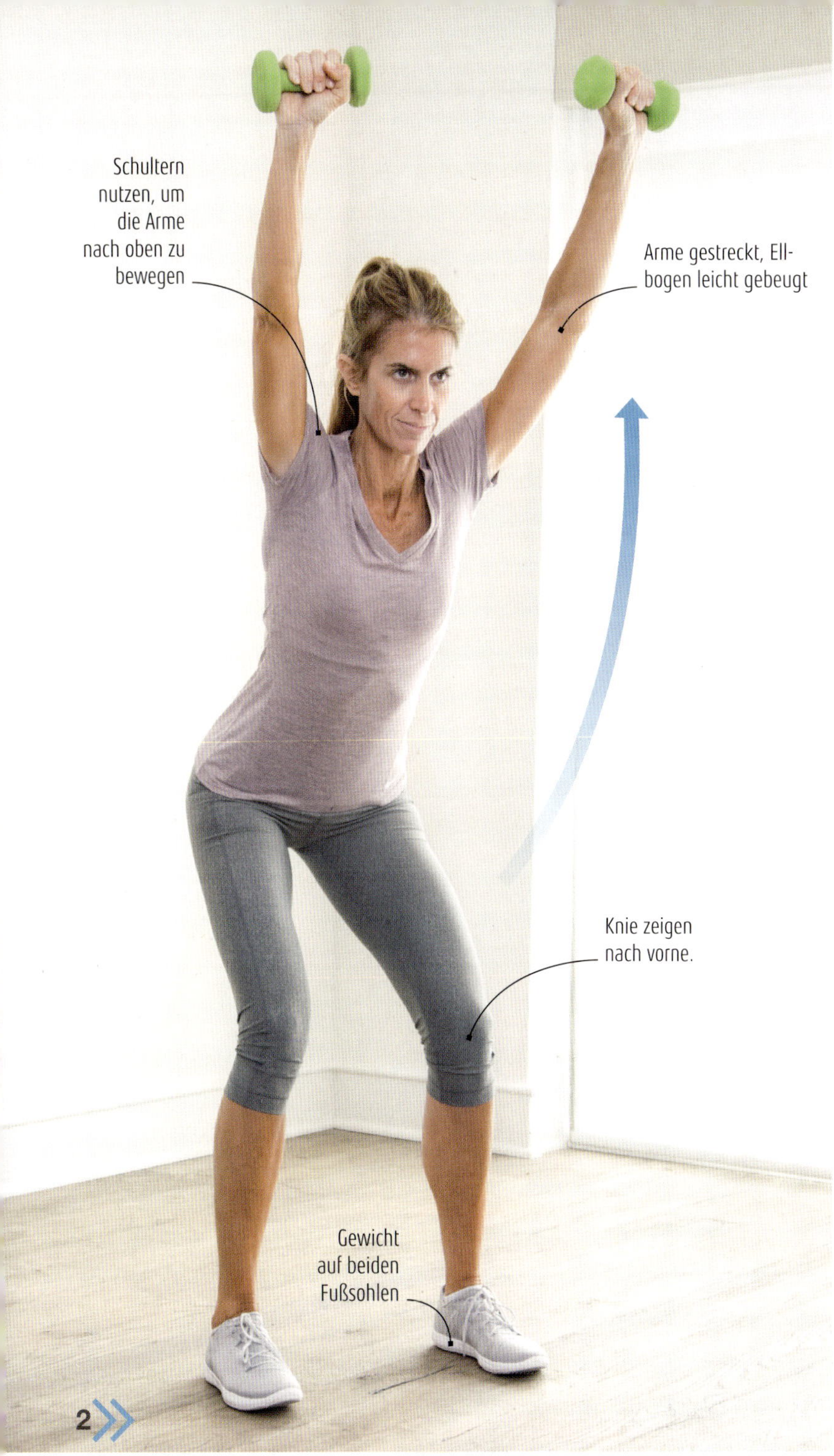
Schultern
nutzen, um
die Arme
nach oben zu
bewegen
Arme gestreckt, Ell-
bogen leicht gebeugt
Knie zeigen
nach vorne.
Gewicht
auf beiden
Fußsohlen
2

Aktivieren Sie die Muskeln in den Schultern und im oberen Rücken, um die Hanteln mit langen Armen nach oben zu heben, bis Arme und Wirbelsäule eine Linie bilden. Bewegen Sie die Arme nur aus den Schultergelenken heraus.

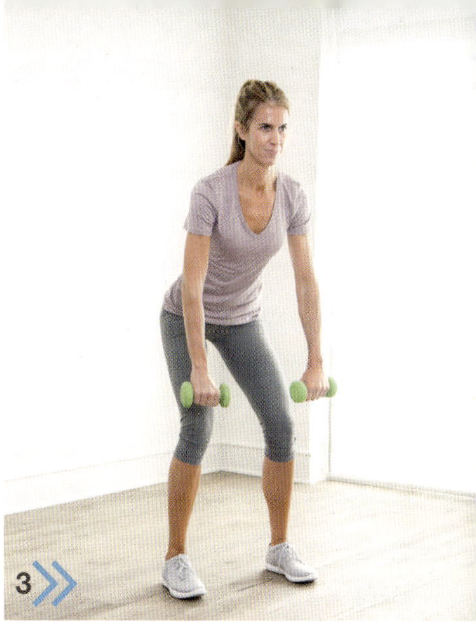
3

Senken Sie die Hanteln kontrolliert mit langen Armen nach unten in die Ausgangsposition. Wiederholen Sie die Übung für die im Trainingsplan vorgesehene Zeit.

ERLEICHTERUNG

Wenn es Ihnen schwerfällt, die Hanteln über den Kopf zu heben, oder Sie Schmerzen in den Schultergelenken haben, lassen Sie die Gewichte weg.

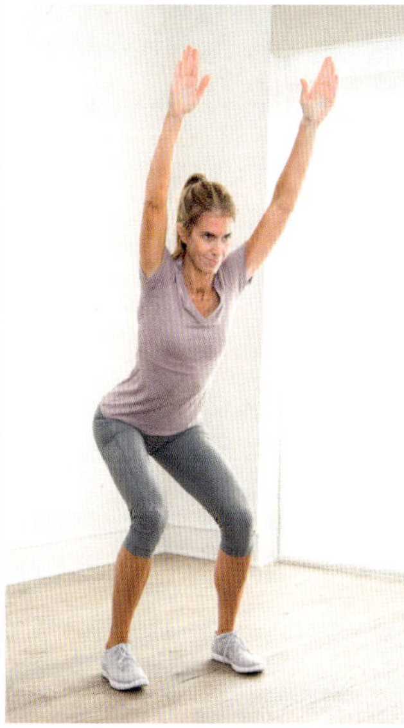

VERBESSERT
- Haltung
- Kraft
- Beweglichkeit

WAS SIE BRAUCHEN
Kurzhanteln

Armrotation im Stehen

Schwache und wenig bewegte Rotatorenmanschetten, eine Muskelgruppe in den Schultern, können Schmerzen über den ganzen Tag verursachen und nachts den Schlaf stören. Nutzen Sie diese Übung, um alle Muskeln zu stärken und zu dehnen, die Ihre Arme und Schultern tragen.

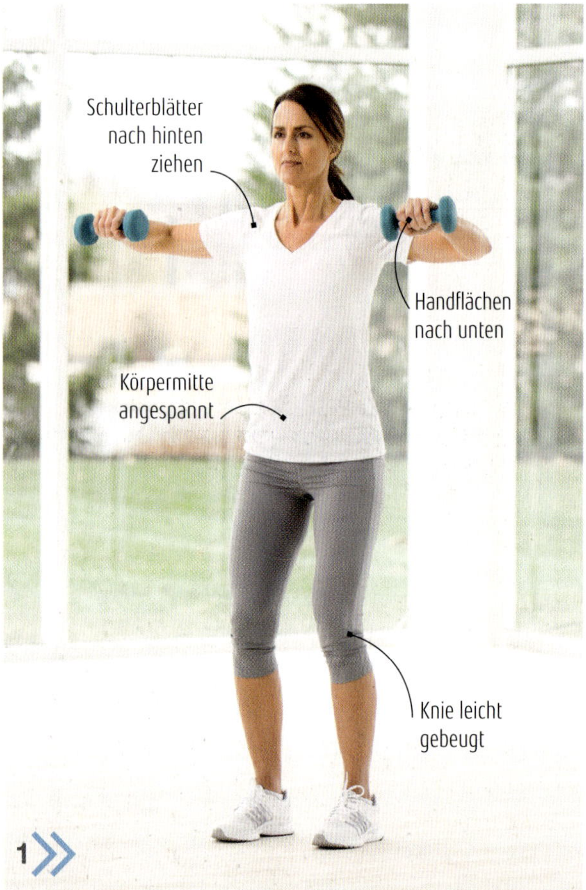
Schulterblätter nach hinten ziehen
Handflächen nach unten
Körpermitte angespannt
Knie leicht gebeugt
1

Beugen Sie im schulterbreiten Stand leicht die Knie und halten Sie in jeder Hand eine Hantel. Heben Sie die Oberarme seitlich in Schulterhöhe, beugen Sie dabei die Ellbogen um 90 Grad und halten Sie die Unterarme parallel zum Boden.

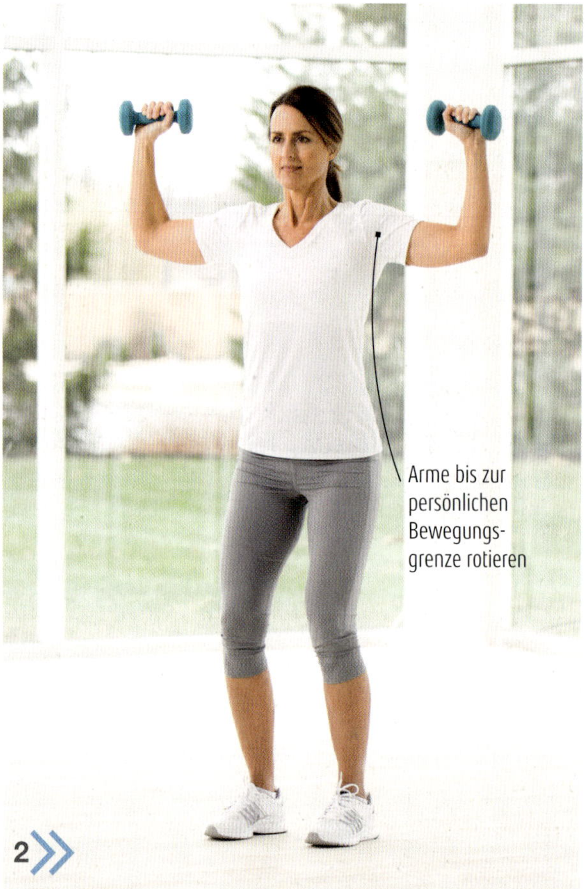
Arme bis zur persönlichen Bewegungsgrenze rotieren
2

Aktivieren Sie die oberen Rücken- und Schultermuskeln, um die Hanteln nach oben hinten zu bewegen. Drehen Sie die Arme so weit, bis Sie Ihre persönliche Bewegungsgrenze spüren, und halten Sie die Oberarme parallel zum Boden. Schultern bleiben unten.

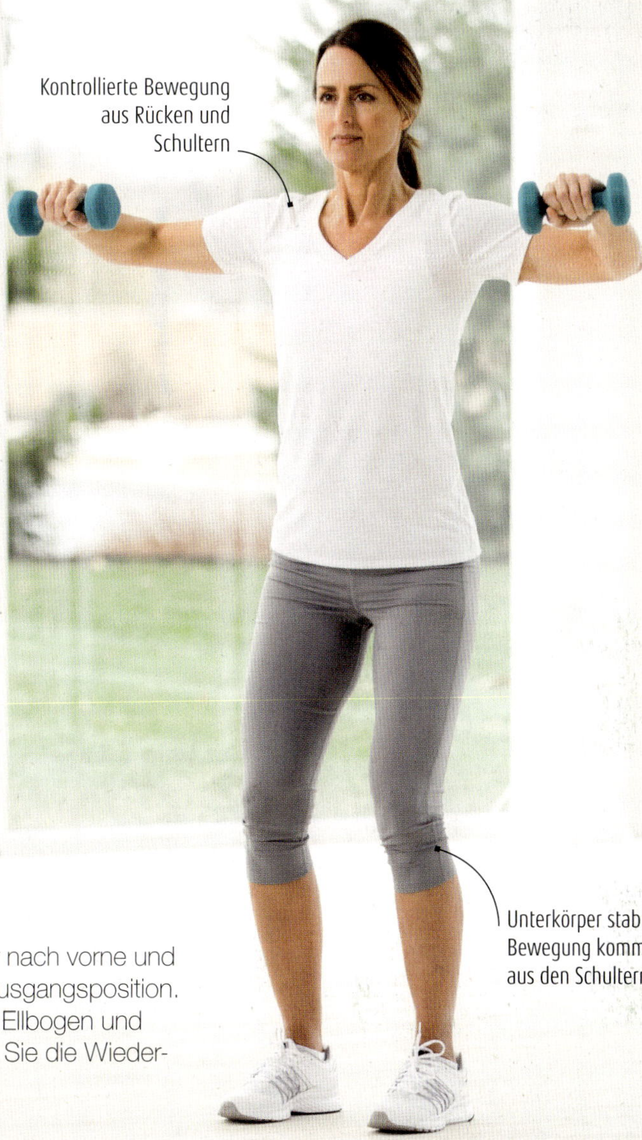
Kontrollierte Bewegung aus Rücken und Schultern
Unterkörper stabil, Bewegung kommt nur aus den Schultern.

TIPP

Wenn Sie verspannte Schultern haben, massieren Sie das Gewebe mit den Fingern oder lockern Sie die Muskeln mit einem Tennisball.

3

Drehen Sie die Arme kontrolliert wieder nach vorne und senken Sie die Hanteln zurück in die Ausgangsposition. Halten Sie den 90-Grad-Winkel in den Ellbogen und den oberen Rücken stabil. Entnehmen Sie die Wiederholungszahl Ihrem Trainingsplan.

ERLEICHTERUNG

Wenn es zu schwer oder schmerzhaft ist, die Hanteln zu heben, machen Sie die Übung ohne Gewichte.

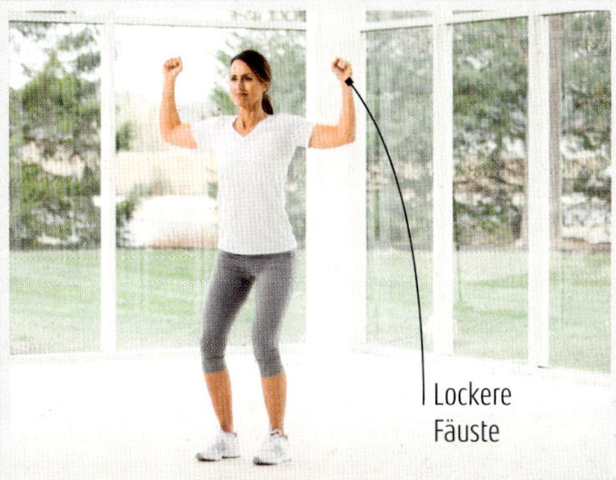
Lockere Fäuste

VERBESSERT
- Haltung
- Kraft
- Stabilität

WAS SIE BRAUCHEN
Kurzhanteln

Hammer-Curl und Rudern, vorgebeugt

Im Alltag z. B. mit Kindern beugt man häufig den Oberkörper vor, um etwas Schweres aufzuheben. Die folgende Übung bereitet Sie auf solche Anforderungen vor, verbessert Ihre Ganzkörperstabilität und stärkt Rücken und Bizeps.

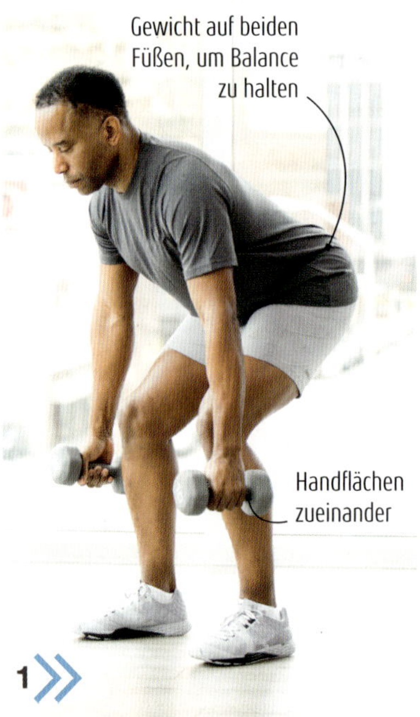
Gewicht auf beiden Füßen, um Balance zu halten
Handflächen zueinander
1

Halten Sie im schulterbreiten Stand in jeder Hand eine Hantel. Ihr Oberkörper ist im 45-Grad-Winkel vorgebeugt, die Knie sind leicht gebeugt und die Arme hängen gerade nach unten.

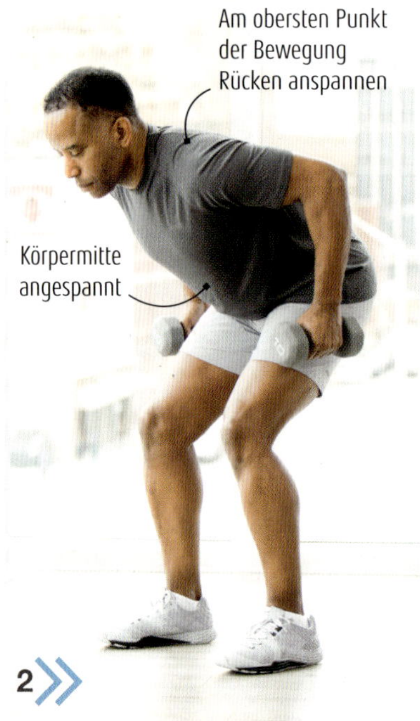
Am obersten Punkt der Bewegung Rücken anspannen
Körpermitte angespannt
2

Ziehen Sie die Schulterblätter zurück und bewegen Sie gleichzeitig die Hanteln nach oben, bis die Oberarme parallel zum Boden zeigen. Die Ellbogen bleiben nah am Körper.

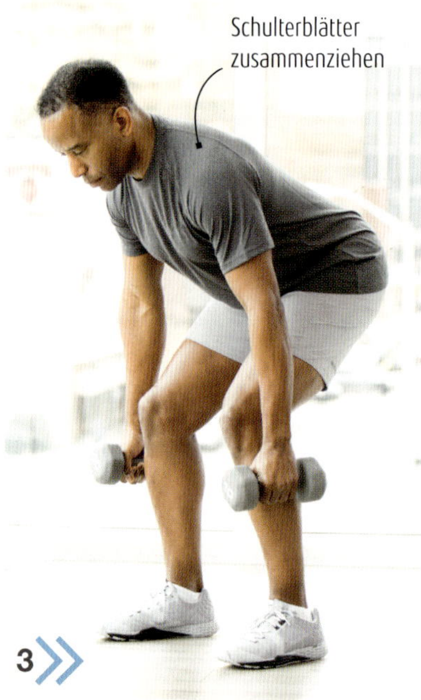
Schulterblätter zusammenziehen
3

Senken Sie die Hanteln kontrolliert zurück in die Ausgangsposition. Die Rückenmuskeln und die Körpermitte bleiben dabei aktiv, die Ellbogen leicht gebeugt.

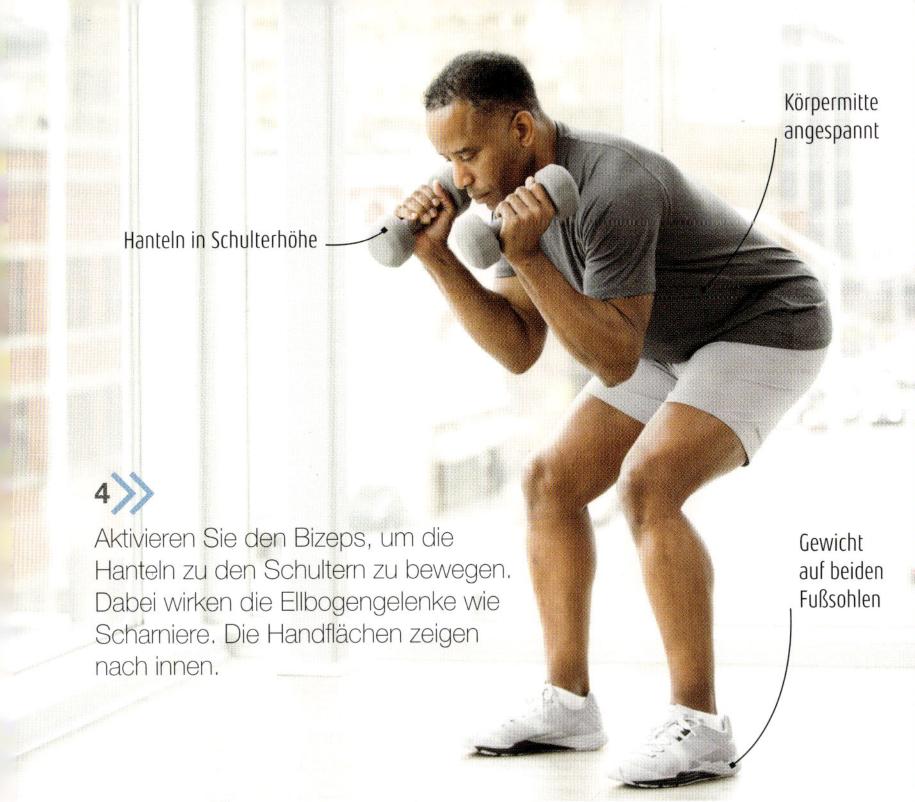
Körpermitte angespannt
Hanteln in Schulterhöhe
Gewicht auf beiden Fußsohlen

4

Aktivieren Sie den Bizeps, um die Hanteln zu den Schultern zu bewegen. Dabei wirken die Ellbogengelenke wie Scharniere. Die Handflächen zeigen nach innen.

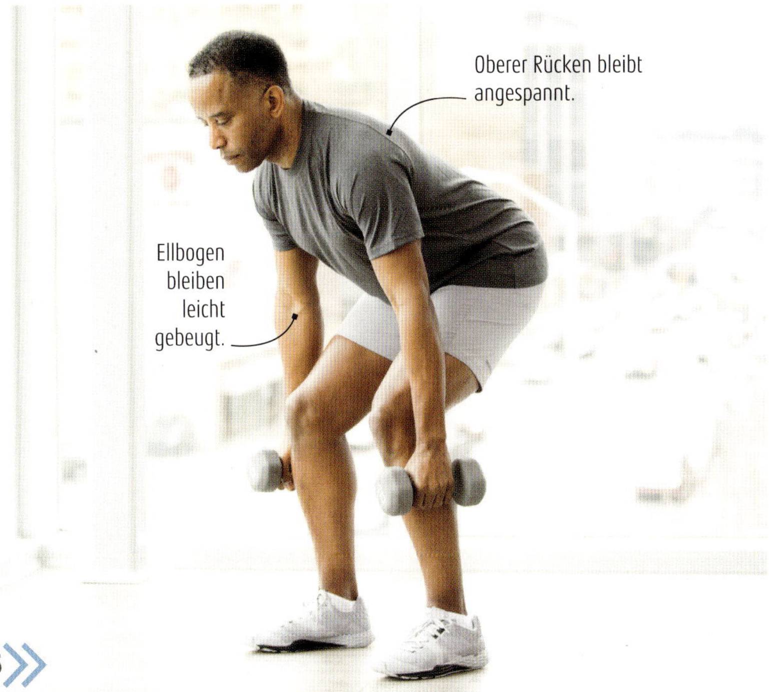
Oberer Rücken bleibt angespannt.
Ellbogen bleiben leicht gebeugt.

5

Senken Sie die Hanteln kontrolliert zurück in die Ausgangsposition und wiederholen Sie die Übung für die im Plan vorgegebene Zeit.

ERLEICHTERUNG

Um die Belastung für Ihren unteren Rücken zu senken, setzen Sie sich bei der Übung auf die Vorderkante eines Stuhls.

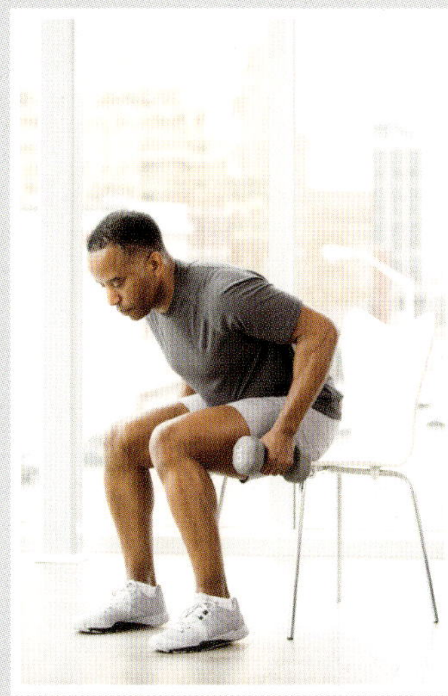

STEIGERUNG

Um Ihr Gleichgewicht zu verbessern, führen Sie die Übung auf einem Bein aus. Wechseln Sie nach der Hälfte der Zeit zum anderen Bein.

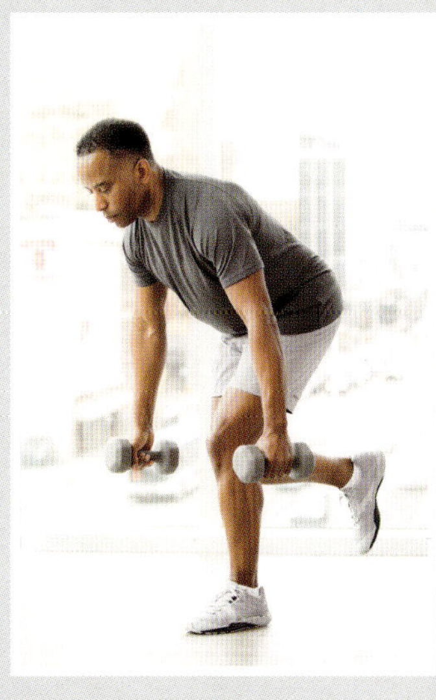

VERBESSERT
- Haltung
- Kraft
- Beweglichkeit

WAS SIE BRAUCHEN
Wand

U-Halte

Eine gute Haltung erfordert einen starken Rücken und Flexibilität in der Brustmuskulatur. Viele alltägliche Aktivitäten wie das Sitzen am Schreibtisch oder das Autofahren schwächen und verkürzen diese Muskeln. Mit dieser Dehnübung können Sie dem entgegenwirken. Durch die Aufrichtung bzw. Öffnung des Brustkorbs stärken Sie die Rückenmuskulatur und verhindern gerundete Schultern.

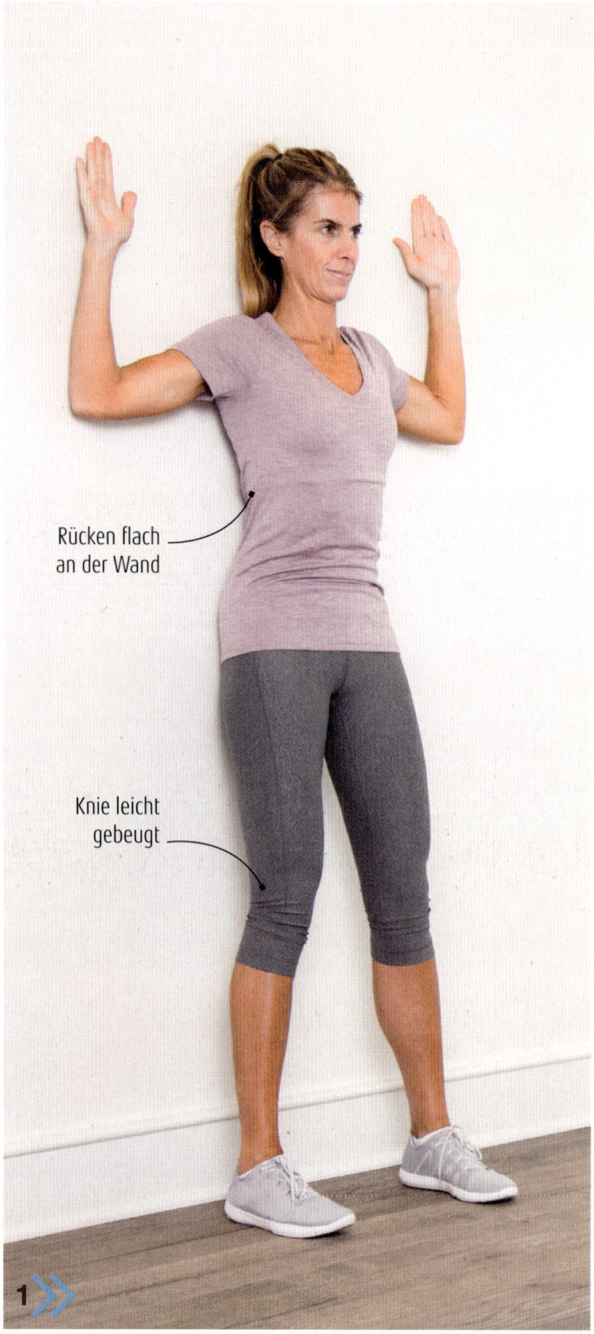

Stehen Sie mit dem Rücken an einer Wand, die Füße ca. 10 cm davon entfernt und schulterbreit auseinander. Rücken und Kopf ruhen an der Wand. Heben Sie die Arme seitlich im 90-Grad-Winkel nach oben.

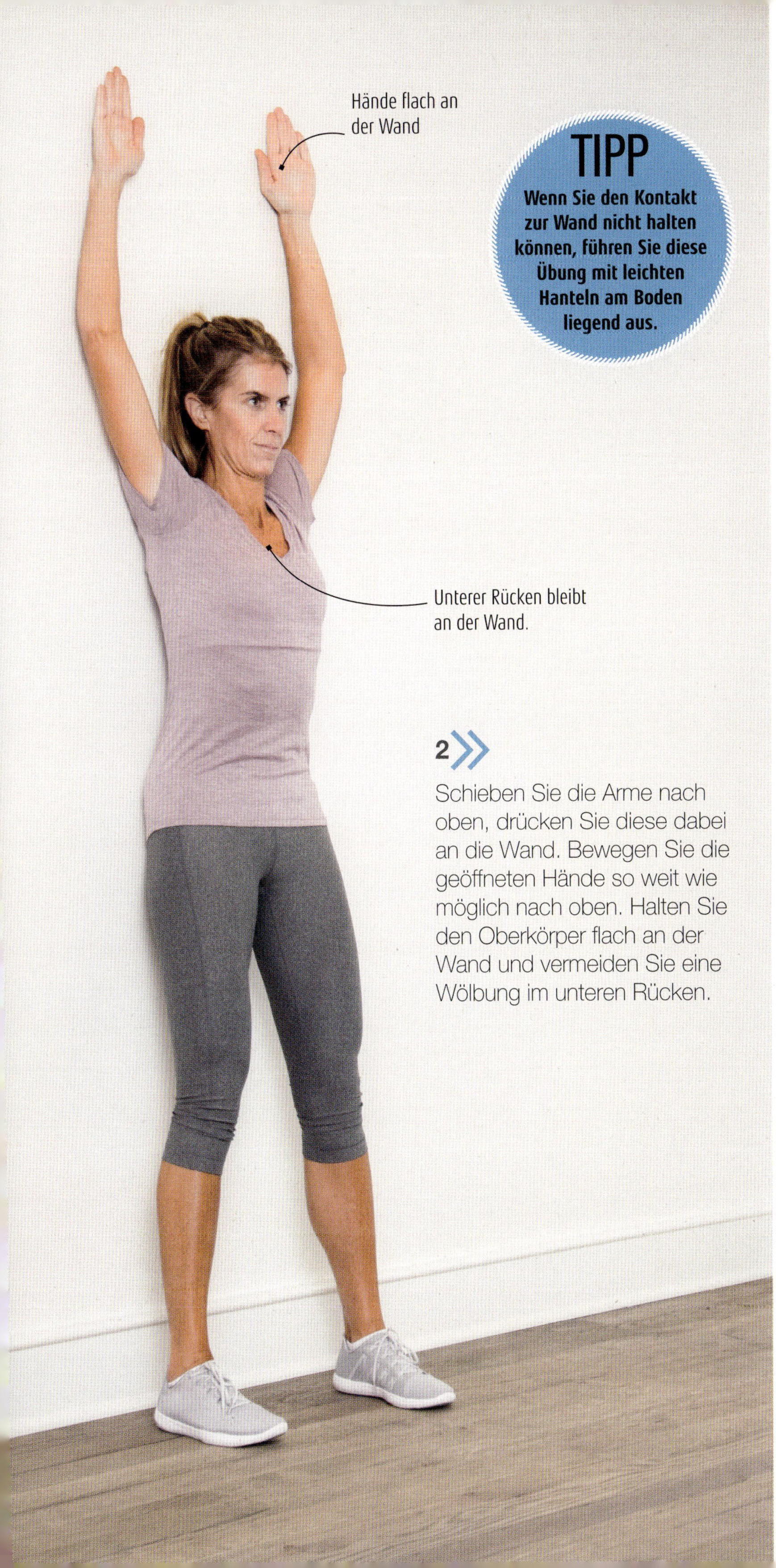
Hände flach an der Wand
Unterer Rücken bleibt an der Wand.

TIPP

Wenn Sie den Kontakt zur Wand nicht halten können, führen Sie diese Übung mit leichten Hanteln am Boden liegend aus.

2 »

Schieben Sie die Arme nach oben, drücken Sie diese dabei an die Wand. Bewegen Sie die geöffneten Hände so weit wie möglich nach oben. Halten Sie den Oberkörper flach an der Wand und vermeiden Sie eine Wölbung im unteren Rücken.

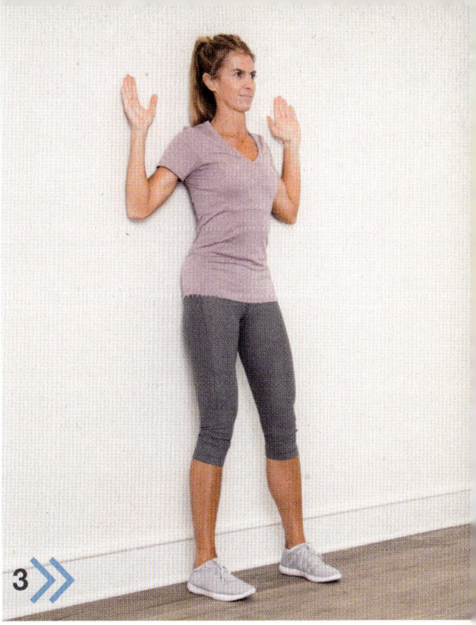

3 »

Aktivieren Sie die Rückenmuskeln und ziehen Sie die Arme zurück in die Ausgangsposition. Drücken Sie Arme und Hände weiterhin an die Wand und wiederholen Sie die Übung für die angegebene Zeit.

STEIGERUNG

Um den Widerstand für die Rückenmuskulatur zu erhöhen, platzieren Sie ein Thera-Band® hinter Ihrem Kopf und ziehen Sie dieses auseinander. Halten Sie während der gesamten Bewegung eine konstante Spannung im Band.

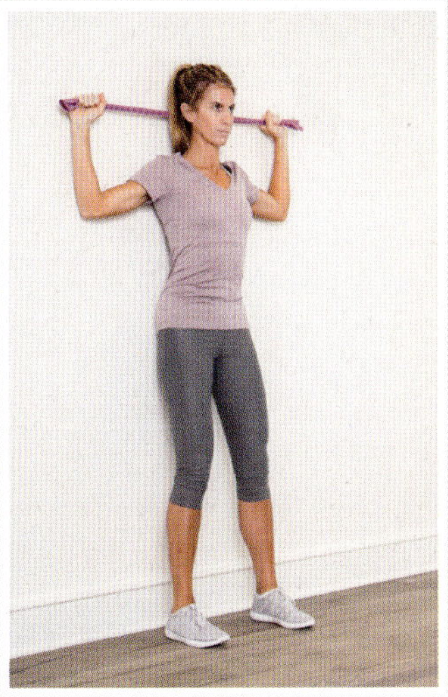

VERBESSERT
- Haltung
- Kraft
- Stabilität
- Beweglichkeit

WAS SIE BRAUCHEN
Kurzhantel

Arm heben

Die Rückenmuskulatur ist eine der stärksten Muskelgruppen im Körper. Es ist also wichtig, diese zu trainieren. Dadurch wird Ihre Haltung verbessert und Bewegungen des gesamten Körpers werden effizienter. Führen Sie die folgende Übung durch, um einen starken oberen und unteren Rücken auszubilden.

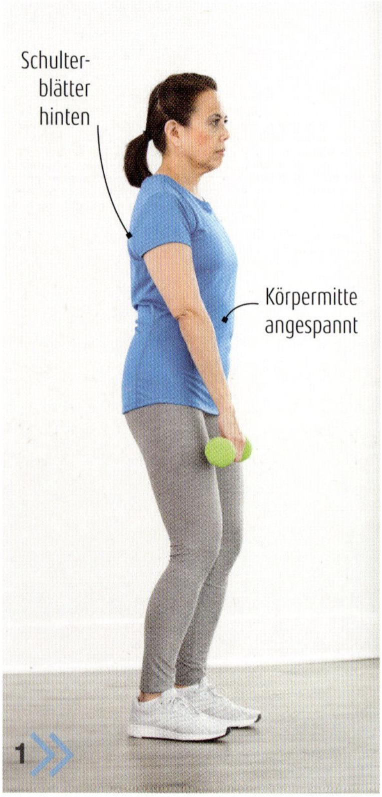

Im schulterbreiten Stand den rechten Arm vor dem Körper locker hängen lassen. Halten Sie eine Hantel in der rechten Hand, die Handfläche zeigt zum Körper. Der linke Arm hängt seitlich herunter, die Knie sind leicht gebeugt.

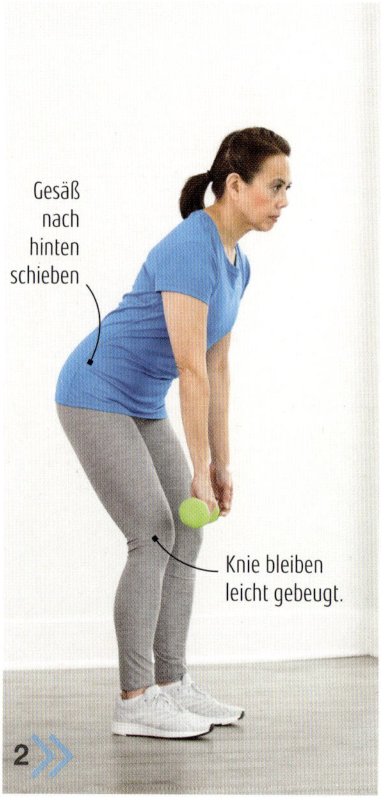

Schieben Sie das Gesäß nach hinten, beugen Sie sich nach vorne, bis die Hantel auf Kniehöhe ist. Halten Sie den Rücken gerade, die Schultern zurückgezogen, den Bauch leicht angespannt. Der linke Arm hängt neutral herunter.

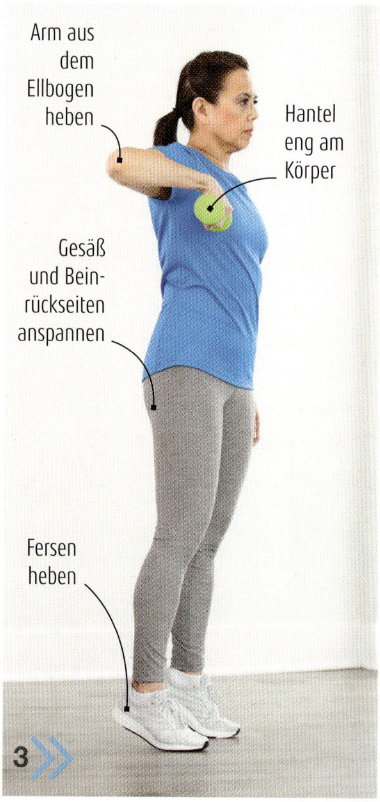

Bewegen Sie das Becken kontrolliert nach vorne in eine aufrechte Position, ziehen Sie dabei den rechten Arm nach oben, bis der Ellbogen auf Schulterhöhe ist, und heben Sie sich dabei auf Ihre Fußballen.

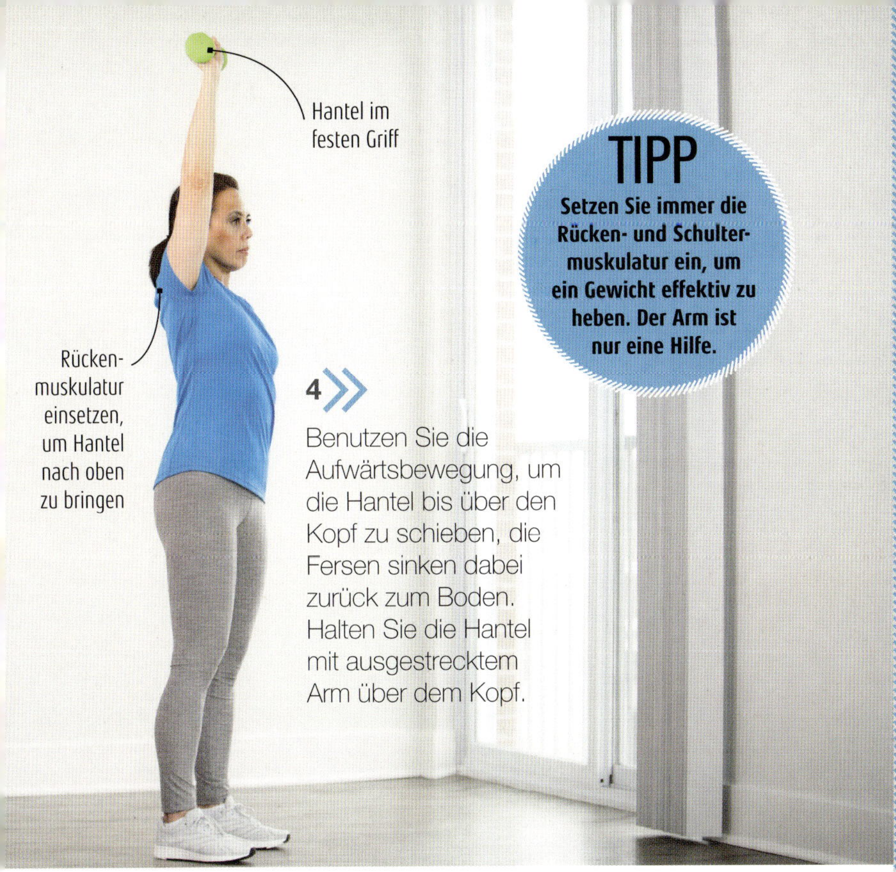
Hantel im festen Griff
Rücken-muskulatur einsetzen, um Hantel nach oben zu bringen

TIPP

Setzen Sie immer die Rücken- und Schultermuskulatur ein, um ein Gewicht effektiv zu heben. Der Arm ist nur eine Hilfe.

4 »

Benutzen Sie die Aufwärtsbewegung, um die Hantel bis über den Kopf zu schieben, die Fersen sinken dabei zurück zum Boden. Halten Sie die Hantel mit ausgestrecktem Arm über dem Kopf.

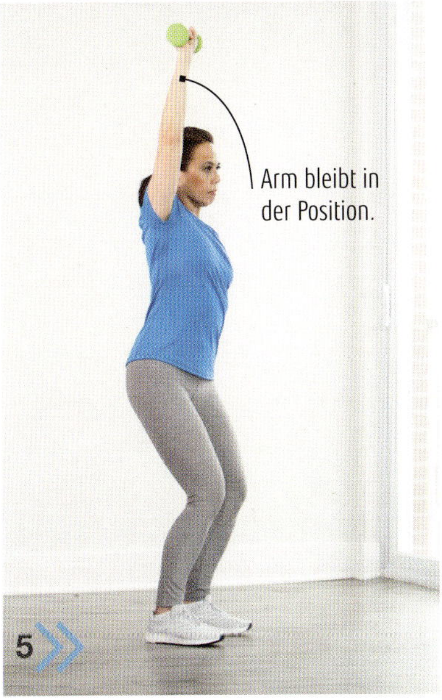
Arm bleibt in der Position.
5

Beugen Sie die Knie, um das Gewicht der Hantel abzufangen. Der Rücken bleibt aufrecht und der Stand stabil.

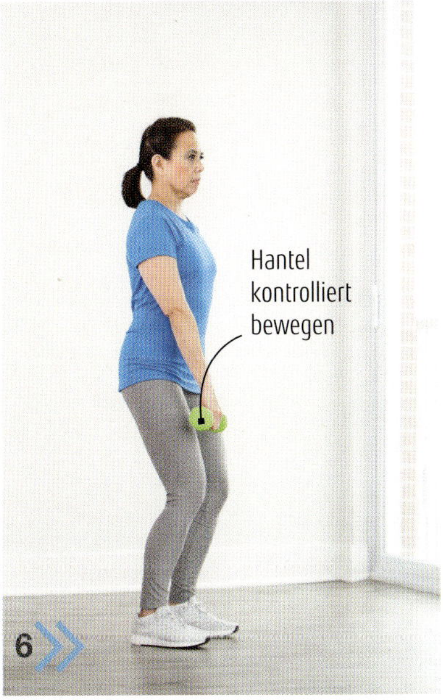
Hantel kontrolliert bewegen
6

Kehren Sie zur Startposition zurück. Wiederholen Sie die Übung für die im Trainingsplan vorgesehene Zeit und wechseln Sie nach der Hälfte der Zeit den Arm.

ERLEICHTERUNG

Für eine weniger anstrengende Bewegung führen Sie Schritt 1–3 durch und senken dann die Hantel direkt zurück in die Ausgangsposition.

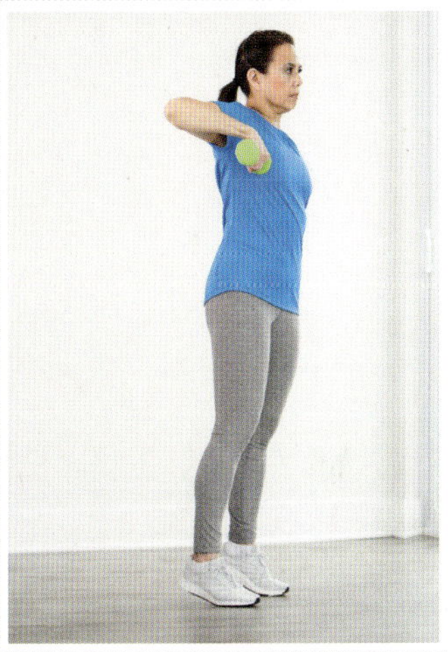

STEIGERUNG

Das Gesäß in Schritt 5 zurückschieben, bis die Oberschenkel parallel zum Boden zeigen. Dann aufrichten, die Hantel dabei nicht senken.

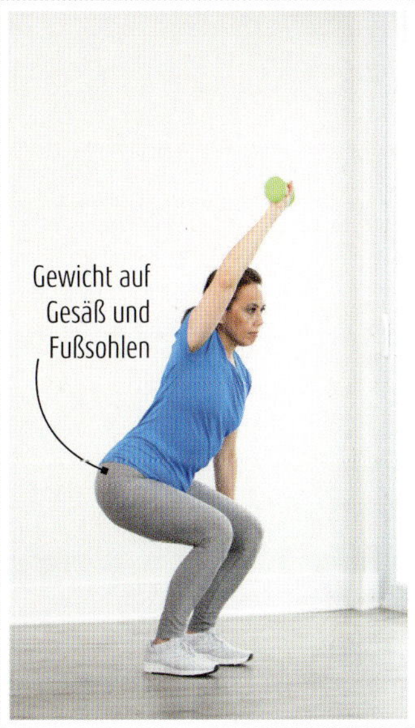
Gewicht auf Gesäß und Fußsohlen

VERBESSERT
- Haltung
- Kraft
- Stabilität
- Beweglichkeit

WAS SIE BRAUCHEN
Matte

Diagonales Heben

Trainieren Sie nicht nur die Bauchmuskeln, sondern auch Ihren unteren Rücken, da dies sonst zu schlechter Stabilität und Ausrichtung führen kann. Diagonales Heben von Arm und Bein stärkt den Körper insgesamt und stabilisiert den unteren Rücken für viele Bewegungen im Alltag.

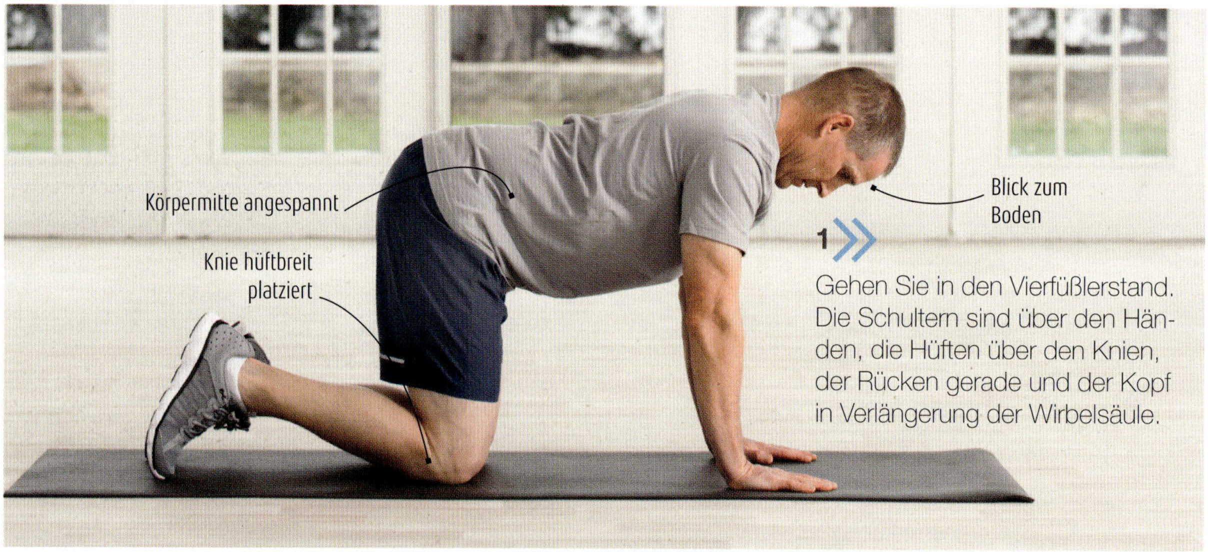
Körpermitte angespannt
Knie hüftbreit platziert
Blick zum Boden

1 Gehen Sie in den Vierfüßlerstand. Die Schultern sind über den Händen, die Hüften über den Knien, der Rücken gerade und der Kopf in Verlängerung der Wirbelsäule.

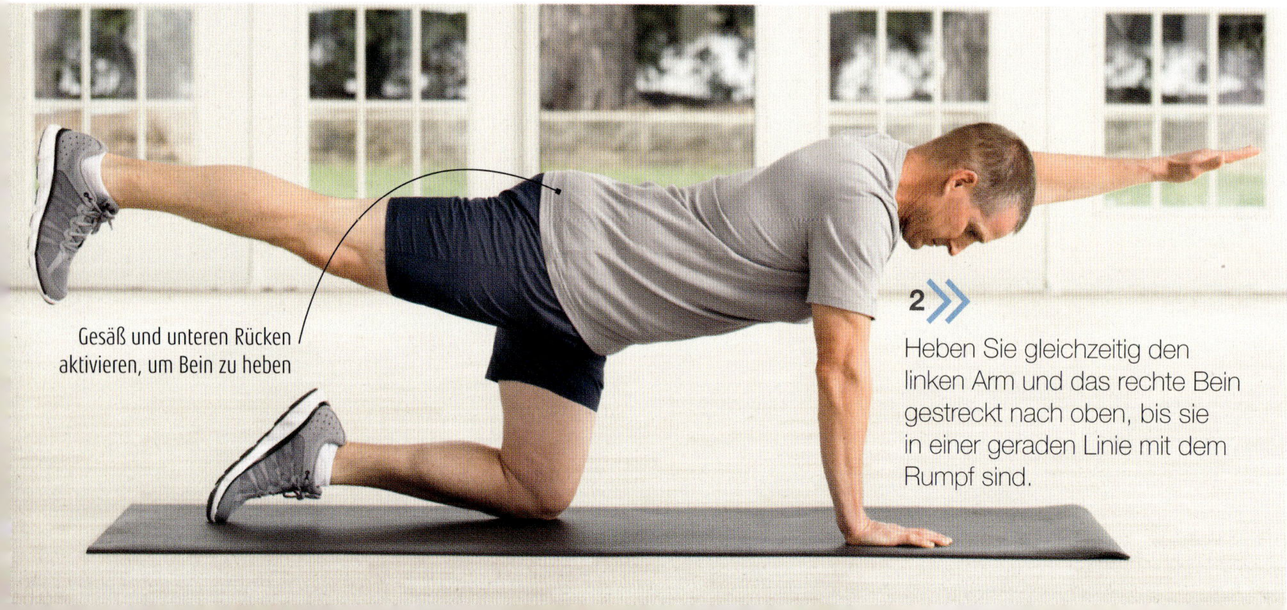
Gesäß und unteren Rücken aktivieren, um Bein zu heben

2 Heben Sie gleichzeitig den linken Arm und das rechte Bein gestreckt nach oben, bis sie in einer geraden Linie mit dem Rumpf sind.

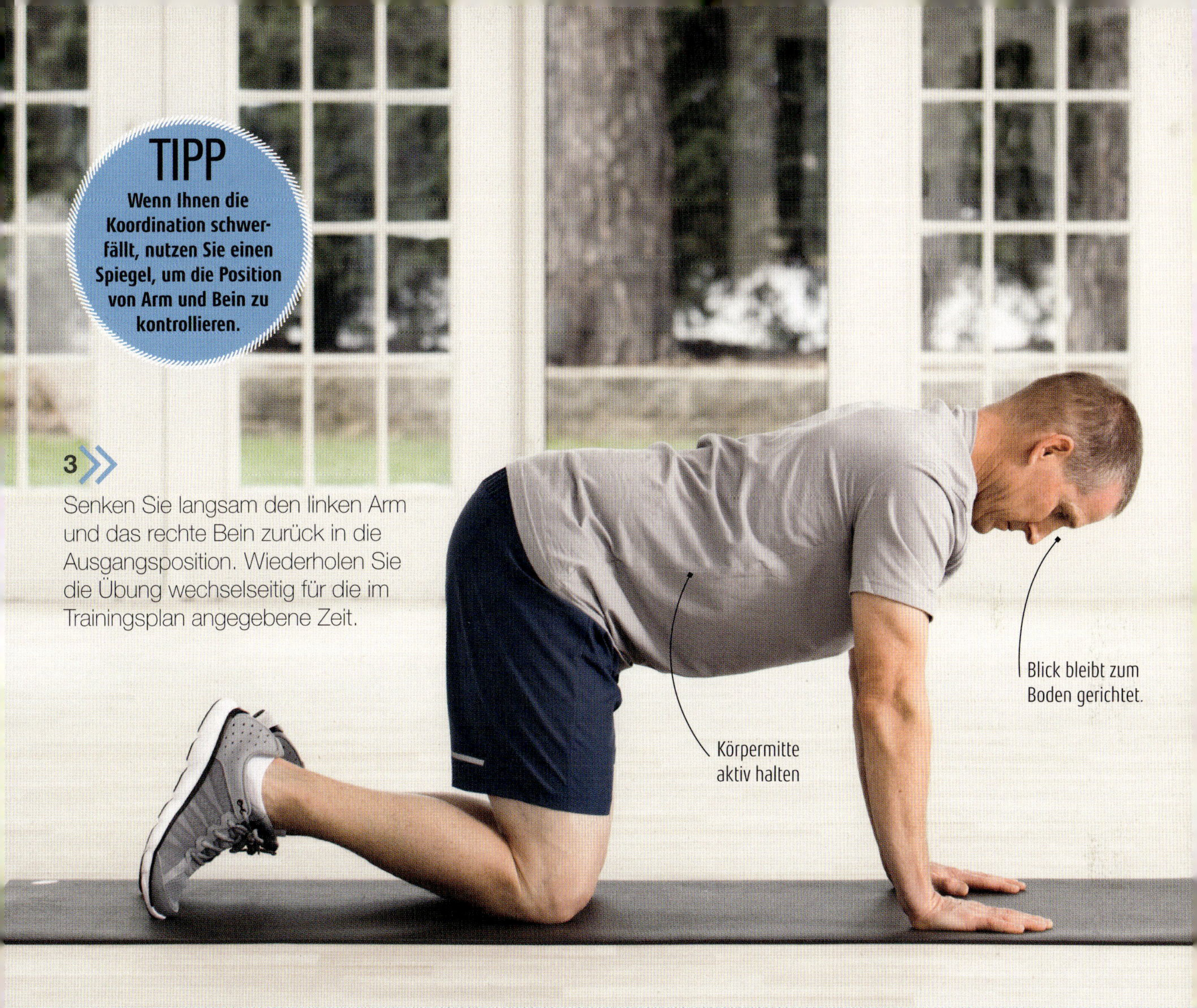

TIPP

Wenn Ihnen die Koordination schwerfällt, nutzen Sie einen Spiegel, um die Position von Arm und Bein zu kontrollieren.

3

Senken Sie langsam den linken Arm und das rechte Bein zurück in die Ausgangsposition. Wiederholen Sie die Übung wechselseitig für die im Trainingsplan angegebene Zeit.

ERLEICHTERUNG

Um den Druck auf den unteren Rücken zu verringern, lassen Sie in Schritt 2 beide Hände auf dem Boden und strecken nur das Bein wechselseitig.

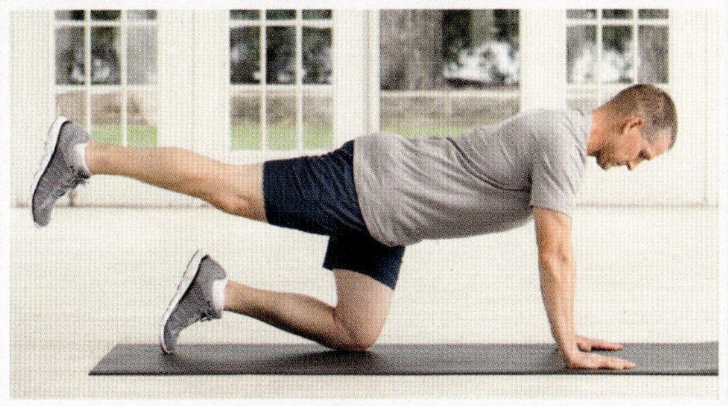

STEIGERUNG

Um die Bauchmuskeln zu stärken, führen Sie in Schritt 3 den Ellbogen zum gegenüberliegenden Knie. Kehren Sie dann in den Vierfüßlerstand zurück.

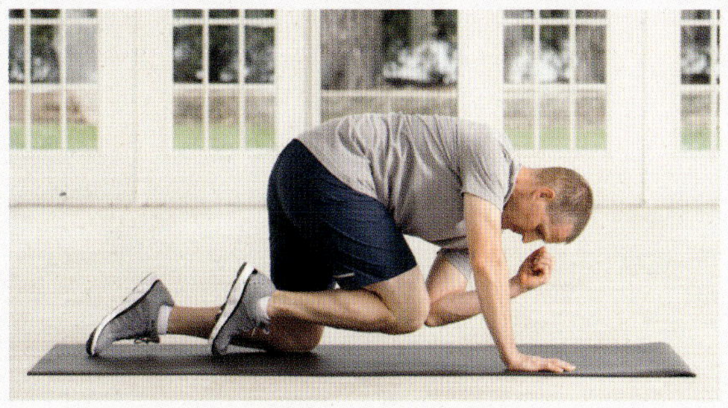

VERBESSERT
- Haltung
- Kraft
- Stabilität
- Ausdauer

WAS SIE BRAUCHEN
Matte

Einarmiges Rudern im Brett

Das Brett ist eine der besten Übungen für eine starke Körpermitte. Sie ist aber auch gut, um den Rücken, das Gesäß und die Oberschenkel zu stärken. Durch die Kombination von Brett mit einer kontrollierten einarmigen Ruderbewegung entwickeln Sie ein gutes Gleichgewicht und verbessern die Körperhaltung insgesamt.

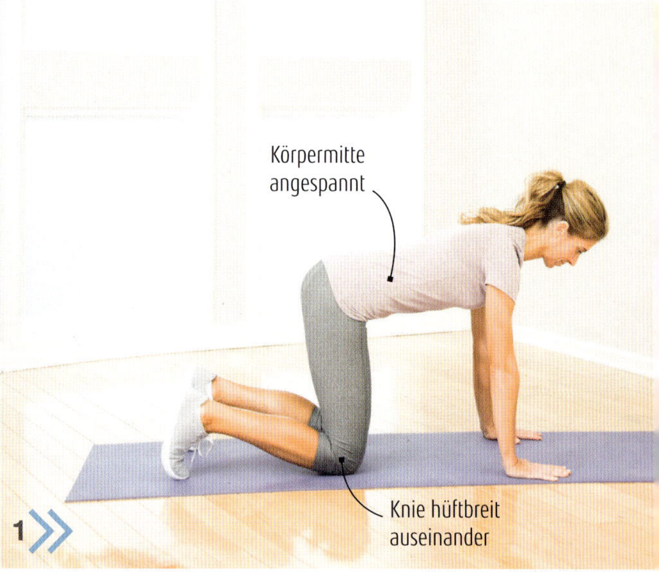
Körpermitte angespannt
Knie hüftbreit auseinander
1

Gehen Sie in den Vierfüßlerstand, die Schultern sind über den Händen, die Finger zeigen nach vorne. Halten Sie den Rücken gerade, den Kopf in Verlängerung der Wirbelsäule. Ziehen Sie die Schulterblätter hinten zusammen. Der Blick geht zum Boden.

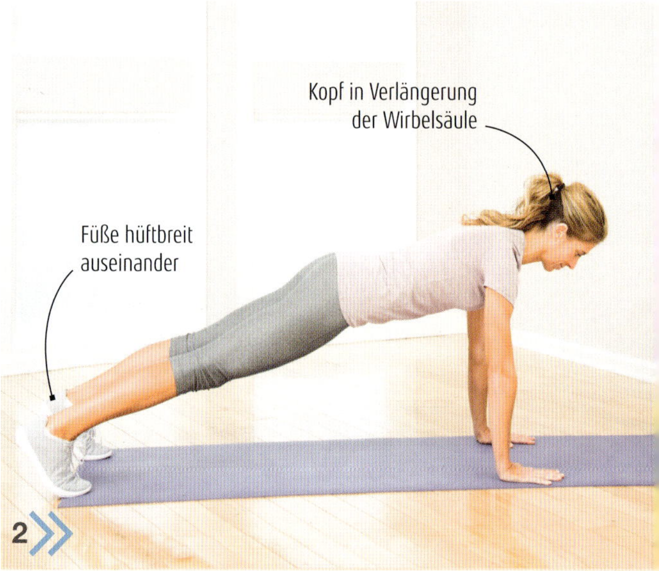
Kopf in Verlängerung der Wirbelsäule
Füße hüftbreit auseinander
2

Gehen Sie mit den Füßen nacheinander zurück in die Brettposition. Verteilen Sie gleichmäßig das Gewicht zwischen den Fußballen und den Händen und achten Sie auf eine gerade Linie vom Kopf bis zu den Füßen. Das Becken ist weder gehoben noch gesenkt.

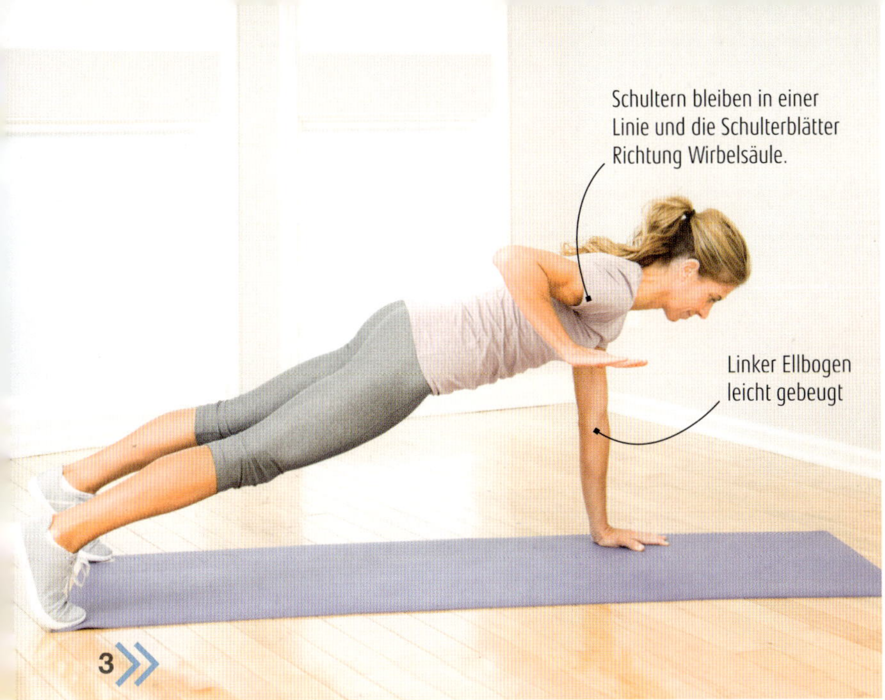
Schultern bleiben in einer Linie und die Schulterblätter Richtung Wirbelsäule.
Linker Ellbogen leicht gebeugt
3

Heben und beugen Sie kontrolliert den rechten Arm, wobei der Ellbogen nah am Körper ist und die Handfläche nach unten zeigt. Der linke Arm ermöglicht eine stabile Basis.

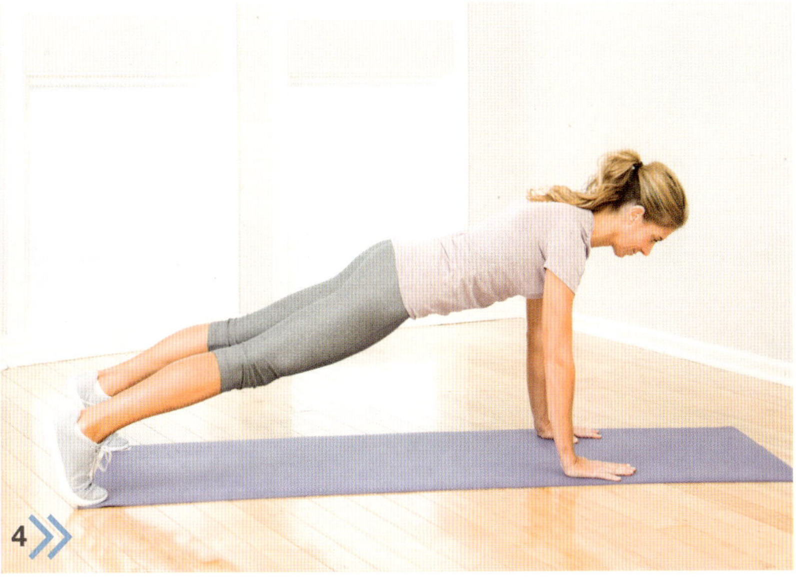
4

Bringen Sie den rechten Arm kontrolliert zurück in die Ausgangsposition und verteilen Sie das Gewicht wieder auf beide Hände. Wiederholen Sie die einarmige Ruderbewegung im Brett wechselseitig für die in Ihrem Trainingsplan angegebene Zeit.

ERLEICHTERUNG

Um die Belastung der Körpermitte zu reduzieren, bleiben die Knie auf dem Boden. Senken Sie die Körpermitte, bis die Oberschenkel und der Oberkörper einen 45-Grad-Winkel zum Boden einnehmen.

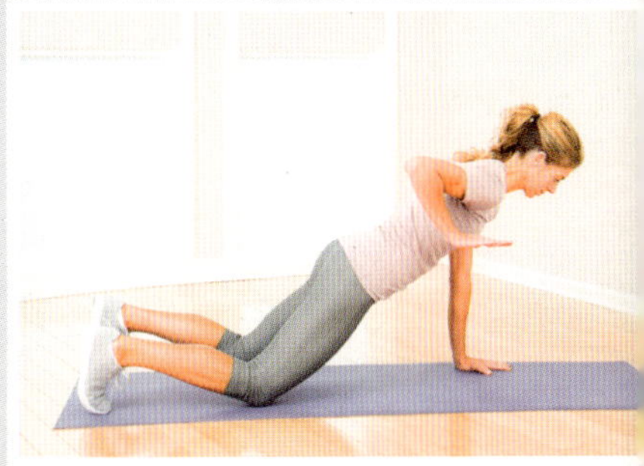

STEIGERUNG

Um die Intensität der Übung zu erhöhen, halten Sie in jeder Hand eine Hantel. Achten Sie auf ein stabiles gerades Handgelenk beim Stützarm.

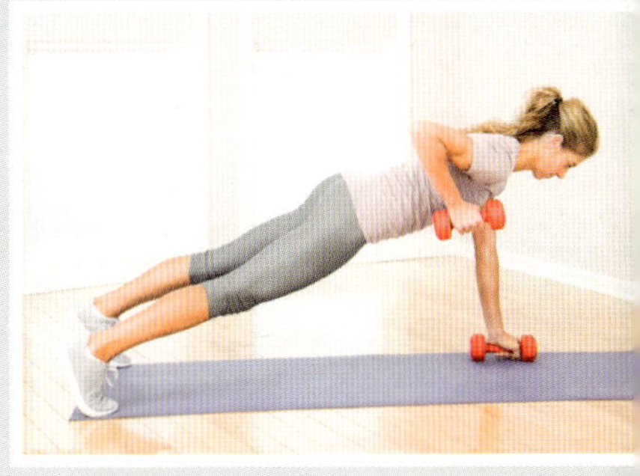

VERBESSERT
- Haltung
- Kraft
- Stabilität
- Beweglichkeit

WAS SIE BRAUCHEN
Kurzhanteln

Rumpfbeuge mit Schultern heben

Starke Rückenmuskeln sind die Grundlage für sichere und effiziente Alltagsbewegungen. Diese kräftigende Rumpfübung trainiert Ihre Gesäßmuskulatur, Ihren Rücken und die Oberschenkel, um allgemein die Stabilität zu verbessern.

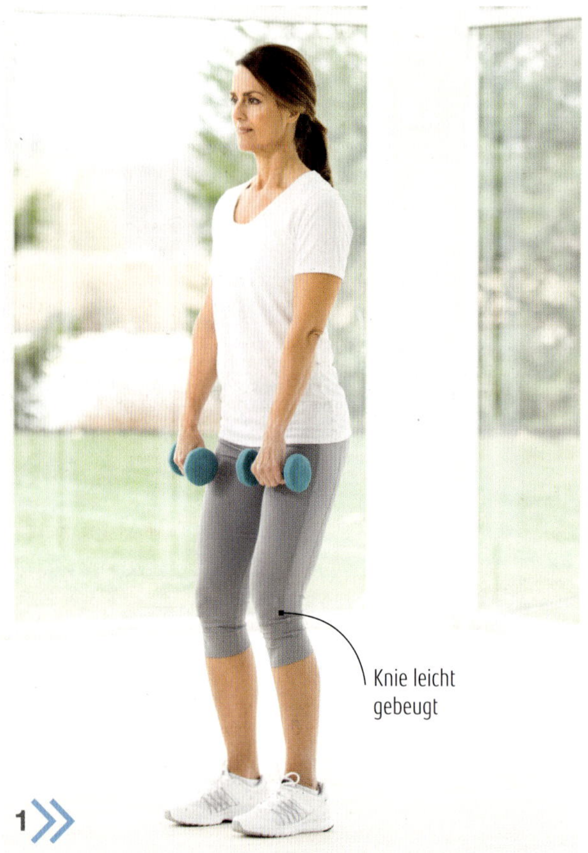
Knie leicht gebeugt

1

Im schulterbreiten Stand halten Sie mit langen Armen in jeder Hand vor dem Körper eine Hantel, wobei die Handflächen zum Körper zeigen. Aktivieren Sie die Körpermitte und ziehen Sie die Schulterblätter zurück.

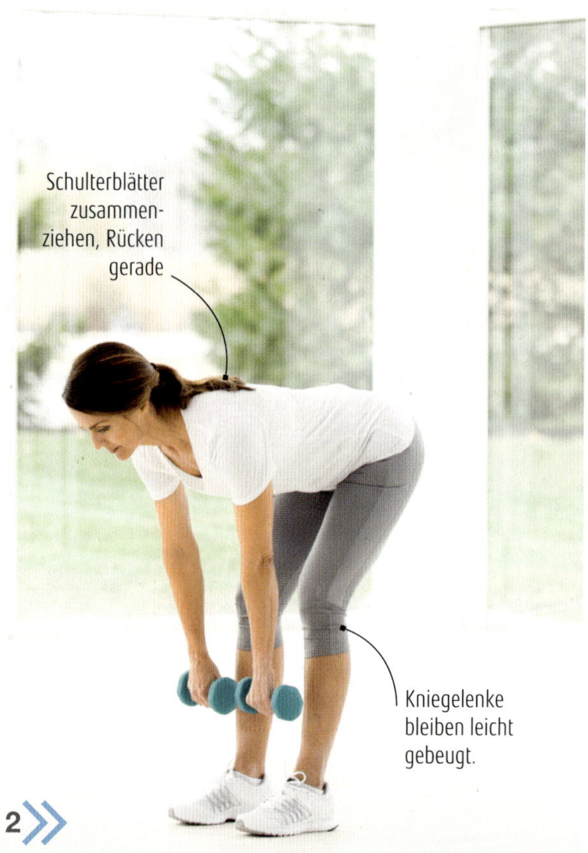
Schulterblätter zusammenziehen, Rücken gerade
Kniegelenke bleiben leicht gebeugt.

2

Schieben Sie das Becken schnell und kontrolliert zurück und senken Sie den Oberkörper parallel zum Boden. Die Arme gehen senkrecht nach unten, die Hanteln schweben über den Füßen.

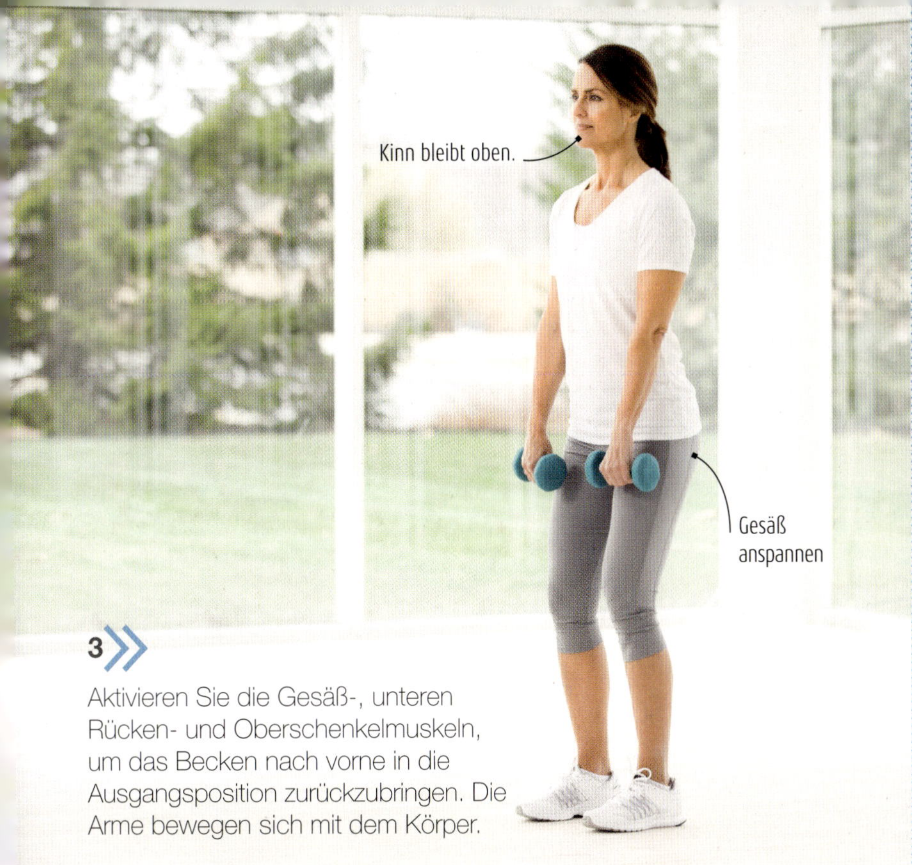
Kinn bleibt oben.
Gesäß anspannen

3

Aktivieren Sie die Gesäß-, unteren Rücken- und Oberschenkelmuskeln, um das Becken nach vorne in die Ausgangsposition zurückzubringen. Die Arme bewegen sich mit dem Körper.

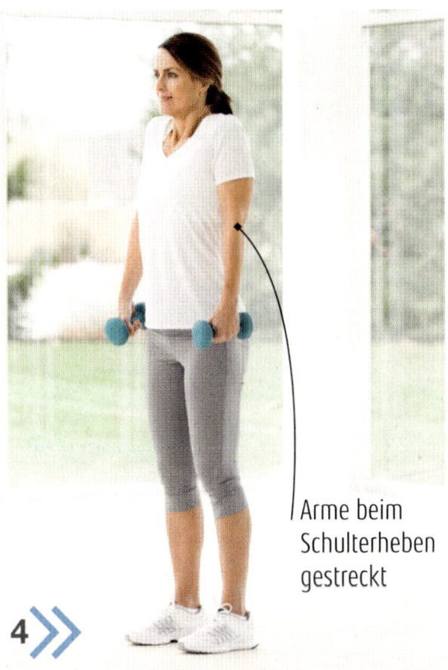
Arme beim Schulterheben gestreckt

4

Führen Sie die Hanteln an die Seiten, indem Sie die Arme nach außen drehen und gleichzeitig die Schultern so hoch wie möglich zu den Ohren ziehen.

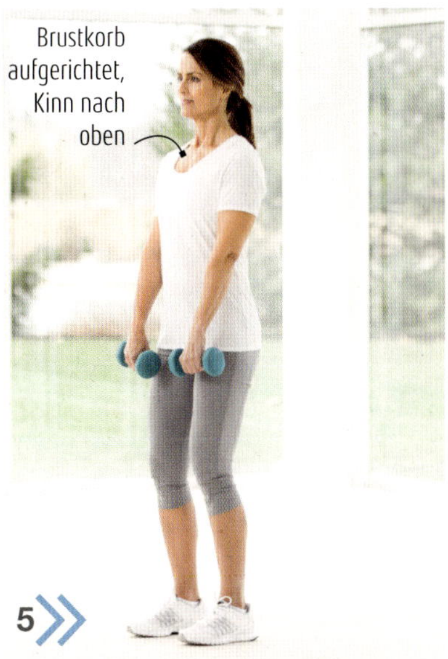
Brustkorb aufgerichtet, Kinn nach oben

5

Schieben Sie die Hanteln nach unten und drehen Sie Ihre Arme in die Ausgangsposition zurück. Wiederholen Sie Übung für die im Plan angegebene Zeit.

ERLEICHTERUNG

Wenn Sie zu wenig Flexibilität in den hinteren Oberschenkeln haben, beugen Sie in Schritt 2 Ihren Oberkörper nach vorne, bis die Hanteln auf Kniehöhe sind.

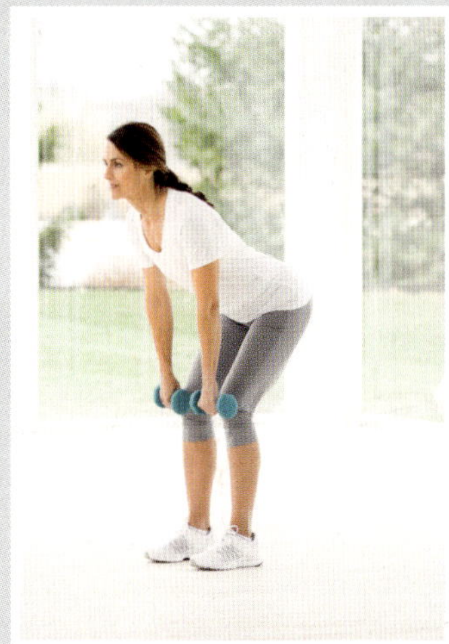

STEIGERUNG

Um Ihr Gleichgewicht zu verbessern, heben Sie in Schritt 2 wechselseitig einen Fuß in die Luft und schieben Sie das Bein in Verlängerung des Rückens nach hinten.

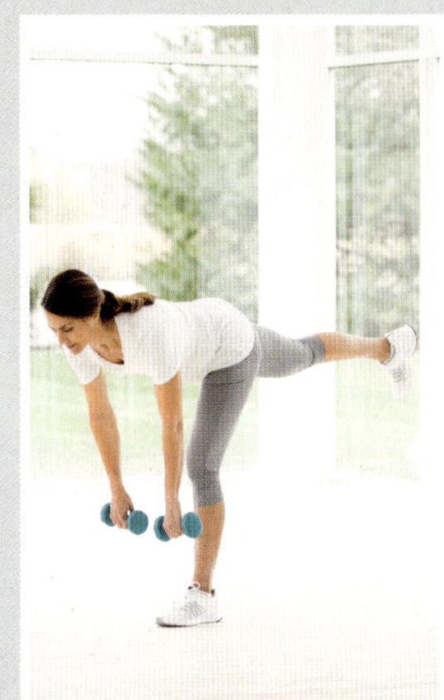

VERBESSERT
- Haltung
- Kraft
- Stabilität
- Ausdauer

WAS SIE BRAUCHEN
Kurzhanteln

Wechselseitiges Rudern, vorgebeugt

Die meisten Ausdauerübungen, wie Laufen oder Radfahren, betreffen den Unterkörper, dabei kommt aber auch der Oberkörper zum Einsatz. Diese dynamische Oberkörperübung wird Abwechslung in Ihr Training bringen und verbessert Ihre Ausdauer. Da ein Arm vor dem Körper hängt, während der andere nach oben zieht, ist hierbei zusätzlich Körperstabilität gefordert.

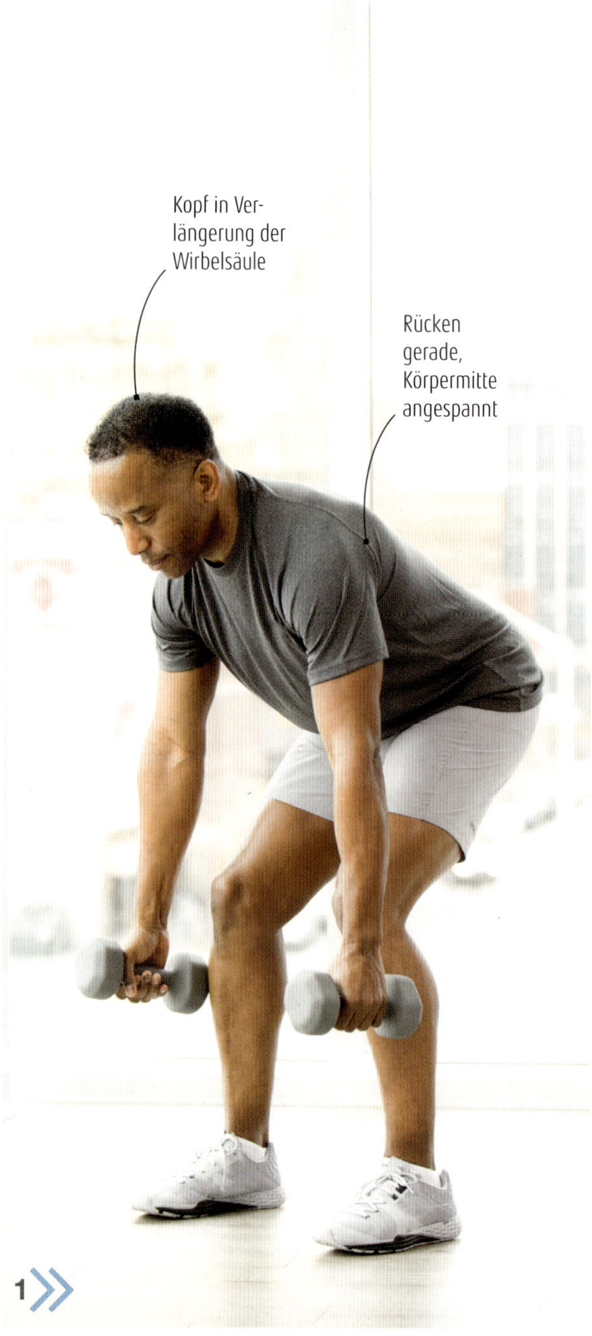

Im schulterbreiten Stand beugen Sie den Oberkörper im 45-Grad-Winkel nach vorne. Halten Sie eine Kurzhantel in jeder Hand, die Handflächen zeigen zueinander und die Arme hängen nach unten. Verteilen Sie das Gewicht auf beide Füße.

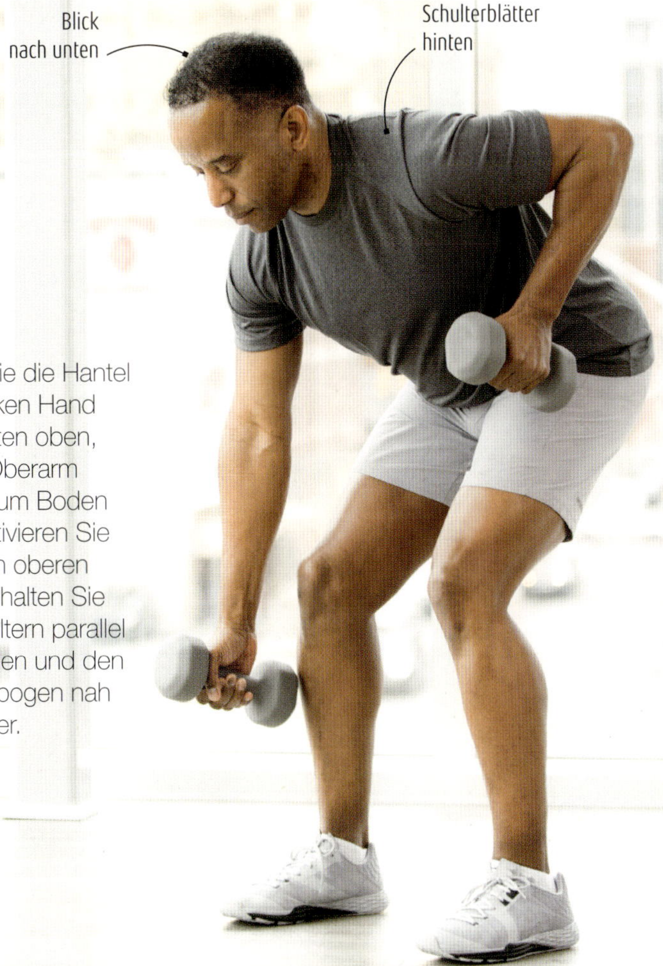

2

Ziehen Sie die Hantel in der linken Hand nach hinten oben, bis der Oberarm parallel zum Boden zeigt. Aktivieren Sie dafür den oberen Rücken, halten Sie die Schultern parallel zum Boden und den linken Ellbogen nah am Körper.

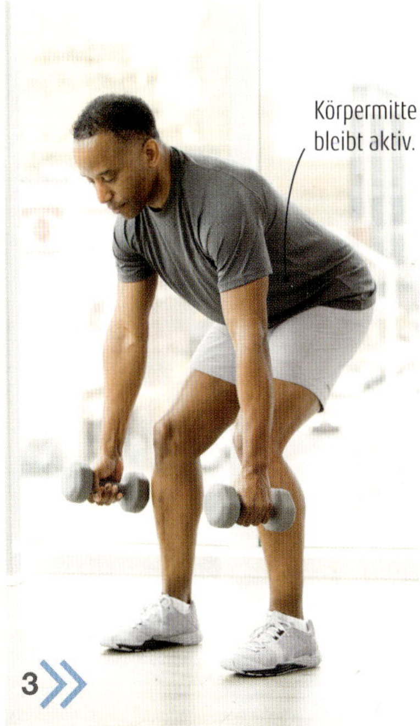

3

Senken Sie die Hantel kontrolliert zurück in die Ausgangsposition und wechseln Sie zum rechten Arm. Rudern Sie abwechselnd weiter für die im Trainingsplan vorgegebene Zeit.

ERLEICHTERUNG

Wenn es Ihnen schwerfällt, die Balance zu halten, führen Sie die Übung im Sitzen durch.

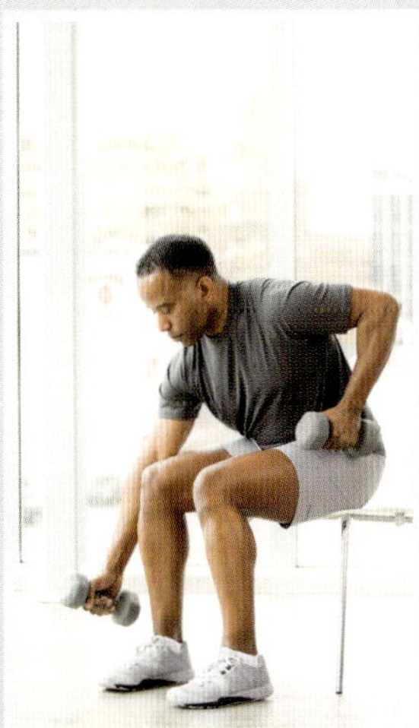

STEIGERUNG

Um die Bauchmuskeln intensiver zu trainieren, drehen Sie den Oberkörper in Schritt 2 unter Einsatz der Bauchmuskeln in Richtung Hantel.

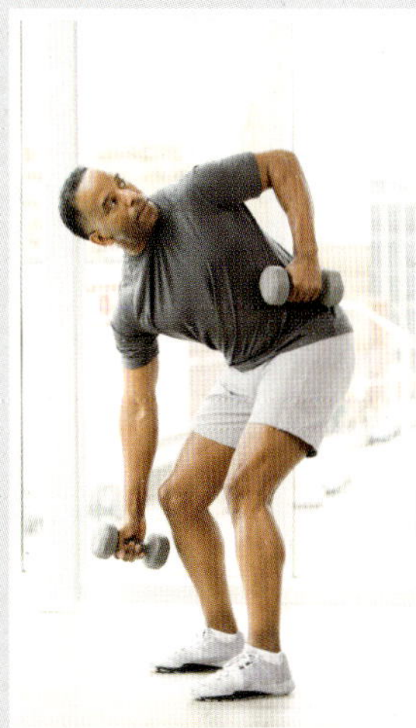

VERBESSERT
Kraft
Stabilität

WAS SIE BRAUCHEN
Kurzhantel

Curl im einbeinigen Stand

Fast jede Bewegung beruht auf Prozessen im Körper, die die Sinneswahrnehmungen zum Gehirn und von dort zu den Muskeln leiten, um das Gleichgewicht aufrechtzuerhalten. Nutzen Sie diese Übung zur Förderung eines gesunden Körperbewusstseins sowie zur Stärkung Ihres Bizeps.

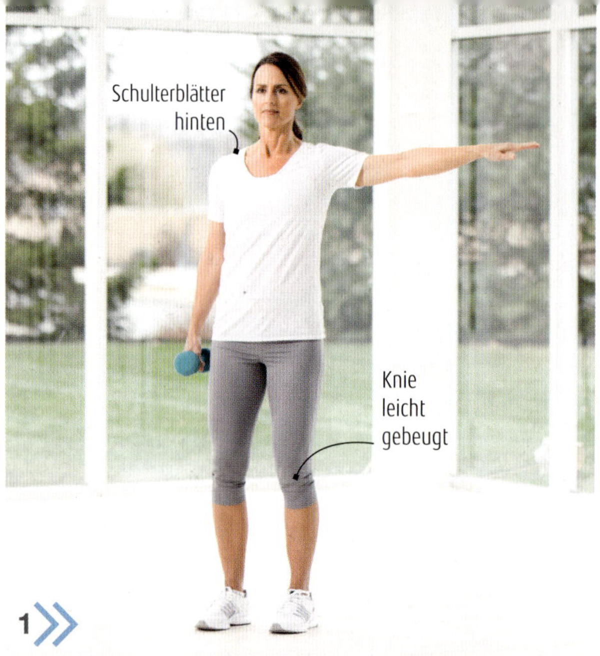
Schulterblätter hinten
Knie leicht gebeugt
1

Im schulterbreiten Stand halten Sie in der rechten Hand eine Hantel, wobei der rechte Arm neben dem Körper hängt. Strecken Sie den linken Arm zur Seite. Die linke Handfläche zeigt zum Boden und die Körpermitte ist aktiviert.

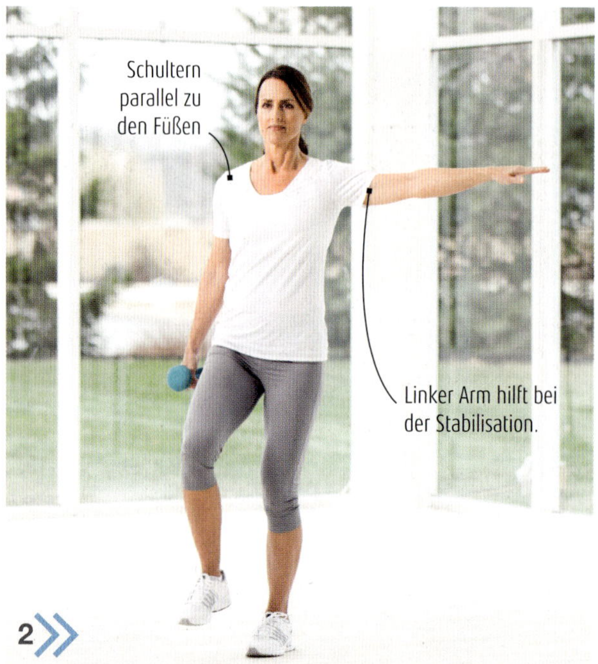
Schultern parallel zu den Füßen
Linker Arm hilft bei der Stabilisation.
2

Heben Sie das rechte Knie an, bis der Fuß ca. eine Handbreit über dem Boden ist, und verlagern Sie das Gewicht auf den linken Fuß.

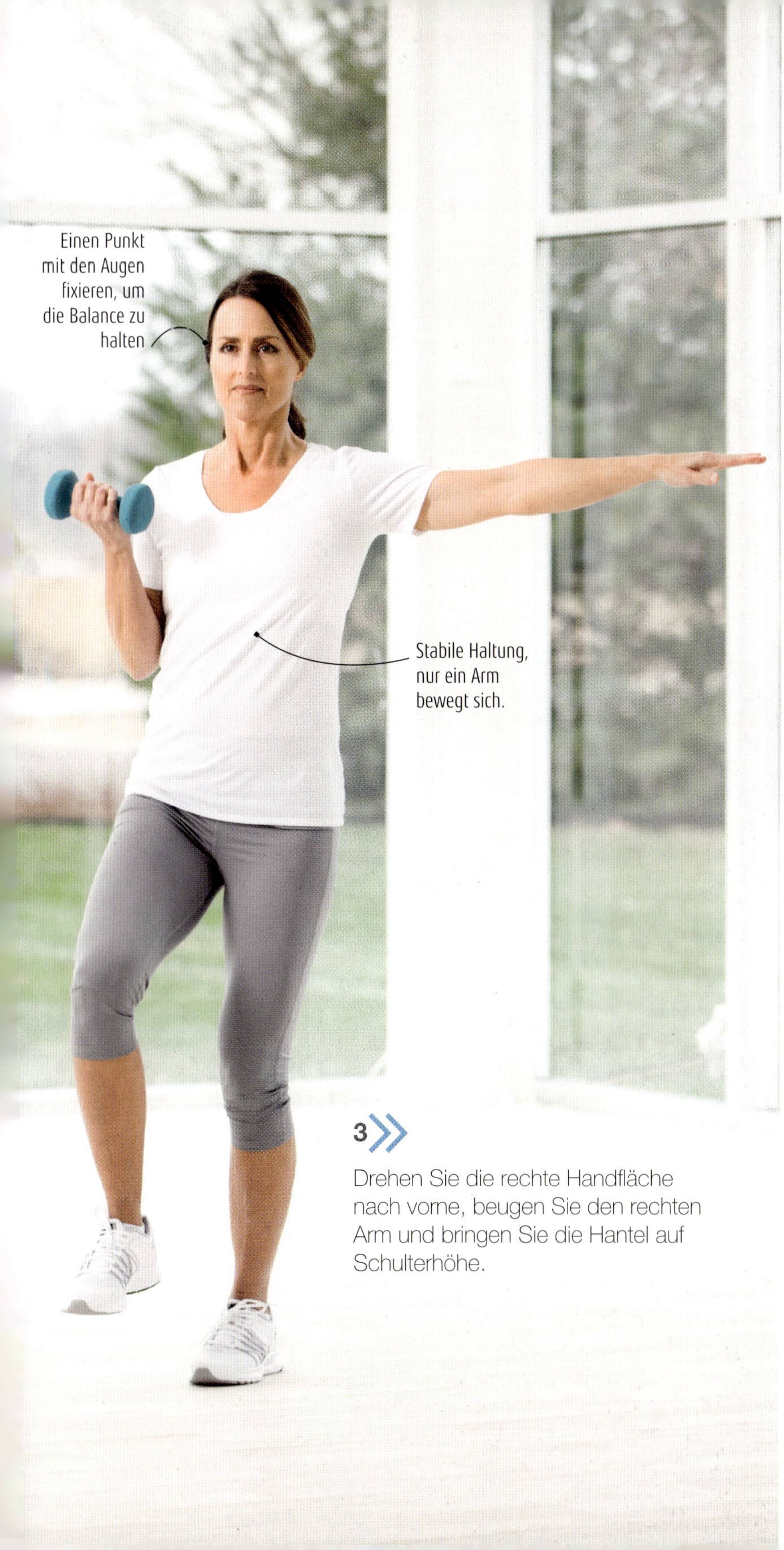
Einen Punkt mit den Augen fixieren, um die Balance zu halten
Stabile Haltung, nur ein Arm bewegt sich.

3

Drehen Sie die rechte Handfläche nach vorne, beugen Sie den rechten Arm und bringen Sie die Hantel auf Schulterhöhe.

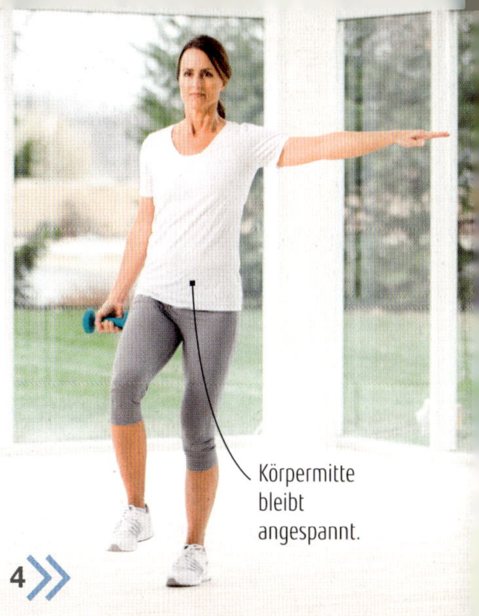
Körpermitte bleibt angespannt.

4

Senken Sie die Hantel kontrolliert nach unten, ohne dabei den rechten Fuß zu bewegen, und wiederholen Sie die Armbeugung bzw. -streckung für die Hälfte der im Trainingsplan angegebenen Zeit. Dann wechseln Sie zum linken Arm.

ERLEICHTERUNG

Wenn Sie instabil stehen, nutzen Sie einen Stuhl oder eine Wand zur Unterstützung, aber halten Sie sich nur locker daran fest.

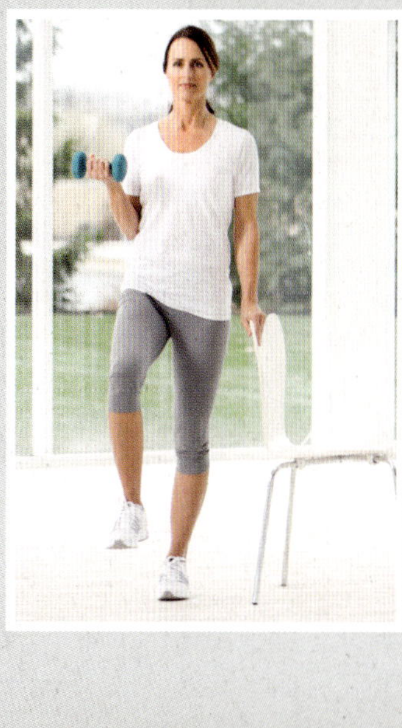

Criss Cross im Stand

VERBESSERT
- **Kraft**
- **Stabilität**
- **Beweglichkeit**
- **Ausdauer**

WAS SIE BRAUCHEN
Keine Hilfsmittel nötig

Eine feste Körpermitte schützt und stabilisiert die Wirbelsäule. Um die betreffenden Muskeln zu stärken, braucht es mehr als ein paar Crunches. Führen Sie diese Übung zügig durch. Sie verbessert Ihre Rotationsfähigkeit, trainiert die Bauchmuskeln und schützt Ihre Wirbelsäule. Der Oberkörper bleibt aufrecht.

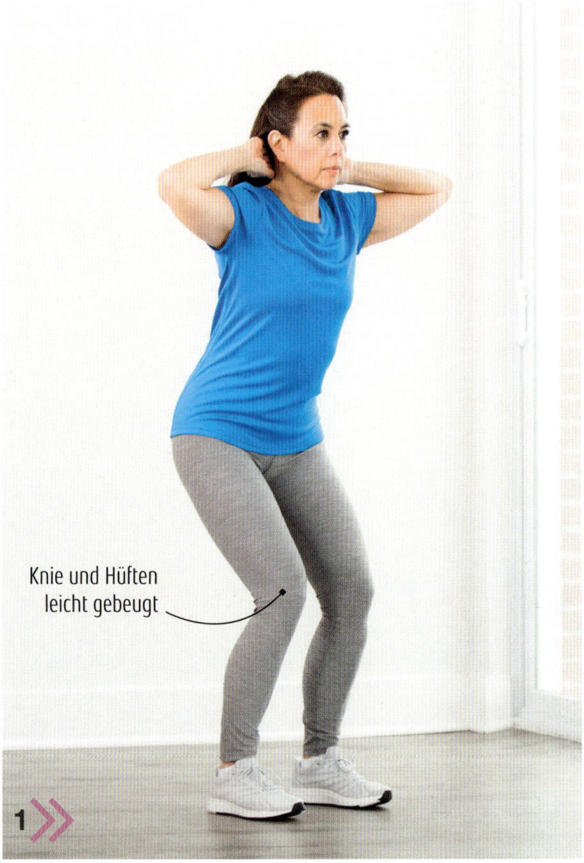
Knie und Hüften leicht gebeugt
1

Stehen Sie mit den Füßen schulterbreit auseinander, die Hände am Hinterkopf und die Ellbogen zeigen zur Seite. Aktivieren Sie die Körpermitte, ziehen Sie die Schulterblätter zurück und heben Sie das Kinn.

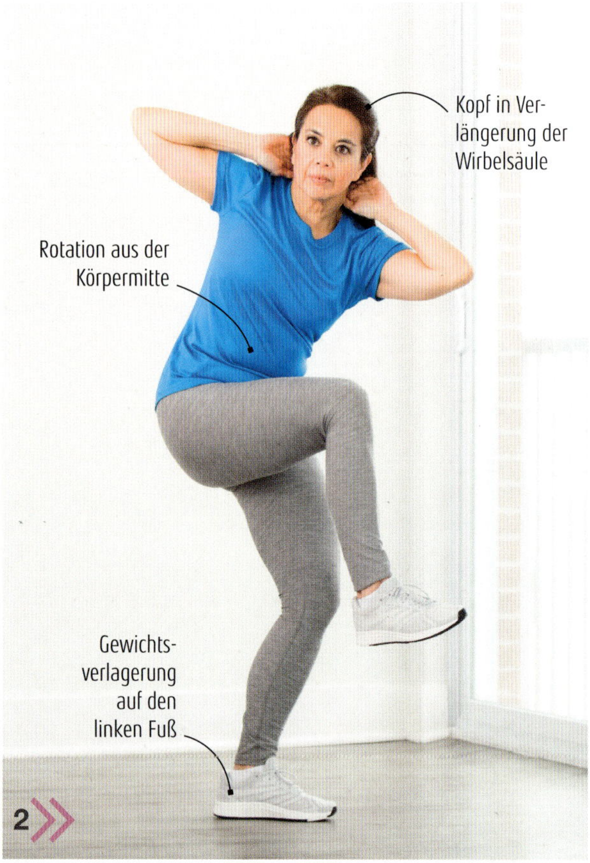
Kopf in Verlängerung der Wirbelsäule
Rotation aus der Körpermitte
Gewichts-verlagerung auf den linken Fuß
2

Übertragen Sie das Gewicht auf den linken Fuß, heben Sie das rechte Knie und ziehen Sie es in Richtung Körpermitte. Bringen Sie den linken Ellbogen durch Drehen des Oberkörpers in Richtung rechtes Knie. Das linke Knie bleibt leicht gebeugt.

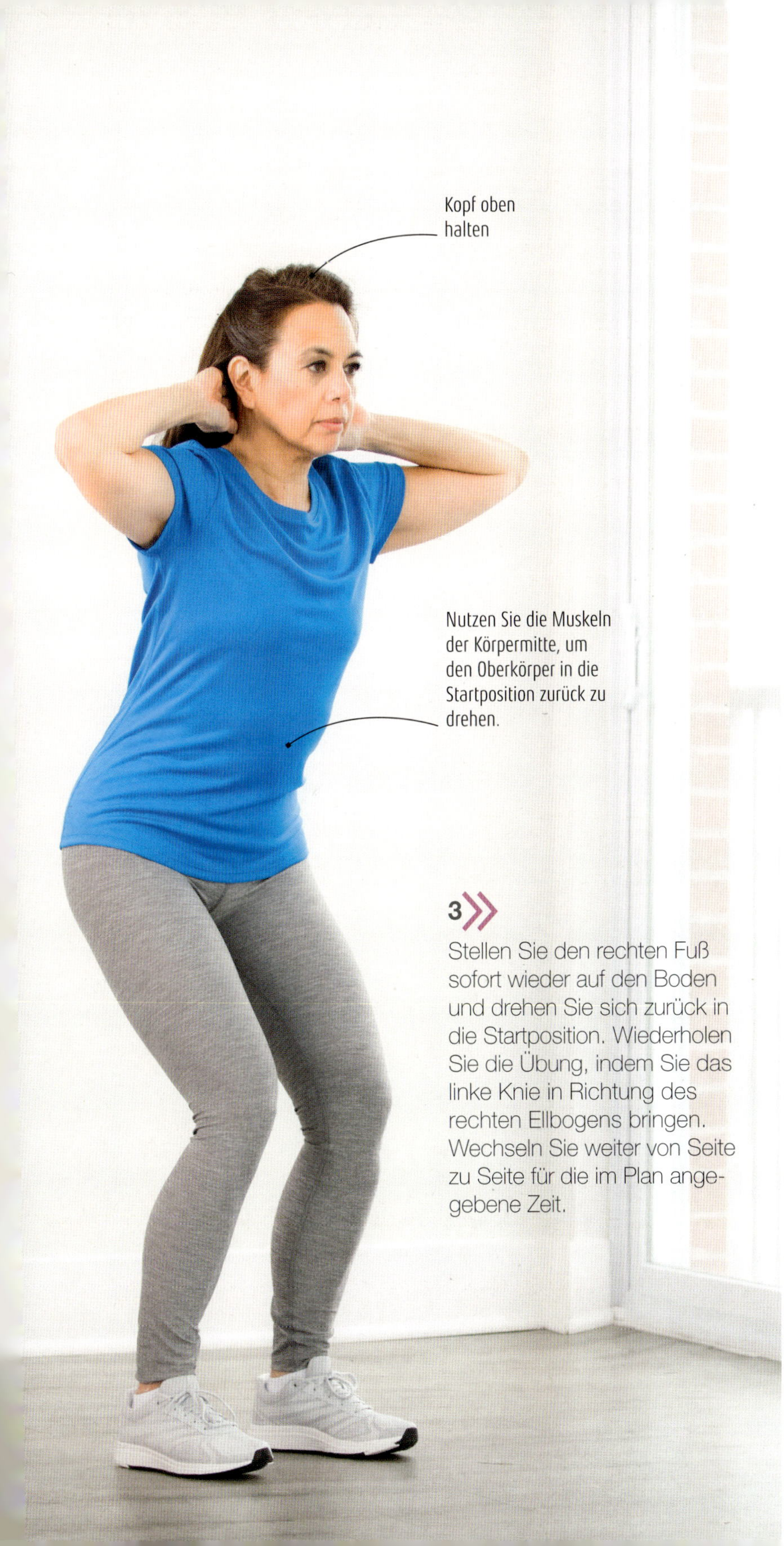
Kopf oben halten
Nutzen Sie die Muskeln der Körpermitte, um den Oberkörper in die Startposition zurück zu drehen.

3 »

Stellen Sie den rechten Fuß sofort wieder auf den Boden und drehen Sie sich zurück in die Startposition. Wiederholen Sie die Übung, indem Sie das linke Knie in Richtung des rechten Ellbogens bringen. Wechseln Sie weiter von Seite zu Seite für die im Plan angegebene Zeit.

ERLEICHTERUNG

Wenn es Ihnen schwerfällt, das Gleichgewicht zu halten, strecken Sie die Arme zur Seite und drehen Sie Ihren Oberkörper auf horizontaler Ebene in Richtung Knie.

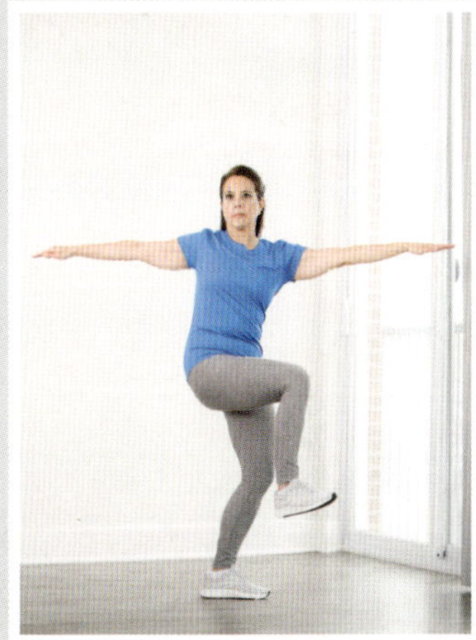

STEIGERUNG

Um Kraft in den Beinen zu entwickeln, springen Sie in Schritt 2 vom Fußballen ab, bringen Sie das Knie diagonal in Richtung Ellbogen. Landen Sie sanft auf dem Fußballen, nehmen Sie die Position 3 ein.

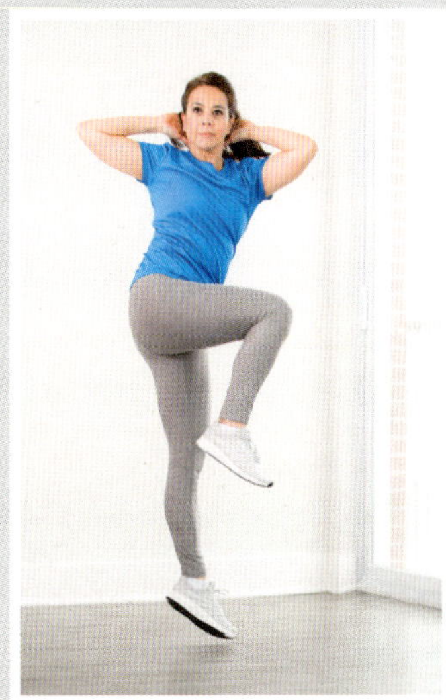

VERBESSERT
- Kraft
- Stabilität
- Beweglichkeit
- Ausdauer

WAS SIE BRAUCHEN
Keine Hilfsmittel nötig

Armwechsel im Lunge

Ob Sie nun einen Halbmarathon laufen oder nur spazieren gehen, ein starker Oberkörper verbessert tatsächlich die Effizienz Ihrer Beinbewegung. Die folgende Übung festigt die richtige Gehmechanik und stärkt gleichzeitig Ihre Oberkörpermuskulatur.

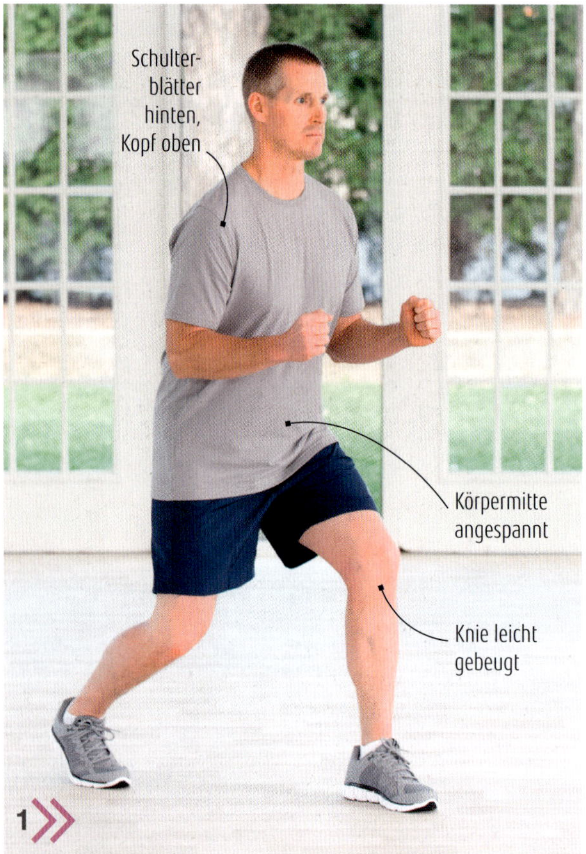
Schulterblätter hinten, Kopf oben
Körpermitte angespannt
Knie leicht gebeugt
1

Aus dem schulterbreiten Stand setzen Sie den rechten Fußballen nach hinten in die Schrittstellung (Lunge). Beugen Sie beide Ellbogen im 90-Grad-Winkel, positionieren Sie die Unterarme vor dem Körper und halten Sie die Hände in losen Fäusten.

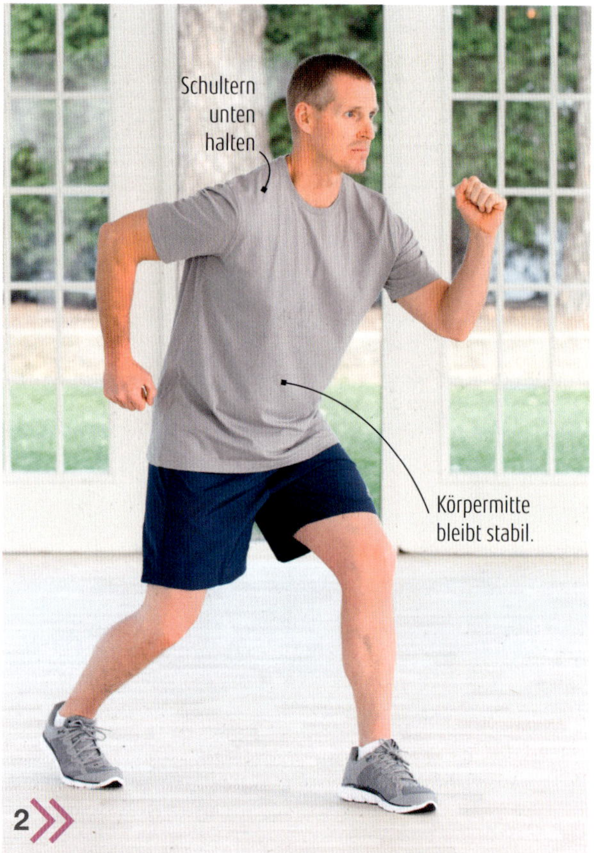
Schultern unten halten
Körpermitte bleibt stabil.
2

Aktivieren Sie die Schultermuskeln und führen Sie den rechten Arm zurück, bis die rechte Hand hinter dem Körper ist. Gleichzeitig führen Sie den linken Arm nach vorn, bis die linke Hand in Kinnhöhe ist. Die Arme bleiben im 90-Grad-Winkel und die Ellbogen werden nah am Körper vorbeigeführt.

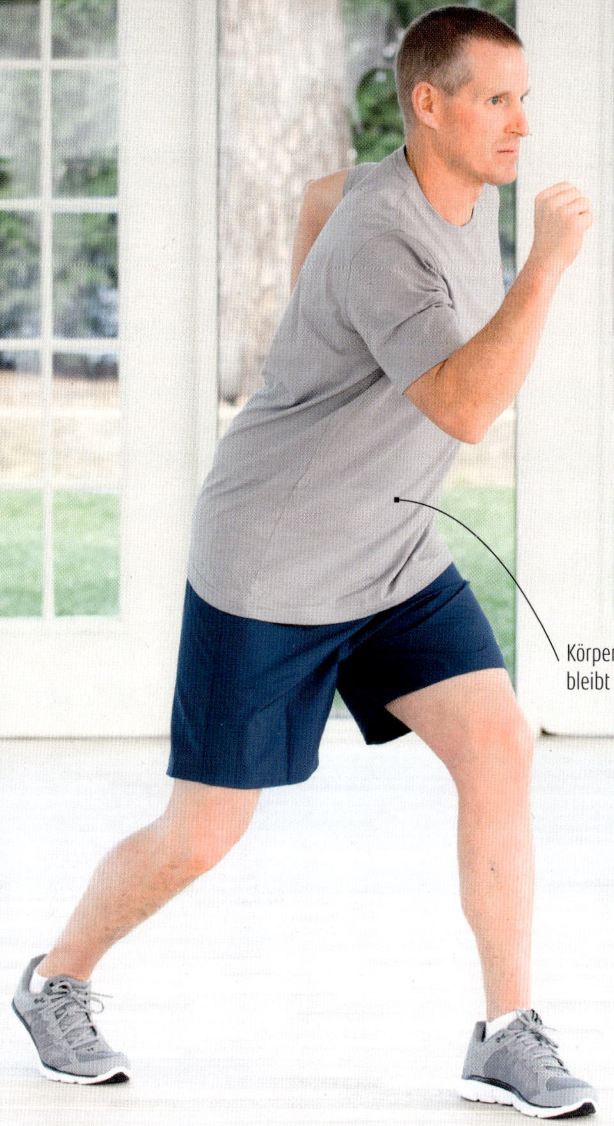

Körpermitte bleibt stabil.

TIPP

Konzentrieren Sie sich eher darauf, die Arme nach hinten zu ziehen, als nach vorne zu bewegen.

3 »

Führen Sie den linken Arm sofort wieder zurück und den rechten Arm nach vorn. Setzen Sie die Übung für die im Plan angegebene Zeit fort und trainieren Sie die Hälfte der Zeit mit dem linken Bein vorne, dann wechseln Sie zum rechten Bein.

ERLEICHTERUNG

Wenn es Ihnen schwerfällt, die Balance zu halten, führen Sie die Übung im schulterbreiten Stand durch.

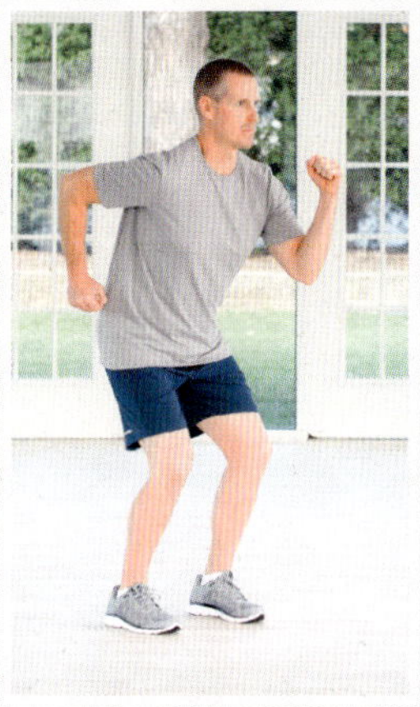

STEIGERUNG

Um die Intensität für die Schultern zu erhöhen, halten Sie bei den Armwechseln in jeder Hand eine Kurzhantel.

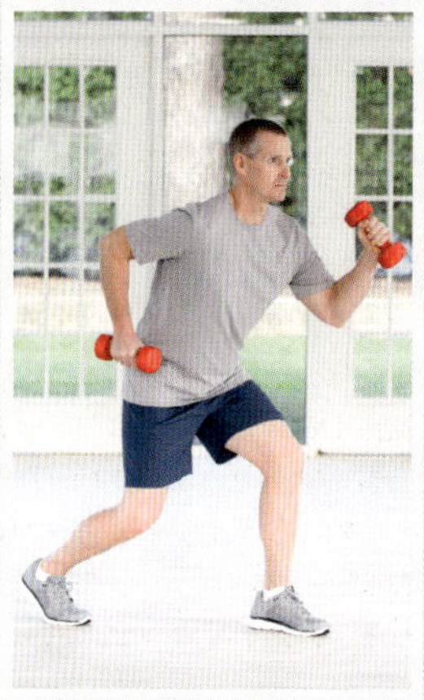

Diagonalzug mit Kurzhantel

VERBESSERT
Kraft
Stabilität
Ausdauer

WAS SIE BRAUCHEN
Kurzhantel

Rotationsbewegungen erfordern die Aktivierung kleiner, stabilisierender Muskeln, die typischerweise bei anderen Bewegungen nicht arbeiten. Die folgende Übung trainiert diese Muskeln und verbessert Ihre Stabilität.

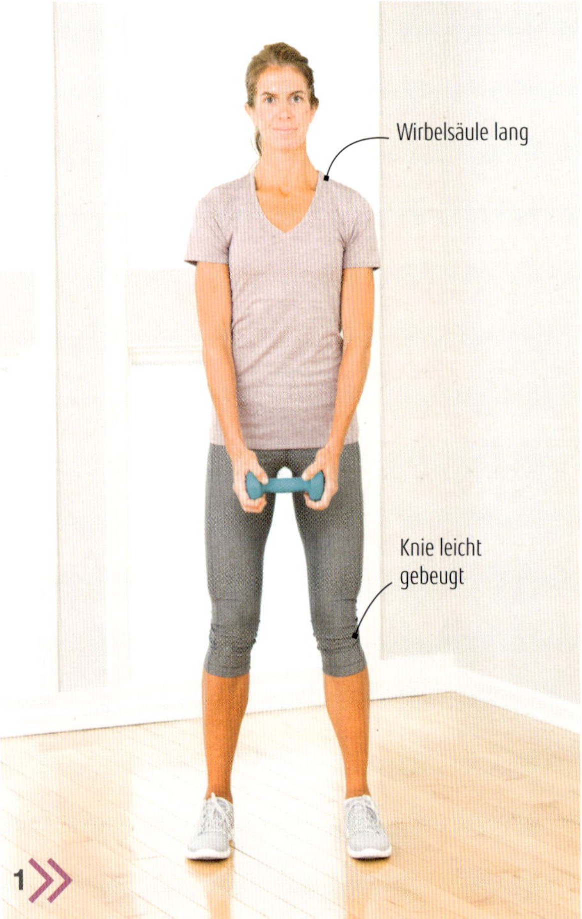
Wirbelsäule lang
Knie leicht gebeugt
1

Im schulterbreiten Stand halten Sie die Enden einer Hantel mit beiden Händen und lassen die Arme vor dem Körper hängen. Aktivieren Sie die Körpermitte und ziehen Sie die Schulterblätter zurück.

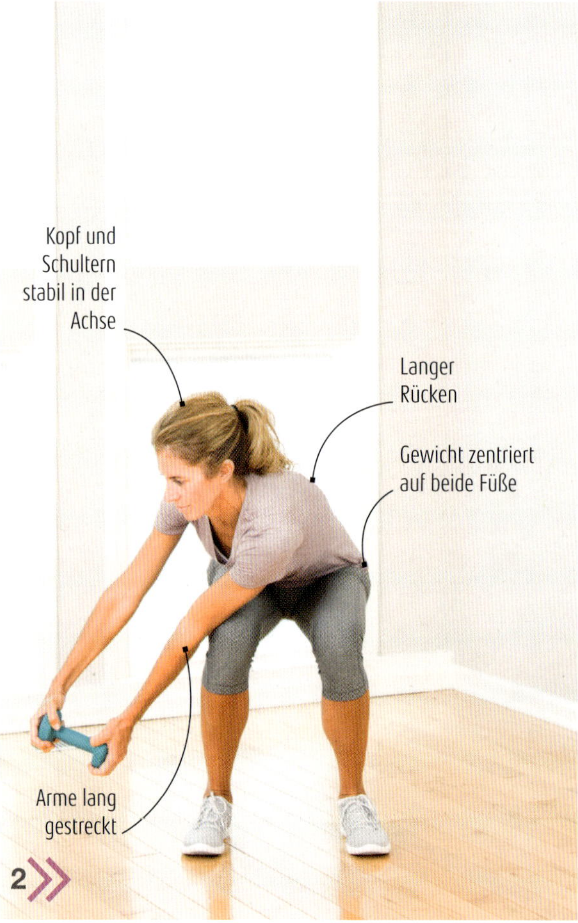
Kopf und Schultern stabil in der Achse
Langer Rücken
Gewicht zentriert auf beide Füße
Arme lang gestreckt
2

Schieben Sie das Gesäß zurück in eine tiefe Kniebeuge, bis die Oberschenkel parallel zum Boden zeigen. Rotieren Sie gleichzeitig den Oberkörper, um die Hantel an die Außenseite des rechten Beins zu bringen.

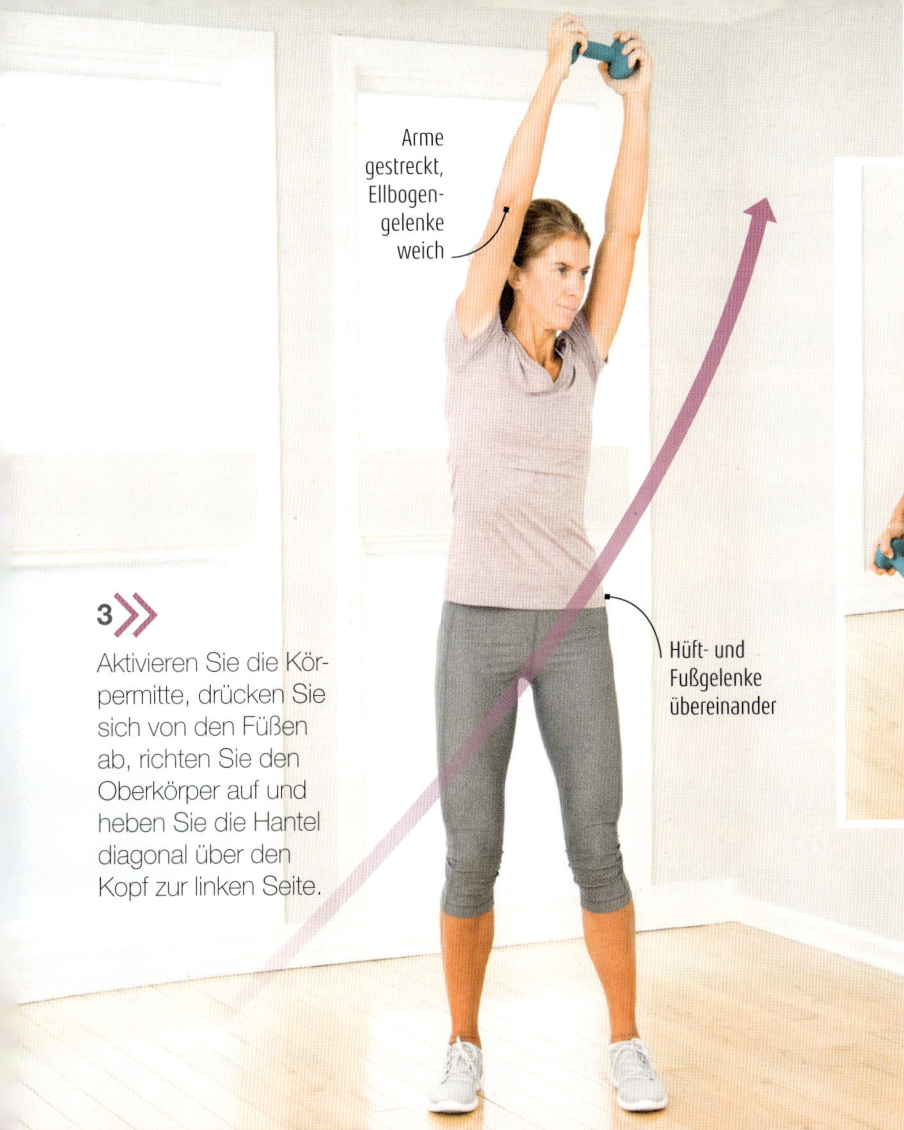
Arme gestreckt, Ellbogen-gelenke weich
Hüft- und Fußgelenke übereinander

3

Aktivieren Sie die Körpermitte, drücken Sie sich von den Füßen ab, richten Sie den Oberkörper auf und heben Sie die Hantel diagonal über den Kopf zur linken Seite.

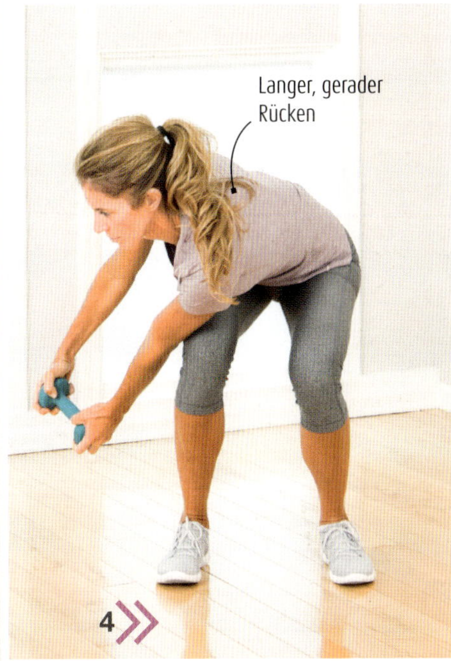
Langer, gerader Rücken

4

Bewegen Sie die Hantel wieder nach unten und gehen Sie gleichzeitig in die Kniebeuge. Wiederholen Sie die Übung für die Hälfte der vorgesehenen Trainingszeit mit der Armbewegung nach rechts, danach wechseln Sie zur linken Seite.

ERLEICHTERUNG

Um die Belastung auf die Körpermitte zu senken, führen Sie die Übung ohne Hantel durch. Dabei sind die Arme stets schulterbreit auseinander.

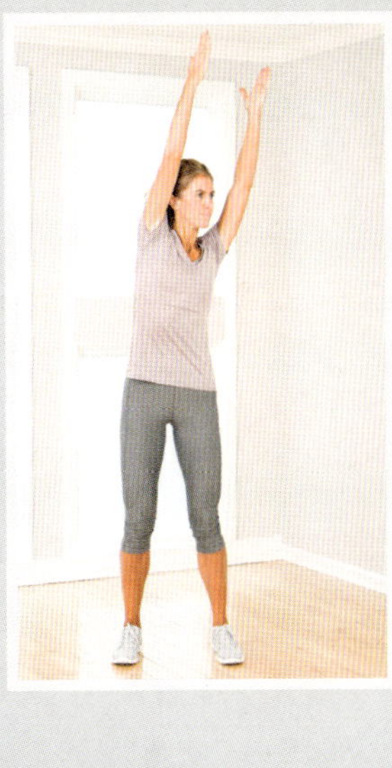

STEIGERUNG

Um die Intensität für die Beine zu steigern, setzen Sie in Schritt 1 das rechte Bein zurück in die Schrittstellung. In Schritt 2 lassen Sie das hintere Knie sinken. Bleiben Sie in dieser Position für jede Wiederholung und wechseln Sie auf halbem Weg zur anderen Seite.

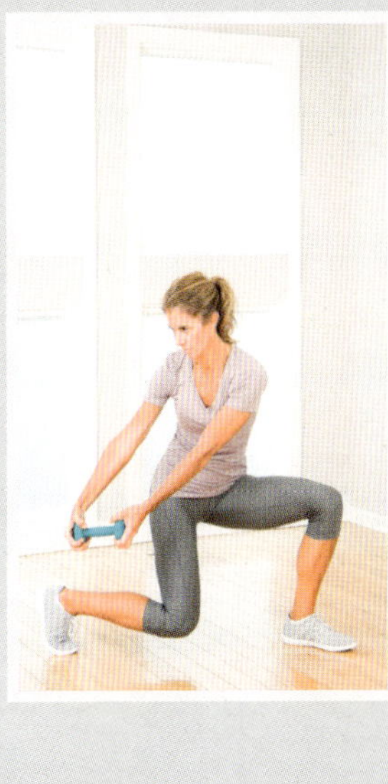

VERBESSERT
- Haltung
- Kraft
- Stabilität
- Beweglichkeit
- Ausdauer

WAS SIE BRAUCHEN
Kurzhantel

Hantel zum Knie

Bauchmuskeltraining im Stehen benötigt mehr Muskeln und verbrennt mehr Kalorien als die meisten Bauchübungen am Boden. Wenn Sie diese Übung im Stand zügig durchführen, trainieren Sie Ihren ganzen Körper, erhöhen die Ausdauer, verbrennen Fett und verbessern deutlich Ihre Körperhaltung.

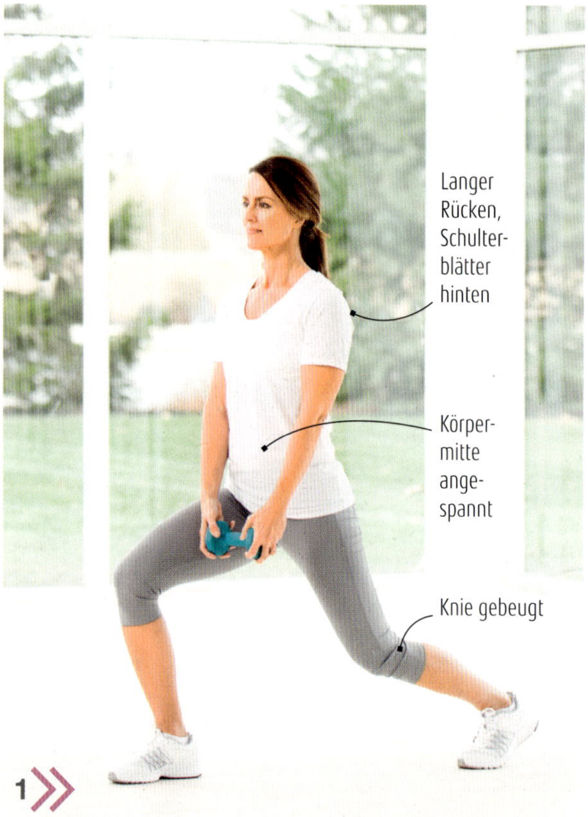
Langer Rücken, Schulterblätter hinten
Körpermitte angespannt
Knie gebeugt
1

Aus dem schulterbreiten Stand setzen Sie den linken Fußballen zurück in eine Schrittstellung. Halten Sie die Enden einer Kurzhantel mit beiden Händen und lassen Sie die Arme vor dem Körper gerade nach unten hängen.

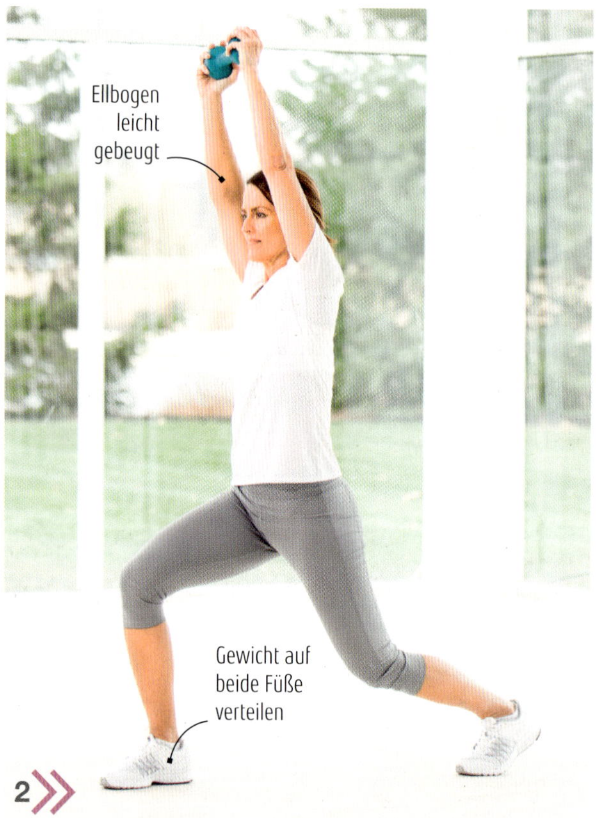
Ellbogen leicht gebeugt
Gewicht auf beide Füße verteilen
2

Halten Sie die Arme gestreckt, ohne sie zu überstrecken, und heben Sie die Hantel nach schräg rechts oben. Schauen Sie dabei geradeaus und behalten Sie eine aufrechte Haltung, indem Sie die Körpermitte anspannen.

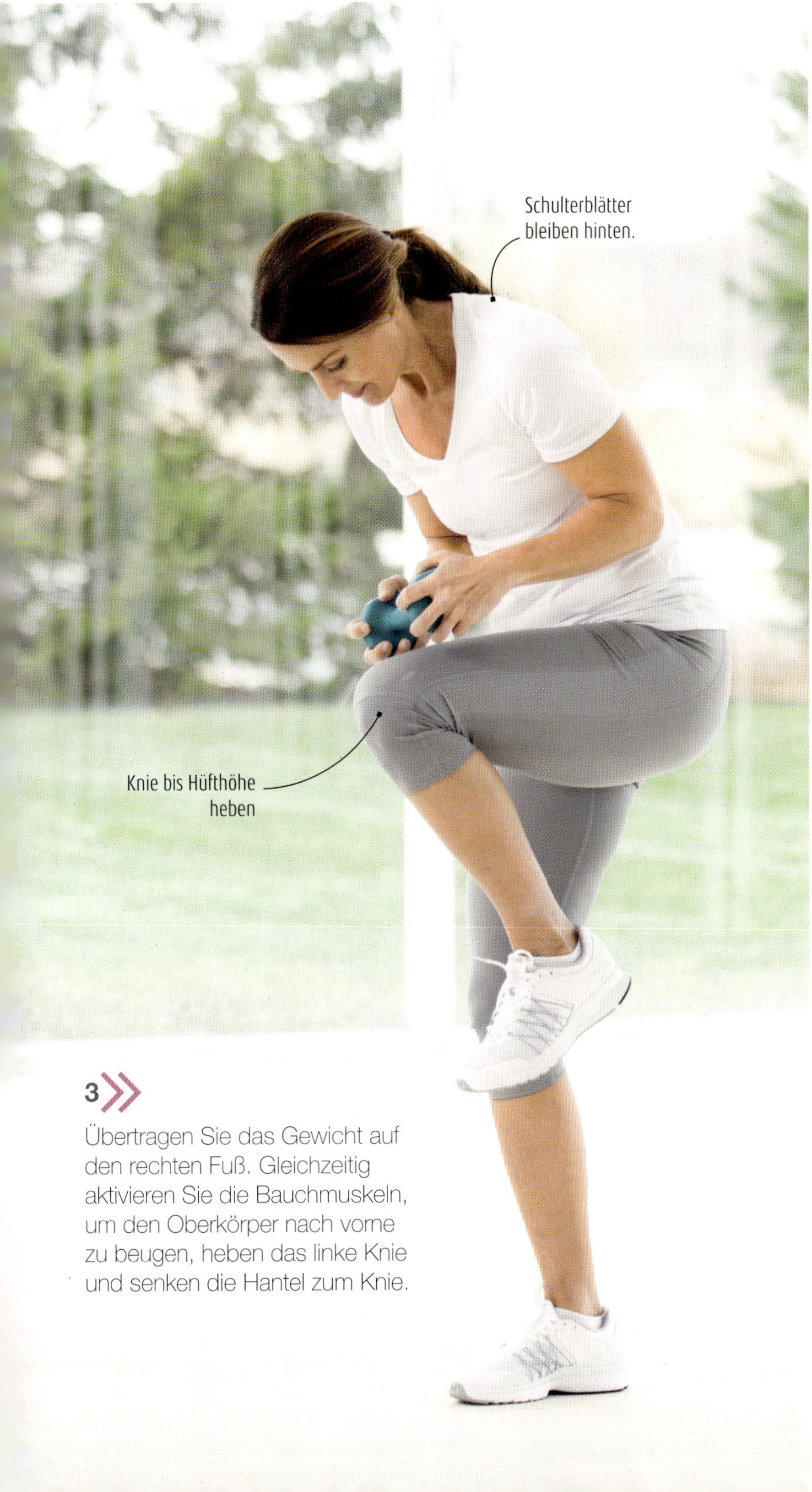

3

Übertragen Sie das Gewicht auf den rechten Fuß. Gleichzeitig aktivieren Sie die Bauchmuskeln, um den Oberkörper nach vorne zu beugen, heben das linke Knie und senken die Hantel zum Knie.

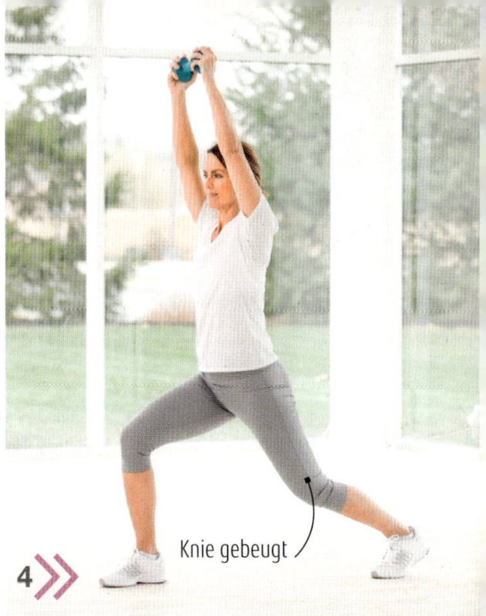

4

Kehren Sie in die Schrittstellung zurück und heben Sie die Hantel wieder nach schräg rechts oben. Wiederholen Sie die Übung für die im Plan angegebene Zeit. Die Hälfte der Zeit heben Sie das linke Bein, dann wechseln Sie zum rechten.

ERLEICHTERUNG

Wenn es Ihnen schwerfällt, die Balance zu halten, führen Sie die Übung ohne Hantel aus und halten Sie die Hände in lockeren Fäusten.

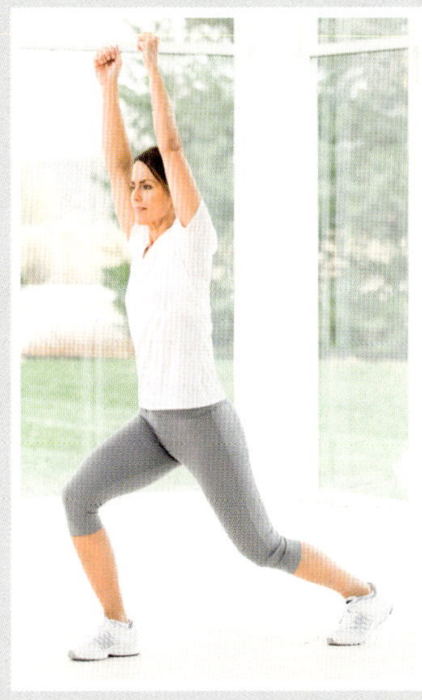

VERBESSERT
- Kraft
- Stabilität
- Beweglichkeit
- Ausdauer

WAS SIE BRAUCHEN
Kurzhanteln

Punch

Sie müssen kein Boxer sein, um von dieser Übung zu profitieren. Vielmehr gibt sie Gelegenheit, Ihr Herz zu kräftigen, die Körpermitte zu stärken, Kalorien zu verbrennen und Schultermuskeln aufzubauen. Zusätzlich können Sie über den Punch Stress abbauen.

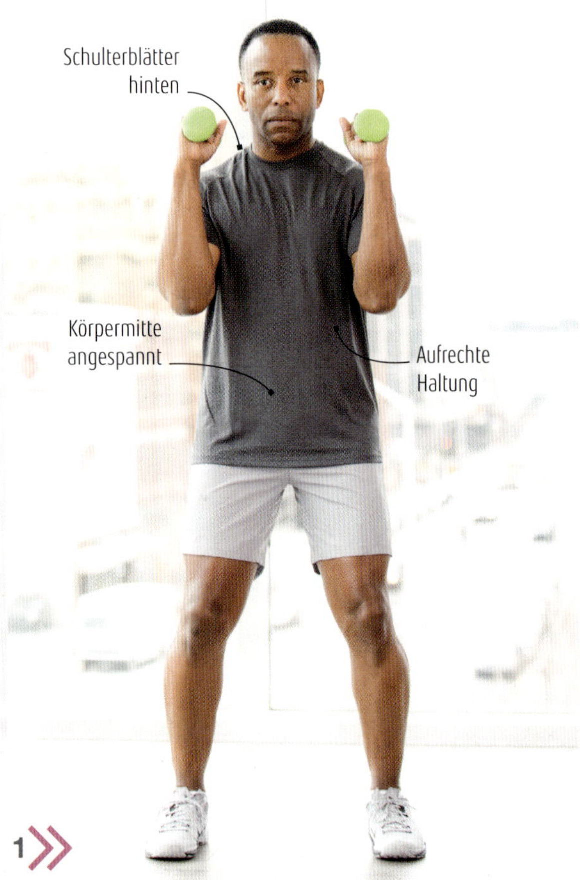
Schulterblätter hinten
Körpermitte angespannt
Aufrechte Haltung
1

Im schulterbreiten Stand halten Sie in jeder Hand eine Hantel und heben diese auf Kinnhöhe, die Handflächen zeigen zueinander. Die Ellbogen bleiben eng am Körper, die Knie sind leicht gebeugt.

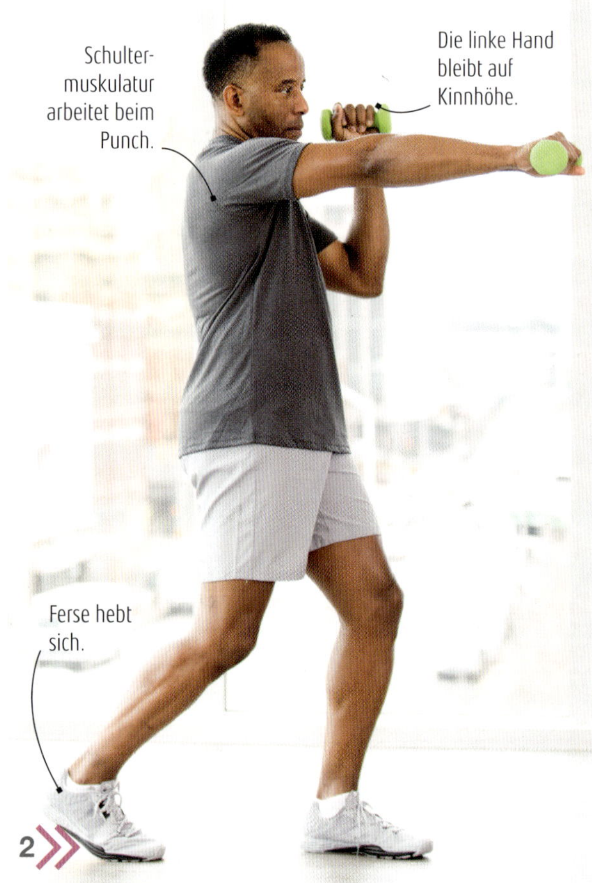
Schultermuskulatur arbeitet beim Punch.
Die linke Hand bleibt auf Kinnhöhe.
Ferse hebt sich.
2

Unter vollständiger Körperspannung drehen Sie Körper und Füße um 90 Grad nach links. Führen Sie gleichzeitig mit dem rechten Arm einen Punch aus und drehen Sie den Arm dabei so, dass die Handfläche zum Boden zeigt.

TIPP

Um Ihre Ellbogengelenke vor Verletzungen zu schützen, stoppen Sie die Punchbewegung kurz vor der Armstreckung.

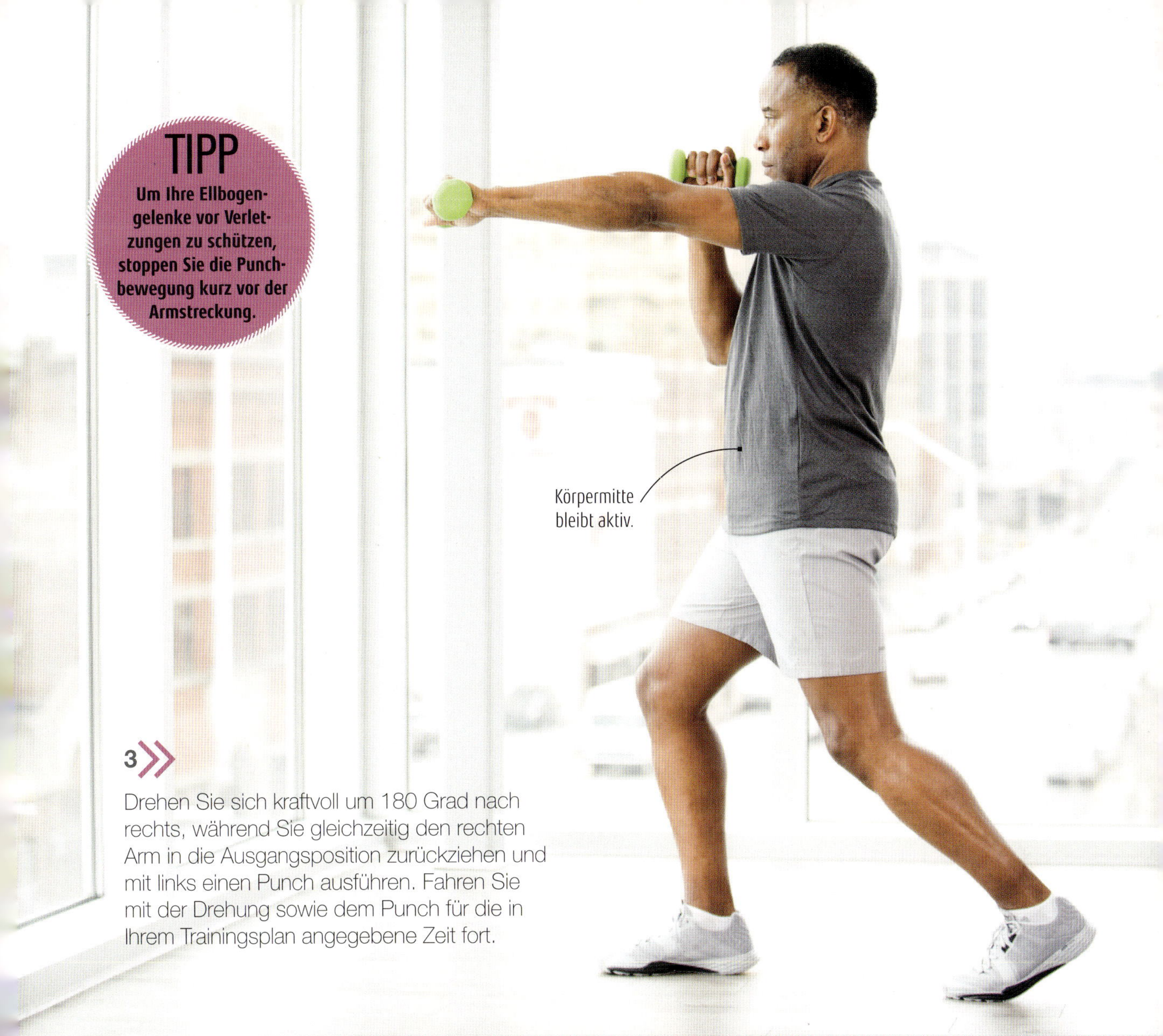

3

Drehen Sie sich kraftvoll um 180 Grad nach rechts, während Sie gleichzeitig den rechten Arm in die Ausgangsposition zurückziehen und mit links einen Punch ausführen. Fahren Sie mit der Drehung sowie dem Punch für die in Ihrem Trainingsplan angegebene Zeit fort.

ERLEICHTERUNG

Um die Belastung auf die Schultern zu verringern, führen Sie die Übung ohne Hanteln aus und halten Sie die Hände in losen Fäusten.

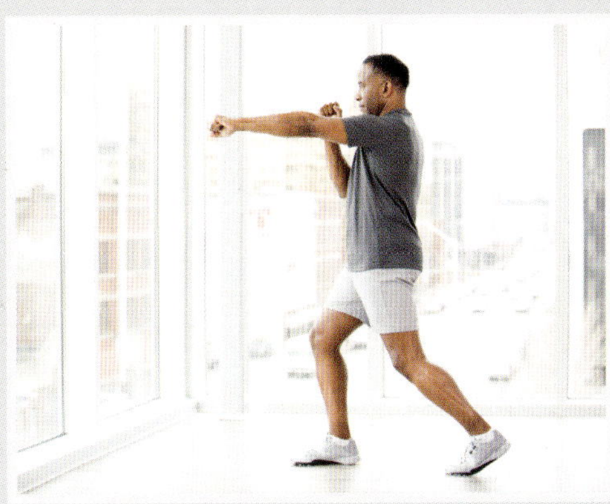

VERBESSERT

- Kraft
- Stabilität
- Beweglichkeit
- Ausdauer

WAS SIE BRAUCHEN
Kurzhantel

Twist im Stand

Die Flexibilität der Wirbelsäule ist ebenso wichtig wie bewegliche Muskeln. Eine mobile Wirbelsäule fördert eine gesunde Haltung und ermöglicht Ihnen, schwere Gegenstände bequem zu heben. Nutzen Sie diese Rotationsübung, um die natürliche Mobilität Ihrer Wirbelsäule wiederherzustellen, chronische Rückenschmerzen zu lindern und das Verletzungsrisiko zu verringern.

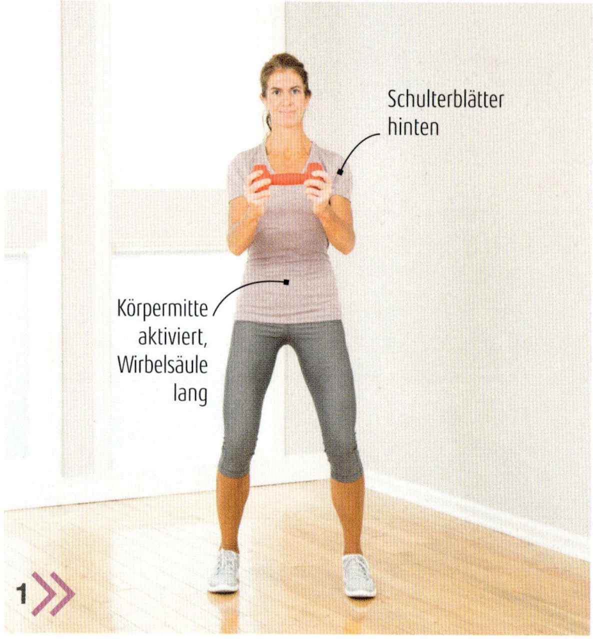
Schulterblätter hinten
Körpermitte aktiviert, Wirbelsäule lang
1

Im schulterbreiten Stand halten Sie die Enden einer Hantel mit beiden Händen, beugen die Ellbogen im 90-Grad-Winkel und heben die Hantel in Brusthöhe. Beugen Sie leicht die Knie und die Hüften.

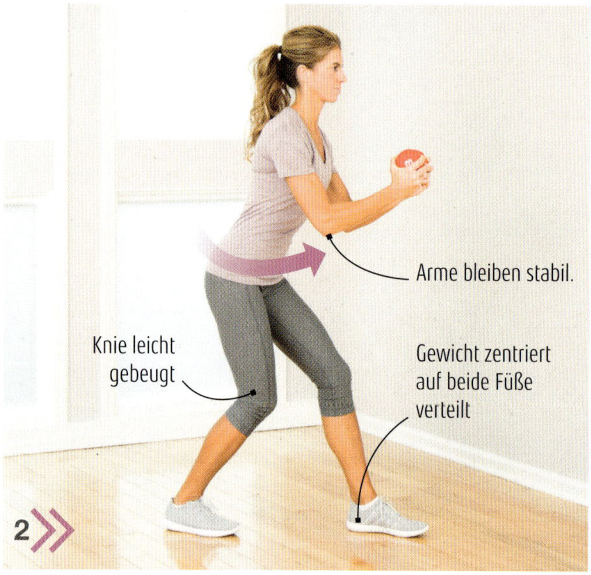
Arme bleiben stabil.
Knie leicht gebeugt
Gewicht zentriert auf beide Füße verteilt
2

Nutzen Sie die Hüften und die Muskeln der Körpermitte, um die Füße und den Oberkörper um 90 Grad nach links zu drehen. Halten Sie die Kurzhantel weiterhin vor der Brust und drehen Sie die Arme mit.

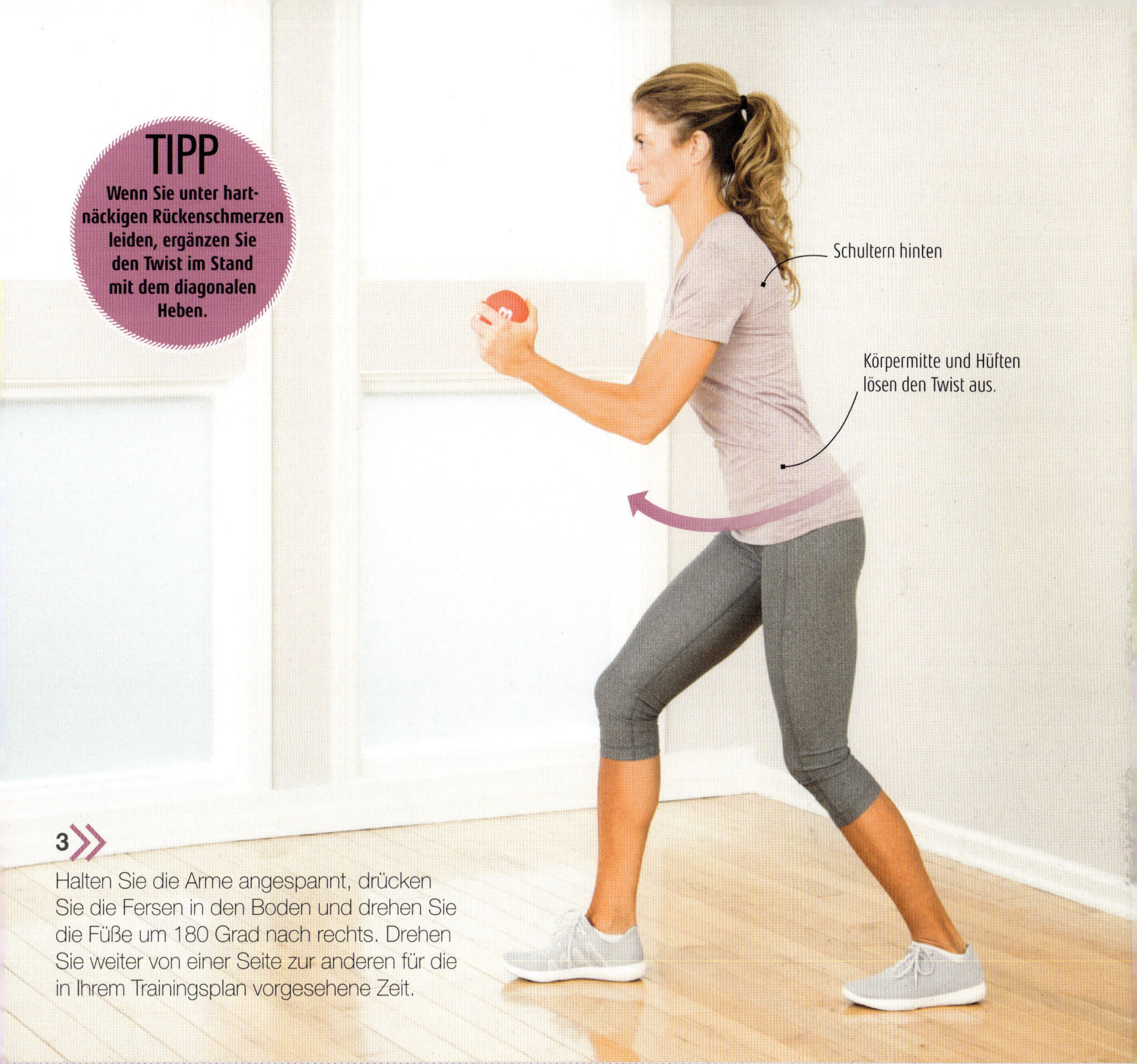
Schultern hinten
Körpermitte und Hüften lösen den Twist aus.

TIPP

Wenn Sie unter hartnäckigen Rückenschmerzen leiden, ergänzen Sie den Twist im Stand mit dem diagonalen Heben.

3

Halten Sie die Arme angespannt, drücken Sie die Fersen in den Boden und drehen Sie die Füße um 180 Grad nach rechts. Drehen Sie weiter von einer Seite zur anderen für die in Ihrem Trainingsplan vorgesehene Zeit.

ERLEICHTERUNG

Wenn es Ihnen schwerfällt, im Gleichgewicht zu bleiben, halten Sie die Arme in der gleichen Position und führen Sie die Übung ohne Hantel aus.

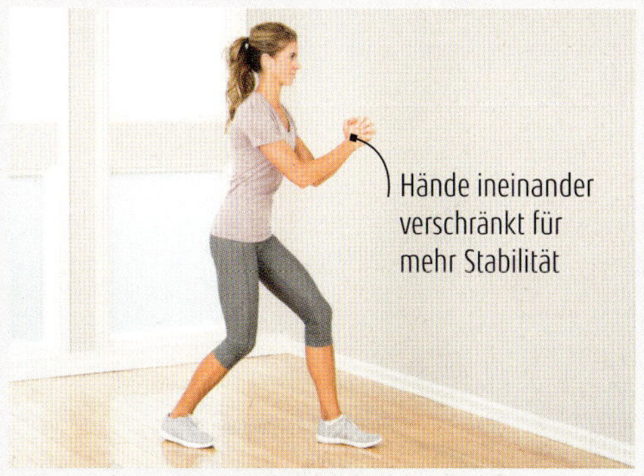
Hände ineinander verschränkt für mehr Stabilität

VERBESSERT
- Haltung
- Kraft
- Stabilität
- Beweglichkeit

WAS SIE BRAUCHEN
Kurzhantel

Rotation mit Vorbeuge

Ein starker und beweglicher Oberkörper stabilisiert Ihre Wirbelsäule und macht Bewegungen effizienter. Diese Rotationsübung stärkt die Bauchmuskeln und den unteren Rücken, nimmt Druck aus der Wirbelsäule und bereitet Sie auf Aktivitäten wie z. B. Gartenarbeit vor.

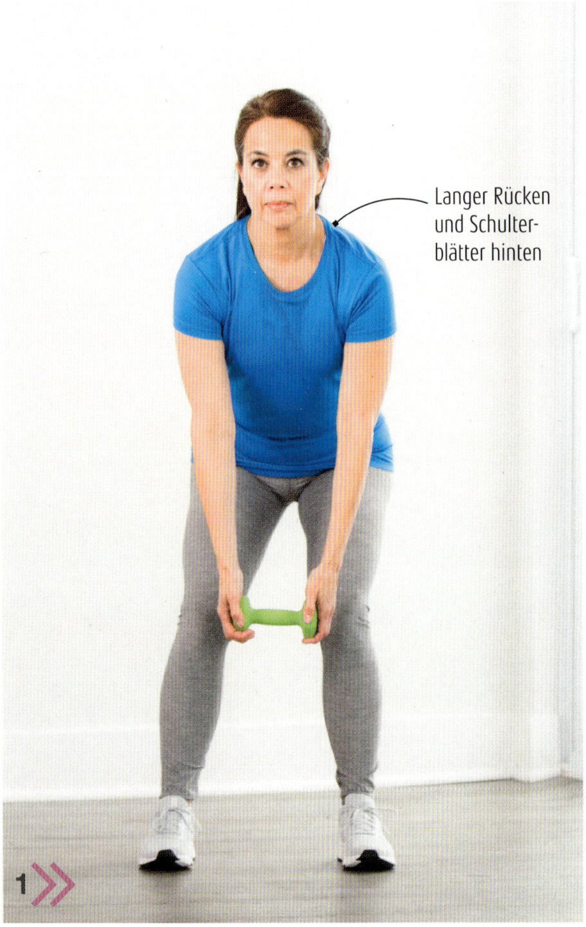
Langer Rücken und Schulterblätter hinten
1

Im schulterbreiten Stand beugen Sie den Oberkörper im 45-Grad-Winkel nach vorne. Halten Sie die Enden einer Hantel mit beiden Händen und lassen Sie die Arme bei leicht gebeugten Knien gerade nach unten hängen.

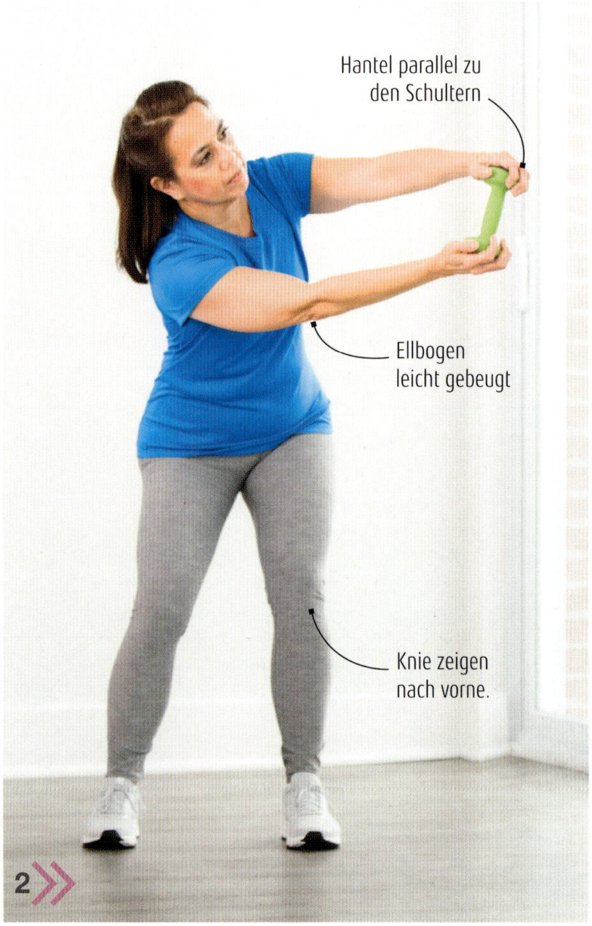
Hantel parallel zu den Schultern
Ellbogen leicht gebeugt
Knie zeigen nach vorne.
2

Drehen Sie den Rumpf und die Arme mit aktivierter Körpermitte kontrolliert um 90 Grad nach links. Dabei bewegt sich der Kopf mit und die Augen folgen der Hantel.

TIPP

Wenn es Ihnen schwerfällt, die vollen 180 Grad zu drehen, gehen Sie nur so weit, wie Sie sich wohlfühlen, und steigern sich langsam.

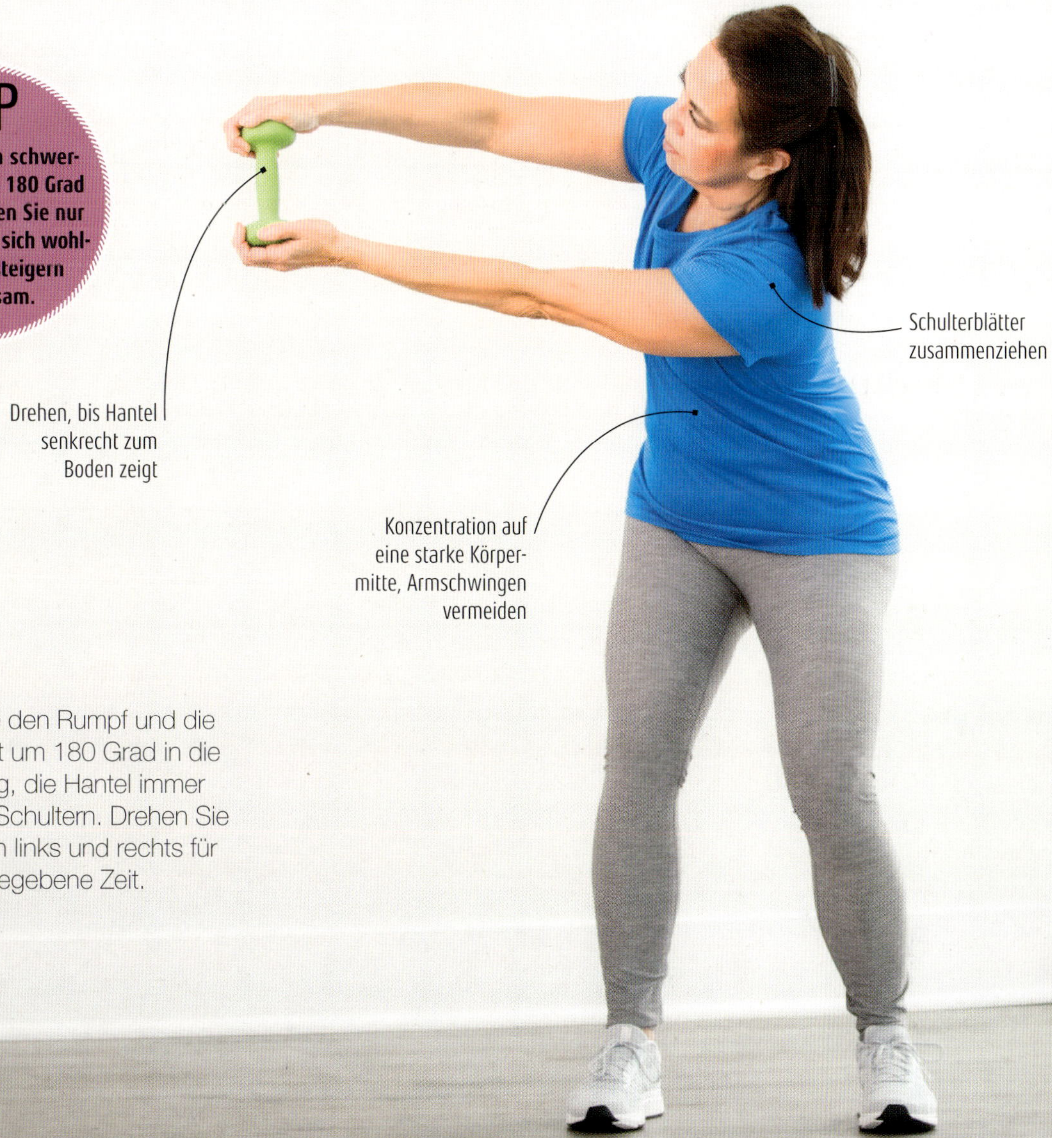
Schulterblätter zusammenziehen
Drehen, bis Hantel senkrecht zum Boden zeigt
Konzentration auf eine starke Körpermitte, Armschwingen vermeiden

3

Nun drehen Sie den Rumpf und die Arme kontrolliert um 180 Grad in die andere Richtung, die Hantel immer parallel zu den Schultern. Drehen Sie sich weiter nach links und rechts für die im Plan angegebene Zeit.

ERLEICHTERUNG

Um den Druck auf Ihre Wirbelsäule zu senken, führen Sie die Übung ohne Hantel durch und halten Sie die Hände in losen Fäusten.

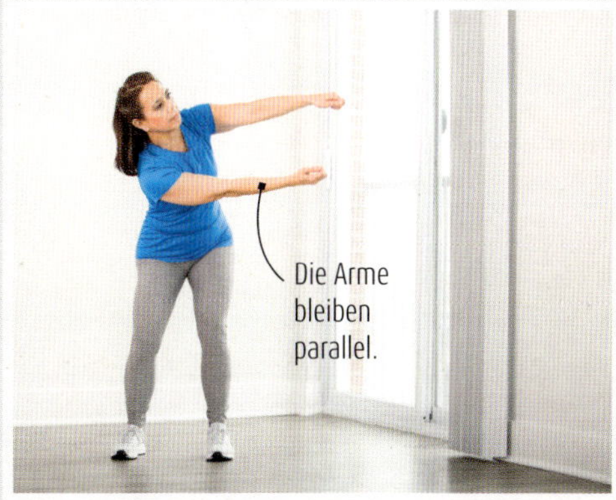
Die Arme bleiben parallel.

VERBESSERT
- Kraft
- Stabilität
- Beweglichkeit
- Ausdauer

WAS SIE BRAUCHEN
Kurzhantel

Squat mit Rotation

Das Beinebeugen in einen Squat bzw. eine Hocke ist eine sehr funktionelle, natürliche Bewegung. Schon als Baby hocken wir oft für lange Zeit am Boden. Leider verlieren wir diese Fähigkeit im Laufe der Jahre. Diese Übung hilft, sie zu erhalten, und stärkt gleichzeitig Beine und Körpermitte.

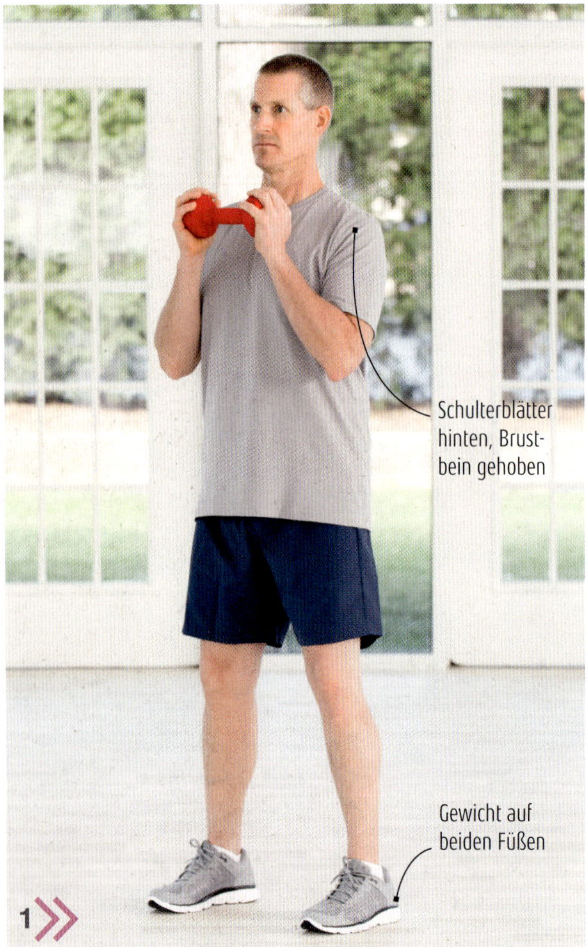
Schulterblätter hinten, Brustbein gehoben
Gewicht auf beiden Füßen
1

Im schulterbreiten Stand halten Sie die Enden einer Hantel mit beiden Händen vor dem Brustbein. Die Körpermitte ist aktiv.

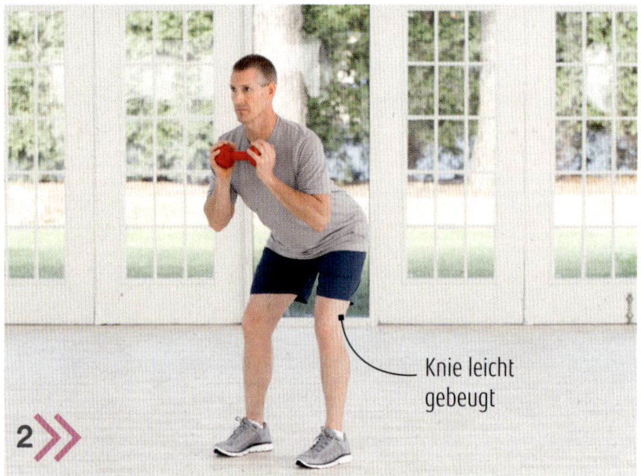
Knie leicht gebeugt
2

Schieben Sie das Gesäß nach hinten, halten Sie den Rücken gerade und die Knie zeigen nach vorne. Der Kopf bleibt oben mit Blick geradeaus.

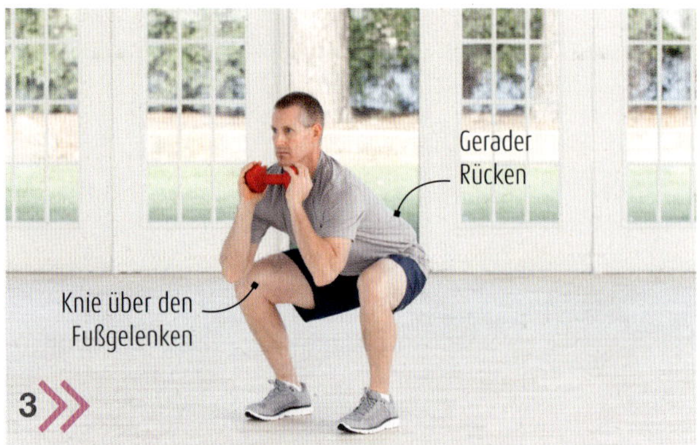
Gerader Rücken
Knie über den Fußgelenken
3

Ohne die Hantel zu verändern, beugen Sie die Knie und gehen in einen Squat, bis die Oberschenkel parallel zum Boden sind. Das Gewicht liegt auf beiden Füßen.

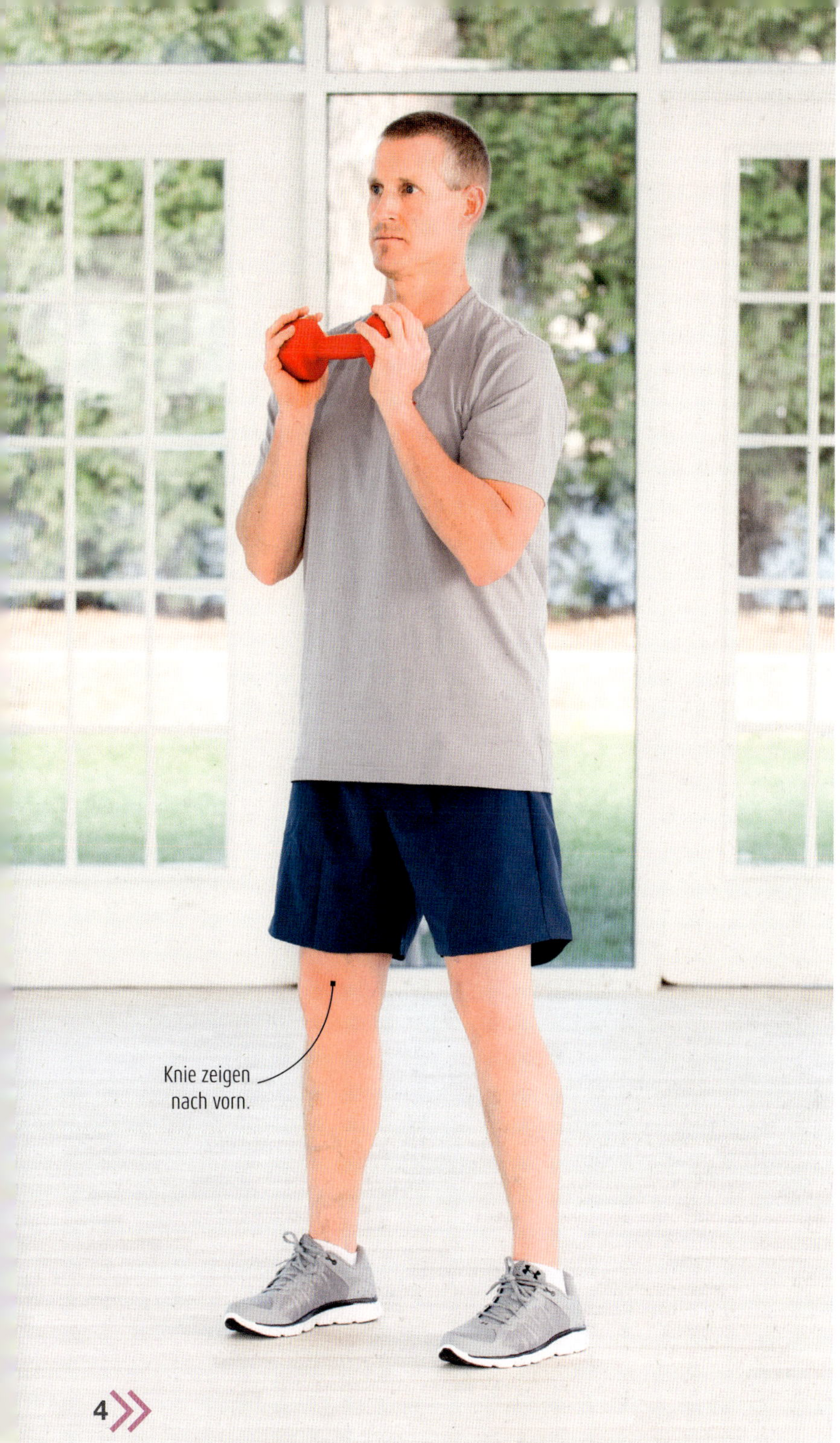

4

Drücken Sie die Füße in den Boden und erheben Sie sich aus dem Squat, bis die Beine gestreckt sind. Der Kopf ist in Verlängerung der Wirbelsäule und das Brustbein erhoben.

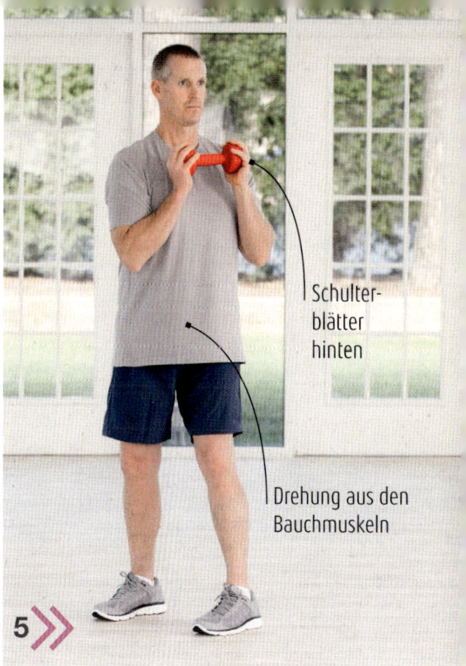

5

Nutzen Sie die Muskeln der Körpermitte, um den Rumpf einschließlich Arme um 90 Grad nach links zu drehen. Gehen Sie wieder zurück in die Ausgangsposition. Drehen Sie sich abwechselnd nach rechts und links für die im Plan vorgesehene Zeit.

ERLEICHTERUNG

Wenn es Ihnen schwerfällt, die Balance zu halten, stellen Sie einen Stuhl hinter sich und berühren diesen leicht beim Squat mit dem Gesäß. Trainieren Sie ohne Hantel, die Hände in lockeren Fäusten.

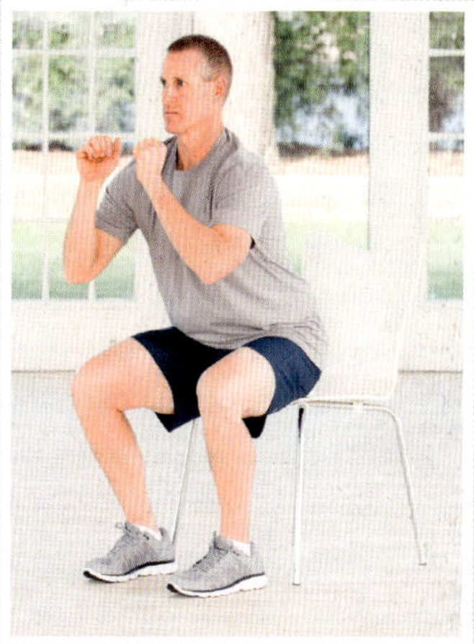

VERBESSERT

- Haltung
- Kraft
- Stabilität
- Beweglichkeit
- Ausdauer

WAS SIE BRAUCHEN

Keine Hilfsmittel nötig

Crossover mit Rumpfbeuge

Damit Ober- und Unterkörper harmonisch zusammenarbeiten, müssen Sie die Bauchmuskeln und den unteren Rücken trainieren. Bei dieser Übung arbeiten Bauch und unterer Rücken gleichzeitig, Stabilität und Körperbewusstsein werden gestärkt.

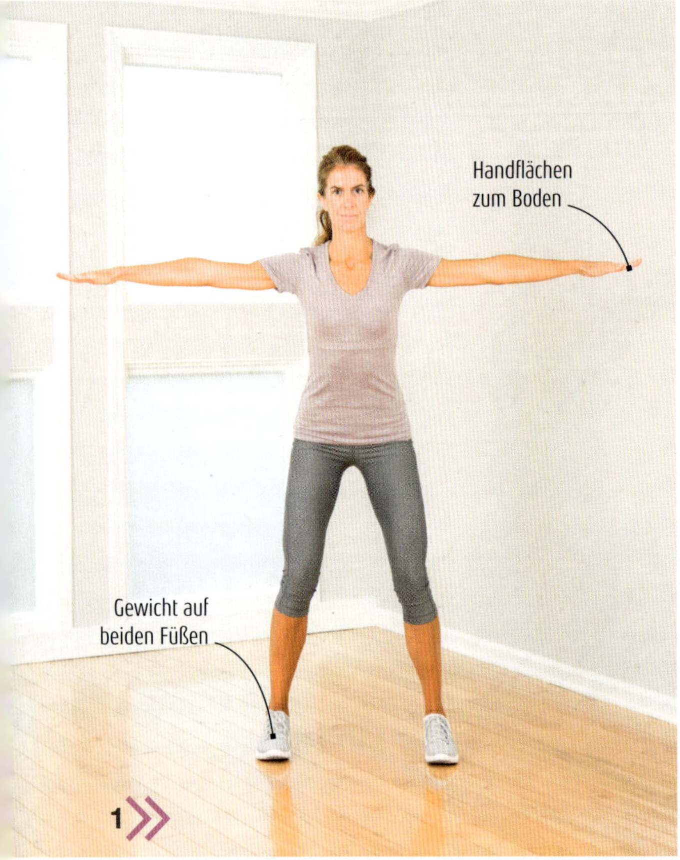
Handflächen zum Boden
Gewicht auf beiden Füßen
1

Stehen Sie mit den Füßen etwas breiter als schulterbreit auseinander und strecken Sie die Arme zur Seite. Die Handflächen zeigen zum Boden, die Schulterblätter sind zurückgezogen, die Körpermitte ist aktiv und die Knie sind leicht gebeugt.

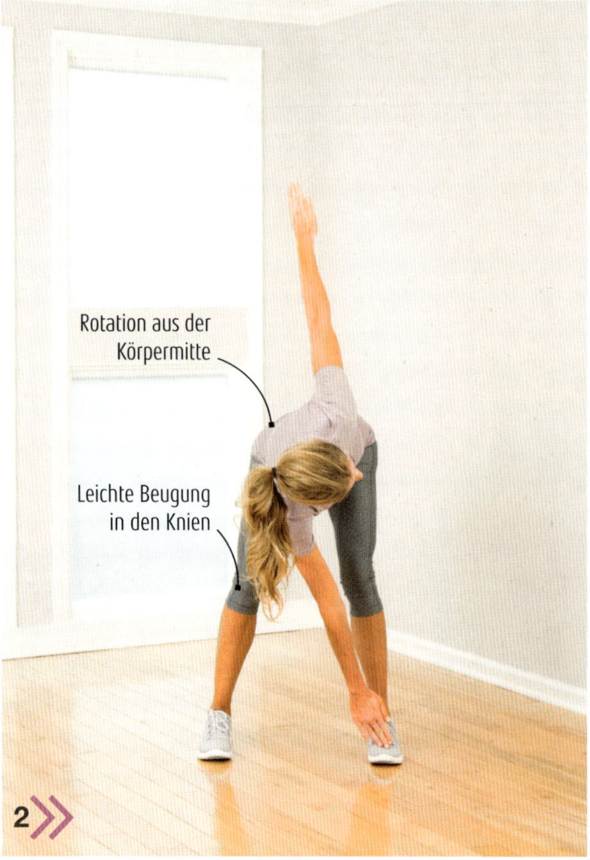
Rotation aus der Körpermitte
Leichte Beugung in den Knien
2

Halten Sie die Arme weiterhin gerade, drehen Sie den Oberkörper aus der Körpermitte und beugen Sie sich nach unten, bis die rechte Hand den linken Fuß erreicht. Der Kopf bleibt oben und schaut zur linken Seite.

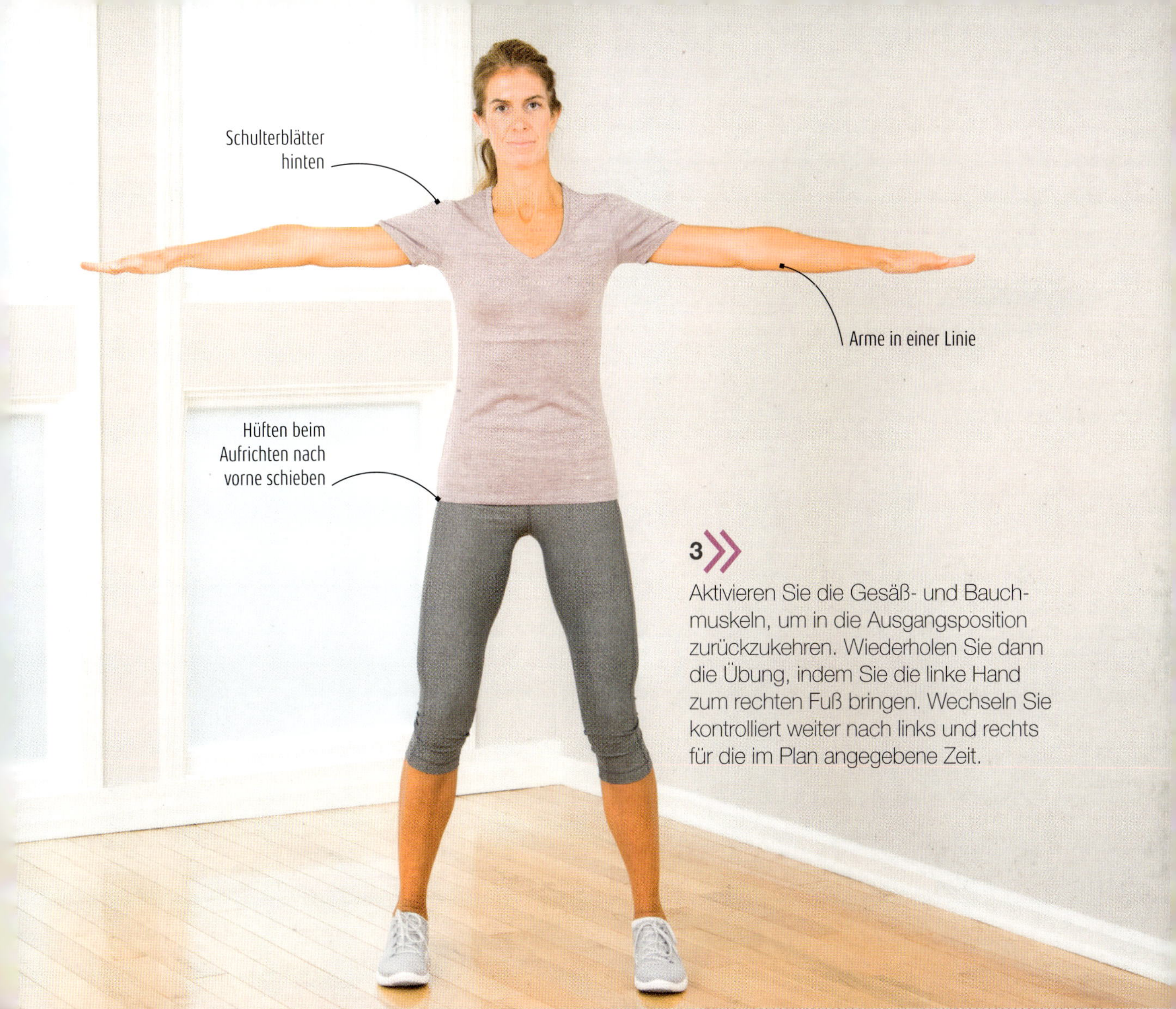
Schulterblätter
hinten
Arme in einer Linie
Hüften beim
Aufrichten nach
vorne schieben

3

Aktivieren Sie die Gesäß- und Bauchmuskeln, um in die Ausgangsposition zurückzukehren. Wiederholen Sie dann die Übung, indem Sie die linke Hand zum rechten Fuß bringen. Wechseln Sie kontrolliert weiter nach links und rechts für die im Plan angegebene Zeit.

ERLEICHTERUNG

Wenn Ihre Oberschenkelmuskeln weniger flexibel sind, bringen Sie die Hand zum Knie statt zum Fuß.

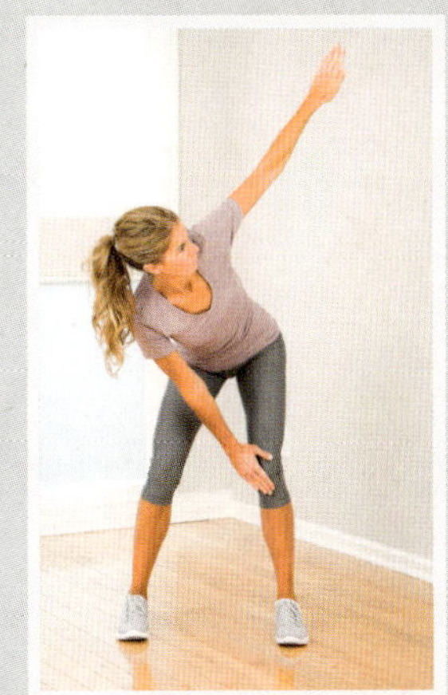

STEIGERUNG

Um die Intensität für Schultern und Körpermitte zu erhöhen, halten Sie eine leichte Hantel in jeder Hand.

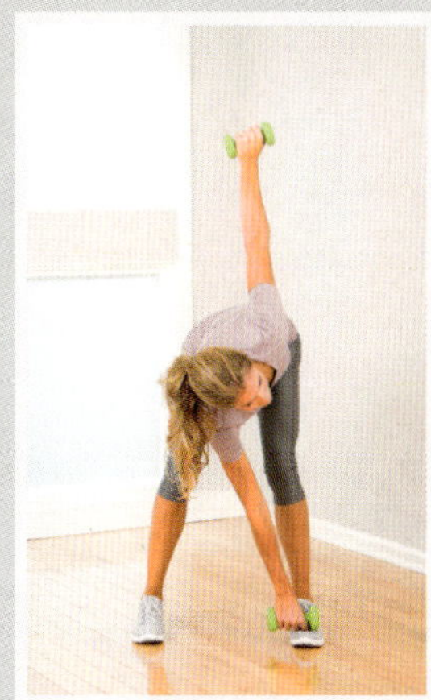

VERBESSERT
- Haltung
- Kraft
- Stabilität
- Beweglichkeit

WAS SIE BRAUCHEN
Matte

Einarmiges Seitheben im Brett

Beim Brett müssen Ihre Bauchmuskeln arbeiten, um den Körper zu stabilisieren. Diese Übung ist sicherer als Crunches, weil sich die Wirbelsäule nicht beugen muss. Führen Sie diese Rotationsübung durch, um die Körpermitte zu stabilisieren und zu stärken.

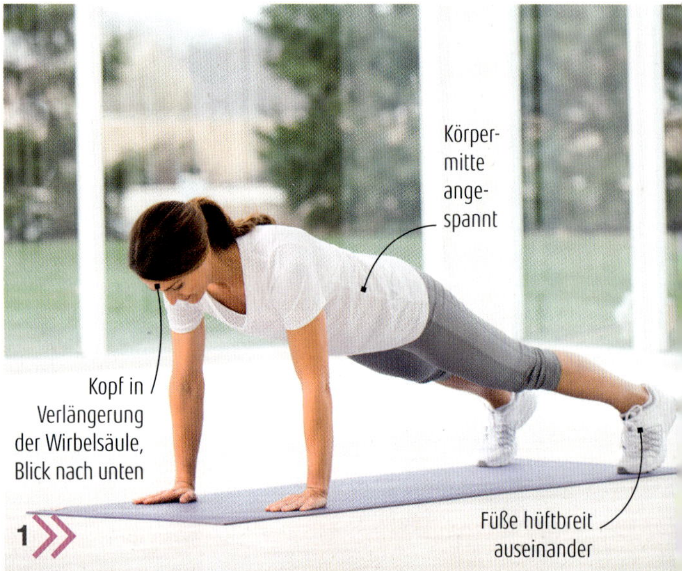
Körpermitte angespannt
Kopf in Verlängerung der Wirbelsäule, Blick nach unten
Füße hüftbreit auseinander
1

Gehen Sie in den Vierfüßlerstand, die Schultern sind über den Händen, die Finger zeigen nach vorne. Heben Sie die Knie und gehen Sie mit den Füßen in die Brettposition, wobei der Körper eine gerade Linie vom Kopf bis zu den Füßen bildet.

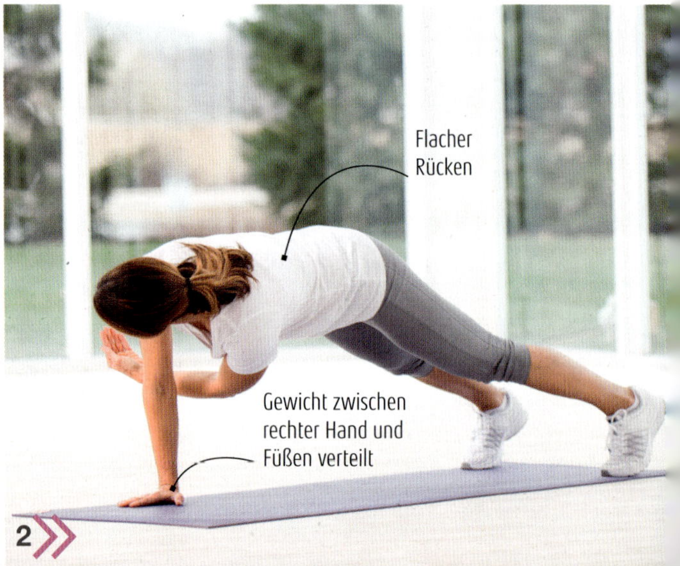
Flacher Rücken
Gewicht zwischen rechter Hand und Füßen verteilt
2

Heben Sie kontrolliert die linke Hand vom Boden. Drehen Sie sich von der Körpermitte aus und schieben Sie den linken Arm unter dem rechten Arm hindurch, der Kopf folgt der Bewegung.

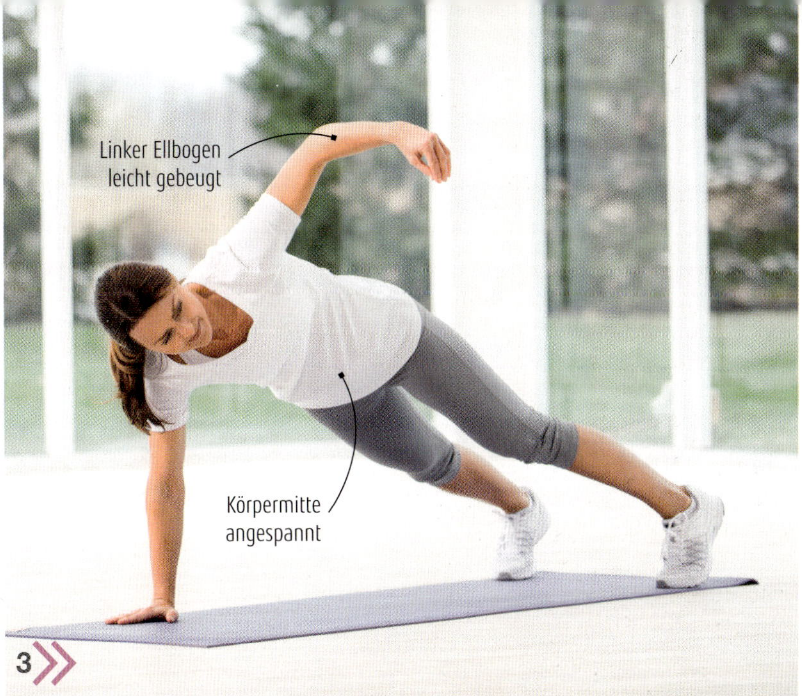

Aktivieren Sie die Muskeln im oberen Rücken und ziehen Sie vorsichtig den linken Arm zurück, um den Brustkorb so weit wie möglich nach links zu öffnen. Im obersten Punkt der Bewegung aktivieren Sie die Mitte des oberen Rückens.

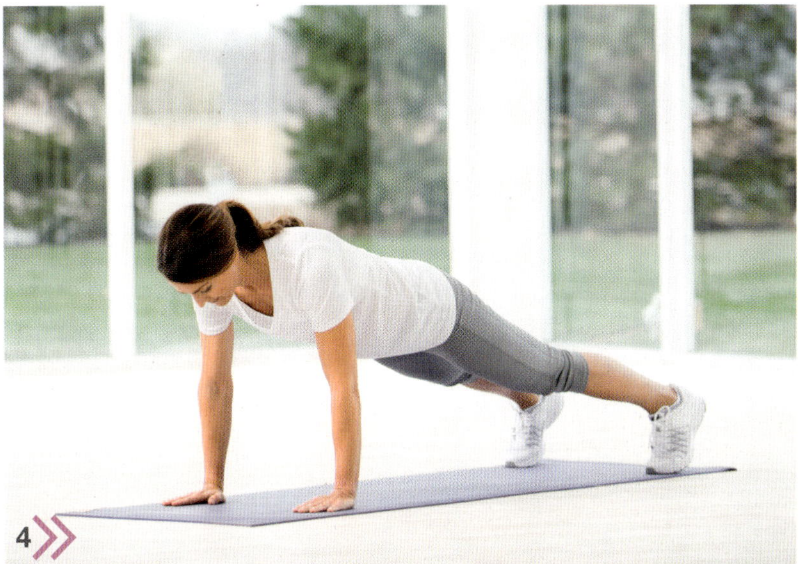

Bringen Sie den linken Arm in das Brett zurück und verteilen Sie das Gewicht gleichmäßig auf beide Hände und Füße. Wiederholen Sie die Übung mit dem rechten Arm. Trainieren Sie weiter im Wechsel für die in Ihrem Trainingsplan angegebene Zeit.

ERLEICHTERUNG

Um die Intensität zu reduzieren, bleiben Sie in Schritt 1 auf den Knien und senken Sie die Hüften, bis Ihr Oberkörper einen 45-Grad-Winkel zum Boden einnimmt.

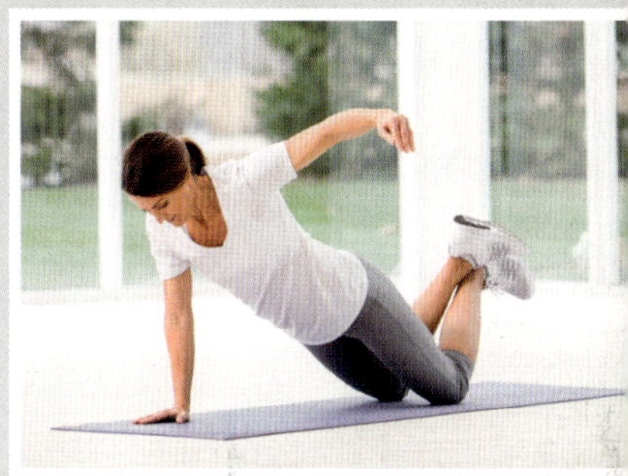

STEIGERUNG

Um die Intensität zu erhöhen, halten Sie eine Hantel in der linken Hand und ziehen Sie sie vom Ellbogen aus zurück. Die Hälfte der Zeit arbeitet der linke Arm, die andere der rechte.

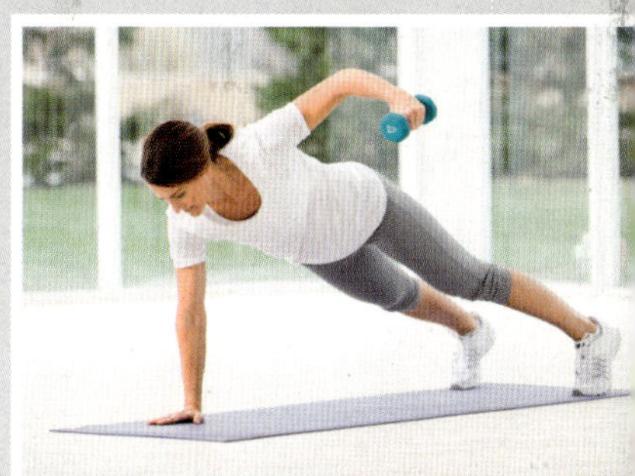

VERBESSERT
- Haltung
- Kraft
- Stabilität
- Beweglichkeit
- Ausdauer

WAS SIE BRAUCHEN
Keine Hilfsmittel nötig

Windmühle

Eine Vielzahl von falschen Bewegungen kann Schmerzen im unteren Rücken verursachen. Die Windmühle als kontrollierte Rotationsbewegung verbessert die Kraft und die Flexibilität Ihrer Bauchmuskeln und des unteren Rückens und Sie bleiben bei regelmäßigem Training schmerz- und verletzungsfrei.

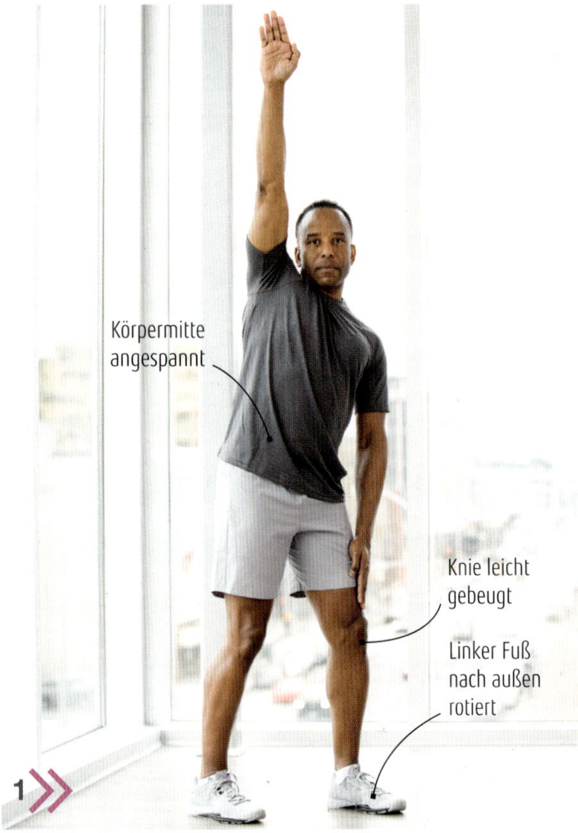
Körpermitte angespannt
Knie leicht gebeugt
Linker Fuß nach außen rotiert
1

Im schulterbreiten Stand drehen Sie den linken Fuß um etwa 45 Grad nach außen. Strecken Sie den rechten Arm gerade über den Kopf, lassen Sie den linken Arm gerade nach unten hängen.

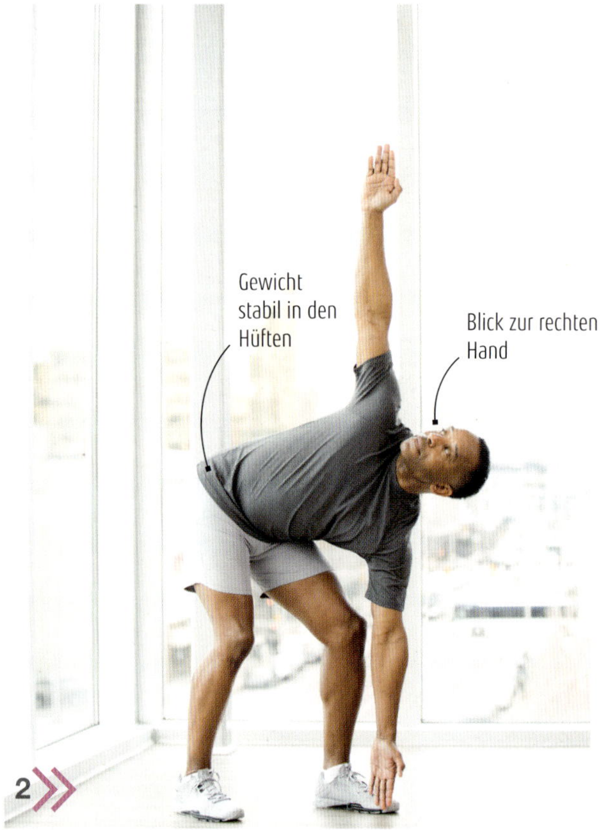
Gewicht stabil in den Hüften
Blick zur rechten Hand
2

Drehen Sie die rechte Hüfte und schauen Sie zur rechten Hand nach oben. Halten Sie Ihren Rücken und die Arme gerade und beugen Sie die Beine, die linke Hand berührt die Innenseite des linken Fußes.

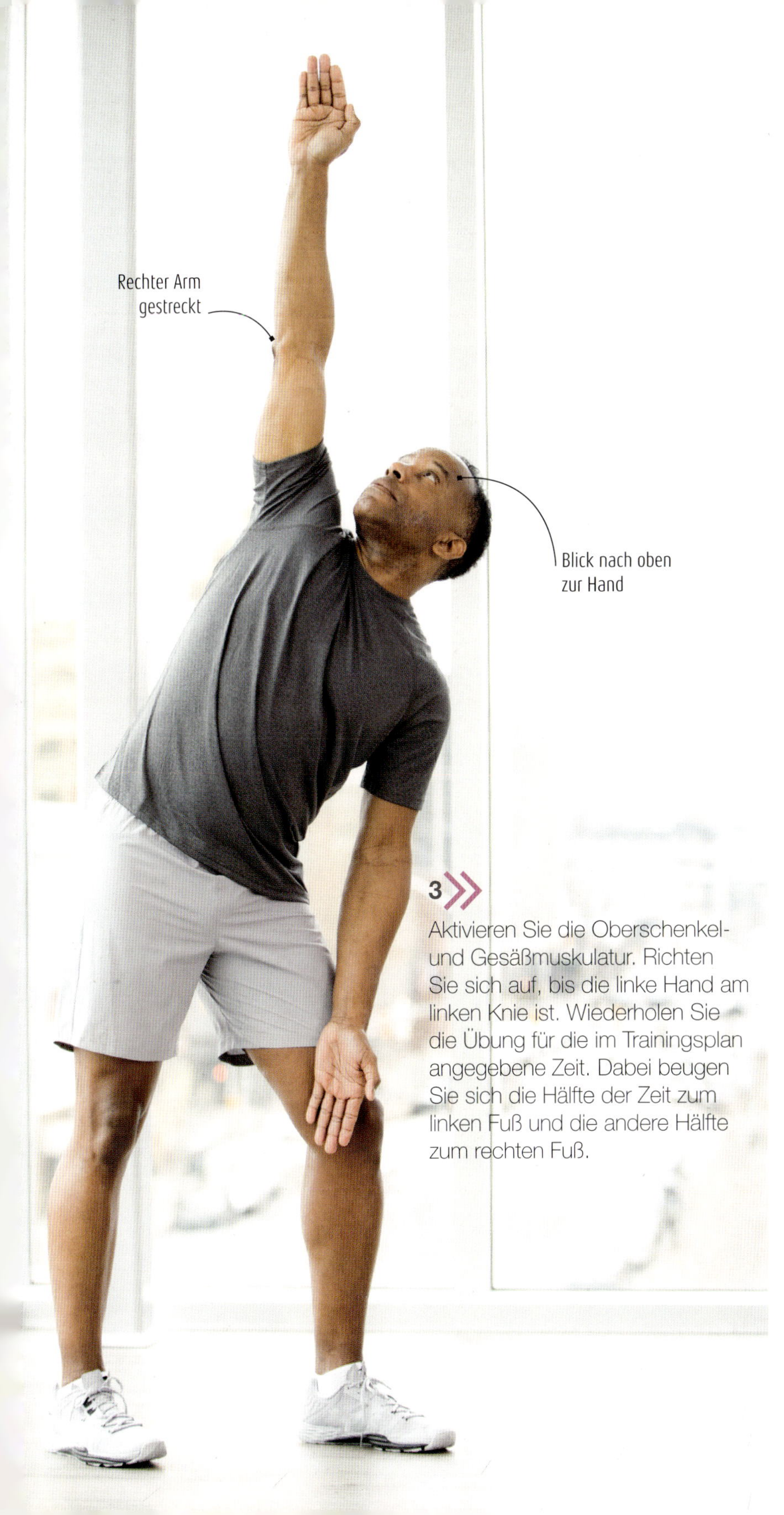

3

Aktivieren Sie die Oberschenkel- und Gesäßmuskulatur. Richten Sie sich auf, bis die linke Hand am linken Knie ist. Wiederholen Sie die Übung für die im Trainingsplan angegebene Zeit. Dabei beugen Sie sich die Hälfte der Zeit zum linken Fuß und die andere Hälfte zum rechten Fuß.

ERLEICHTERUNG

Wenn Ihre Flexibilität begrenzt ist, beugen Sie sich nur, bis die Hand das Knie erreicht, und richten sich wieder auf.

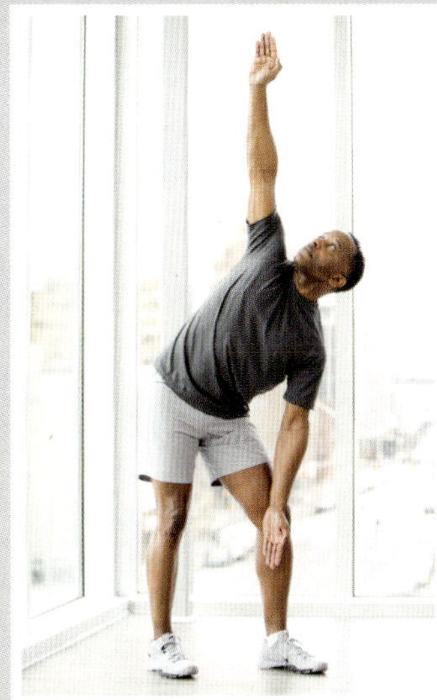

STEIGERUNG

Um die Intensität für die Schultern und die Körpermitte zu erhöhen, halten Sie eine Hantel in der erhobenen Hand.

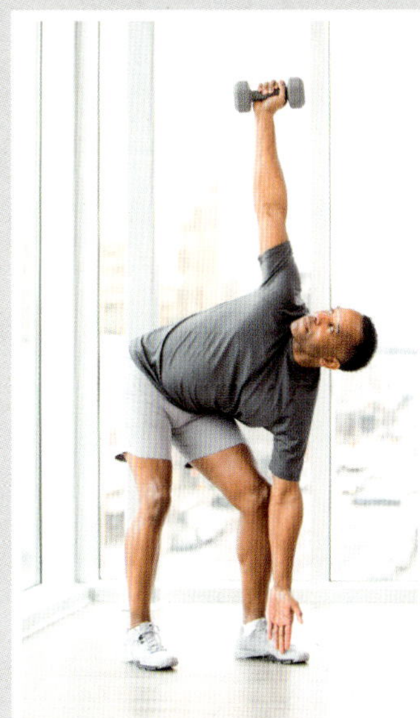

VERBESSERT
- Haltung
- Kraft
- Stabilität
- Beweglichkeit
- Ausdauer

WAS SIE BRAUCHEN
Kurzhantel

Squat mit Armbeuge

Verletzungen im unteren Rücken durch unsachgemäßes Heben sind eine der häufigsten Gründe für Arztbesuche. Mit der folgenden Übung entwickeln Sie einen starken Unterkörper, der Ihre Wirbelsäule unterstützt, und Sie verbessern zusätzlich die Ganzkörperkoordination.

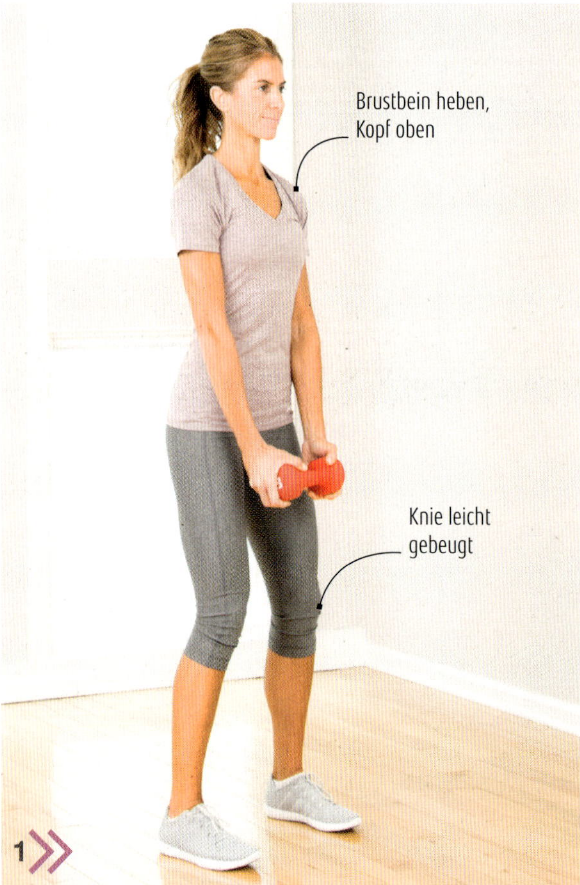
Brustbein heben, Kopf oben
Knie leicht gebeugt
1

Im schulterbreiten Stand halten Sie die Enden einer Hantel mit beiden Händen. Lassen Sie die Arme vor dem Körper hängen, aktivieren Sie die Körpermitte und ziehen Sie die Schulterblätter zurück.

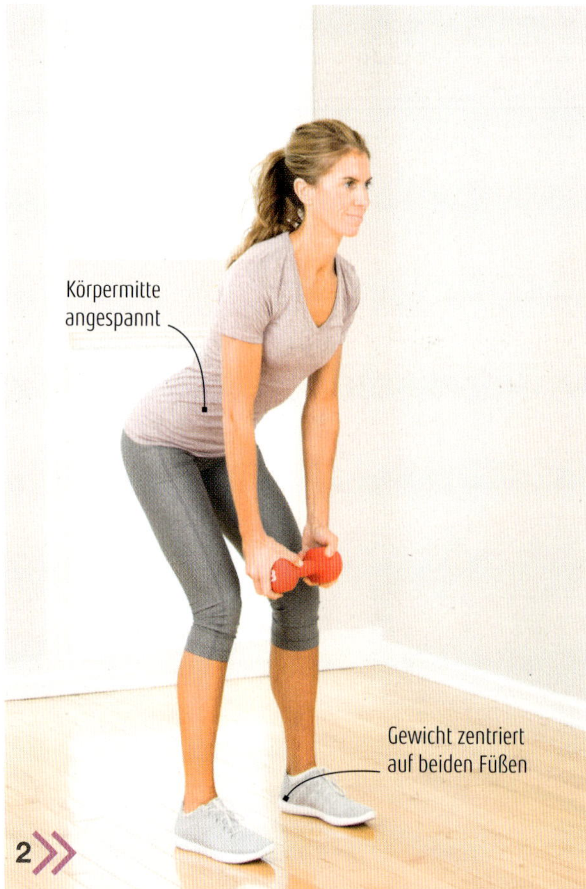
Körpermitte angespannt
Gewicht zentriert auf beiden Füßen
2

Schieben Sie das Gesäß zurück in einen leichten Squat und lassen Sie die Hantel nach unten hängen. Dabei halten Sie den Rücken mit erhobenem Kopf gerade. Die Knie zeigen in Richtung der Füße.

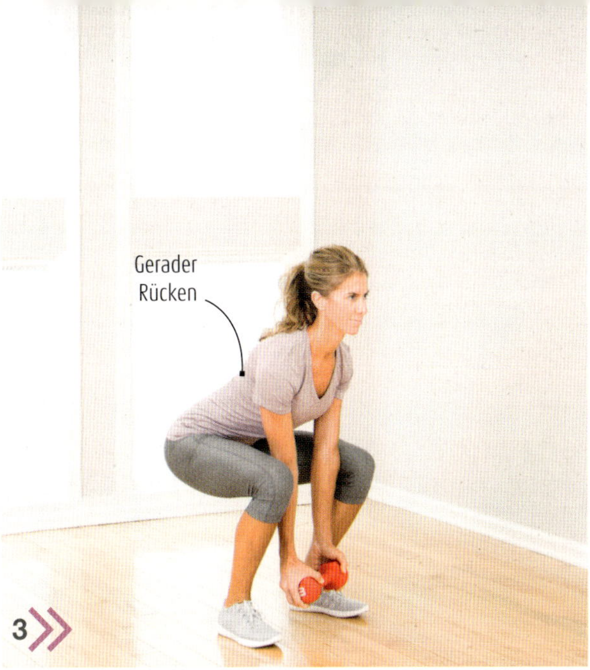

Gehen Sie kontrolliert in eine tiefe Beuge, bis die Oberschenkel parallel zum Boden sind. Lassen Sie die Arme gerade nach unten hängen. Das Körpergewicht ruht stabil auf beiden Füßen.

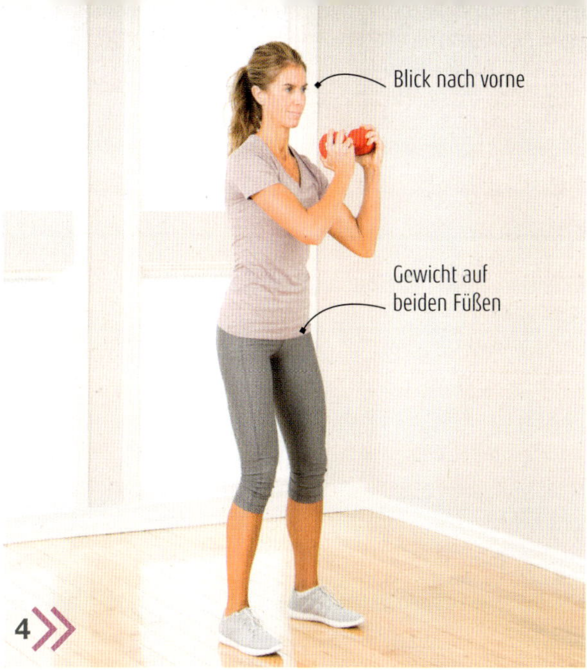

Drücken Sie die Füße in den Boden und erheben Sie sich flüssig aus dem Squat nach oben. Beugen Sie dabei die Ellbogen und führen Sie die Hantel zur linken Schulter.

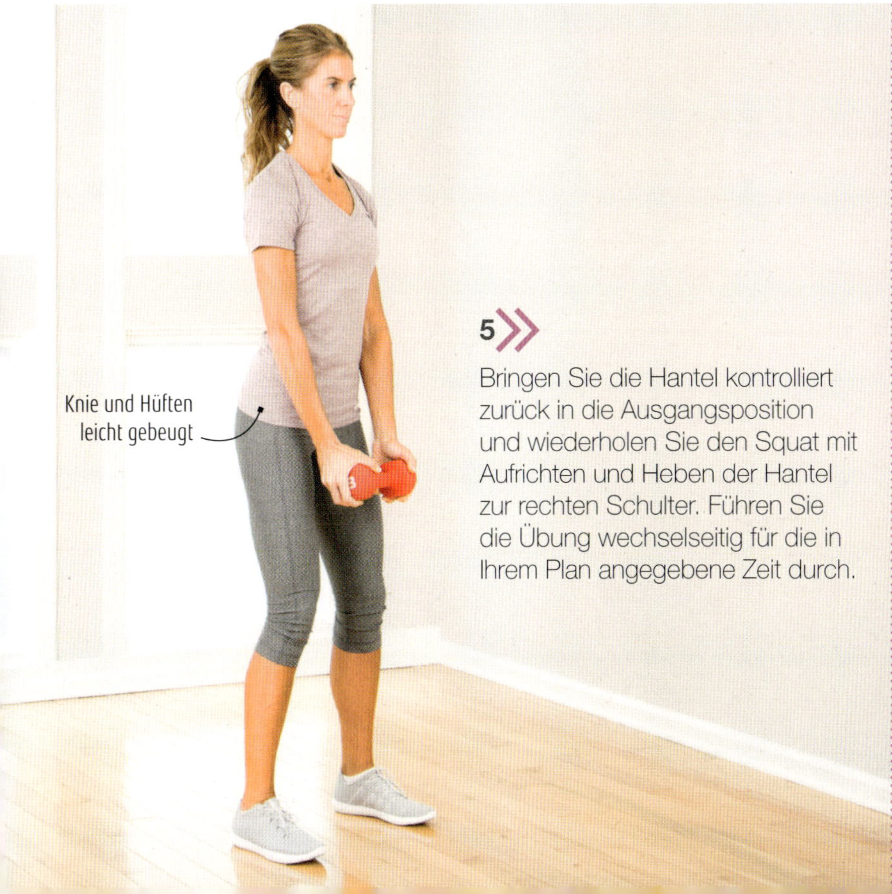

5

Bringen Sie die Hantel kontrolliert zurück in die Ausgangsposition und wiederholen Sie den Squat mit Aufrichten und Heben der Hantel zur rechten Schulter. Führen Sie die Übung wechselseitig für die in Ihrem Plan angegebene Zeit durch.

ERLEICHTERUNG

Um die Intensität der Übung zu reduzieren, trainieren Sie ohne Hantel. Lassen Sie dabei die Arme und Hände lang nach unten hängen.

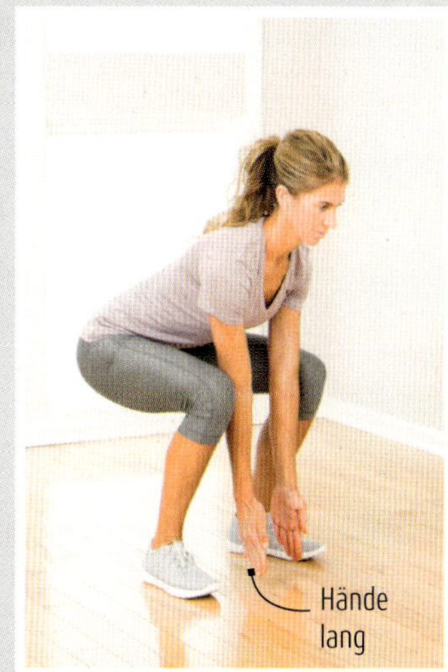

Arm heben, diagonal

VERBESSERT
- Kraft
- Stabilität
- Beweglichkeit
- Ausdauer

WAS SIE BRAUCHEN
Kurzhantel

Die meisten athletischen Bewegungen beinhalten eine Form der Rotation und erfordern viel Kraft im Rumpf. Ist die Muskulatur der Körpermitte schwach, kann das zu schlechter Leistung oder auch zu Verletzungen führen. Diese Übung soll Ihren Rumpf stärken und die Stabilität verbessern.

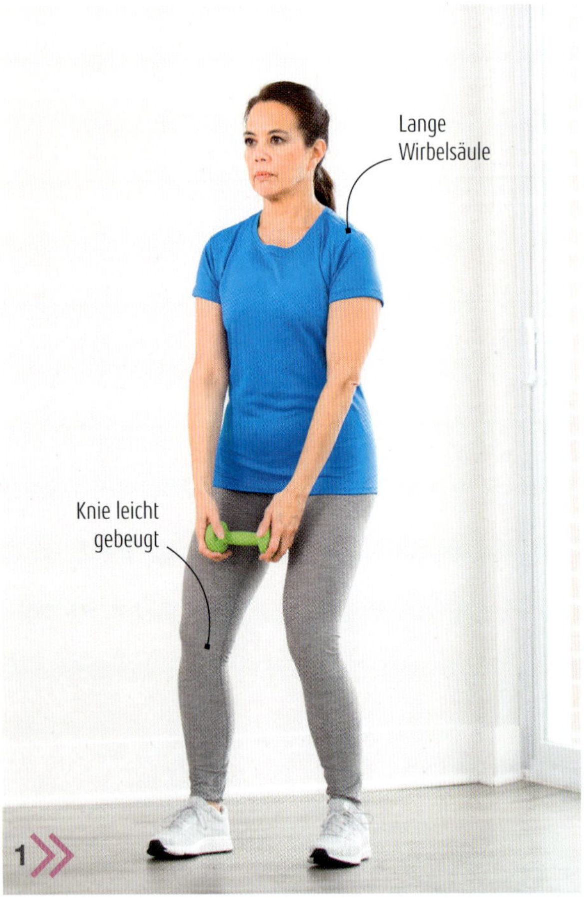
Lange
Wirbelsäule
Knie leicht
gebeugt
1

Halten Sie im schulterbreiten Stand die Enden einer Hantel mit beiden Händen und lassen Sie die Arme vor dem Körper hängen. Aktivieren Sie die Körpermitte und ziehen Sie die Schulterblätter zurück.

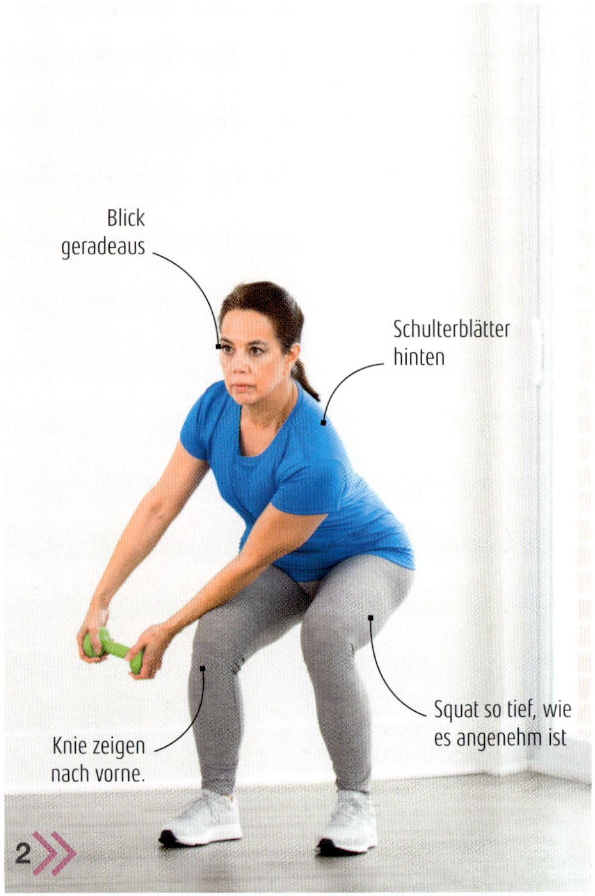
Blick
geradeaus
Schulterblätter
hinten
Squat so tief, wie
es angenehm ist
Knie zeigen
nach vorne.
2

Schieben Sie das Gesäß zurück und gehen Sie in einen Squat. Gleichzeitig rotieren Sie aus der Körpermitte und bringen die Hantel mit langen Armen zur Außenseite des rechten Beins.

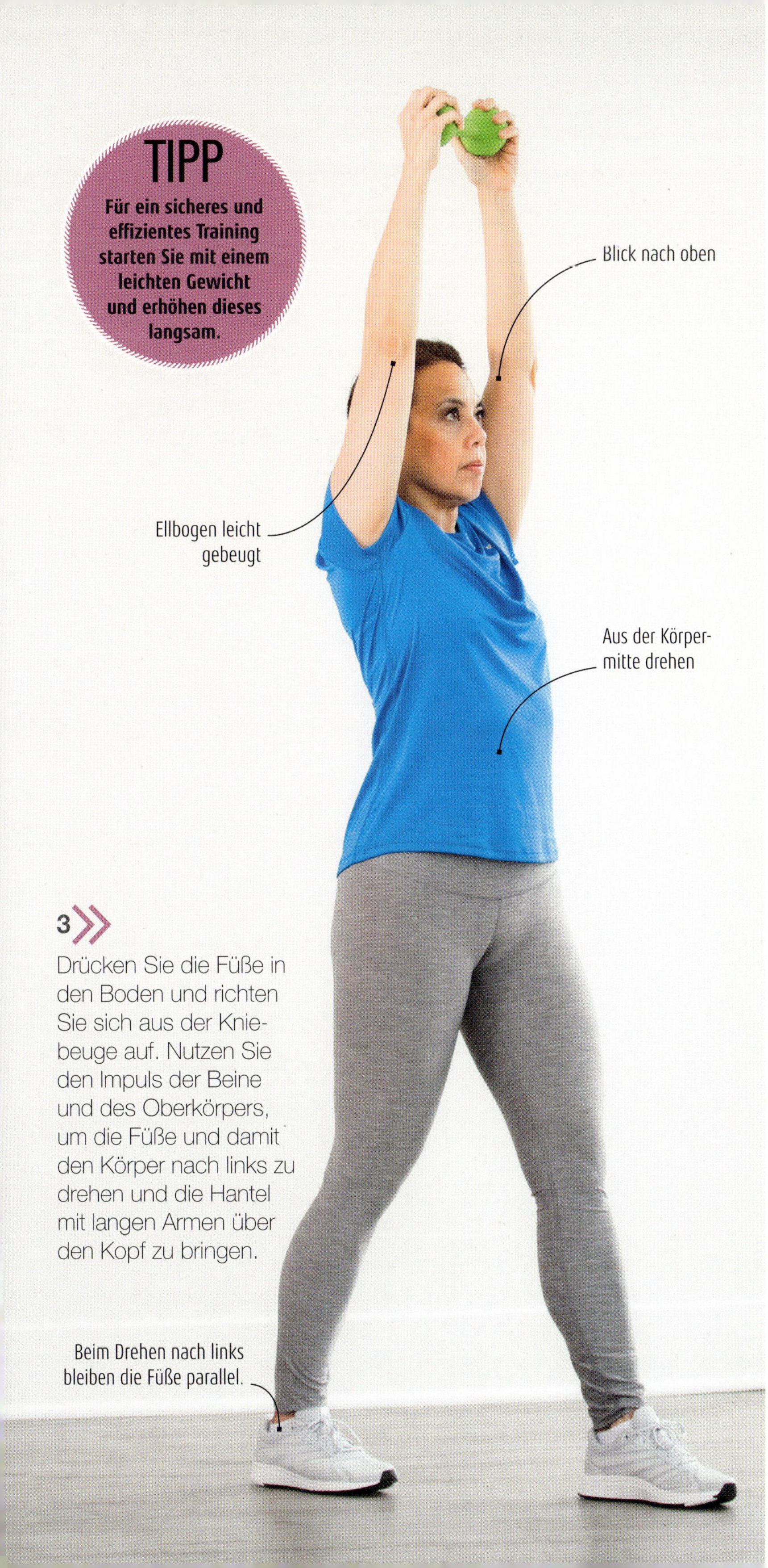
Blick nach oben
Ellbogen leicht gebeugt
Aus der Körpermitte drehen
Beim Drehen nach links bleiben die Füße parallel.

TIPP

Für ein sicheres und effizientes Training starten Sie mit einem leichten Gewicht und erhöhen dieses langsam.

3 »

Drücken Sie die Füße in den Boden und richten Sie sich aus der Kniebeuge auf. Nutzen Sie den Impuls der Beine und des Oberkörpers, um die Füße und damit den Körper nach links zu drehen und die Hantel mit langen Armen über den Kopf zu bringen.

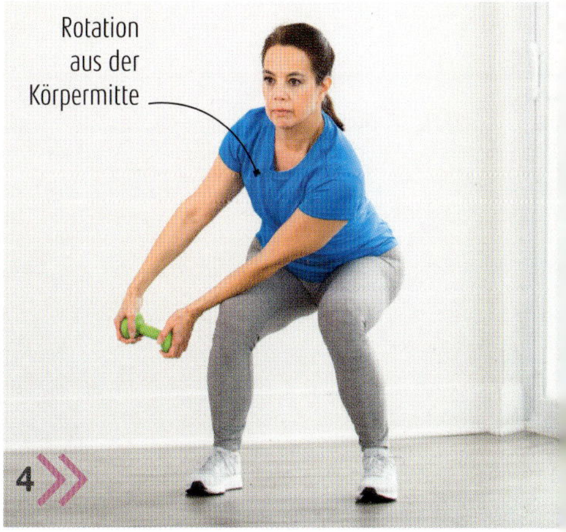
Rotation aus der Körpermitte
4

Drehen Sie die Füße zurück nach rechts und kommen Sie in einer kontrollierten Bewegung in die Ausgangsposition. Wiederholen Sie dies für die Hälfte der angegebenen Zeit zur linken Seite, dann zur rechten Seite.

ERLEICHTERUNG

Um die Intensität der Übung zu reduzieren, trainieren Sie ohne Hantel. Halten Sie die Hände dabei in losen Fäusten.

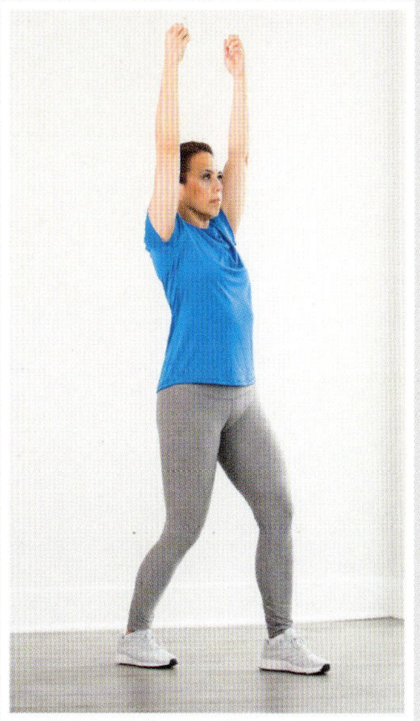

VERBESSERT
- Kraft
- Stabilität
- Beweglichkeit
- Ausdauer

WAS SIE BRAUCHEN
Kurzhantel

Koffer-Squat

Schwache Oberschenkelmuskeln können dazu führen, dass Sie beim Heben schwerer Gegenstände die Rücken- statt die Beinmuskeln einsetzen, was zu Verletzungen führen kann. Mit der folgenden Übung stärken Sie insbesondere die Oberschenkel und bereiten sich damit z. B. auf das Heben eines Koffers vor.

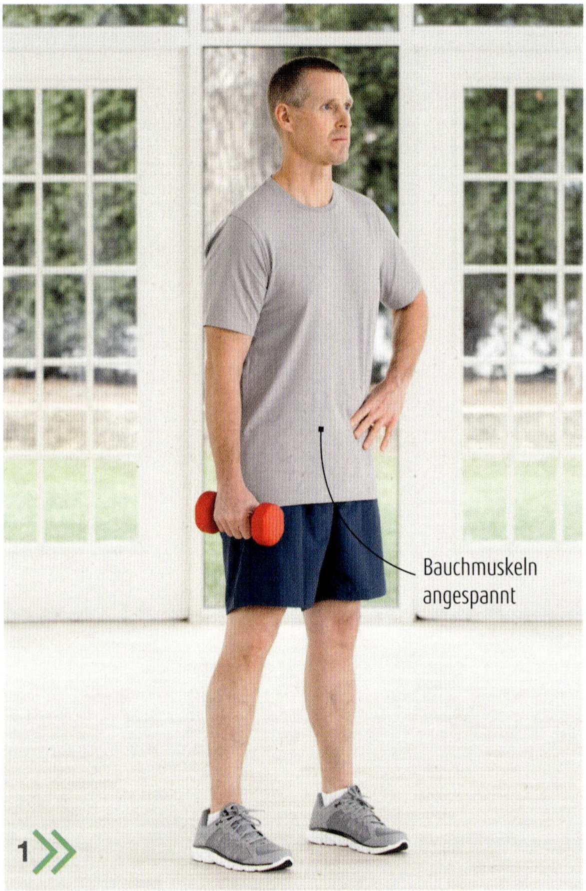

Lassen Sie im schulterbreiten Stand den rechten Arm mit der Hantel an der Seite herunterhängen. Legen Sie die linke Hand auf die Hüfte, heben Sie den Kopf und ziehen Sie die Schulterblätter zurück.

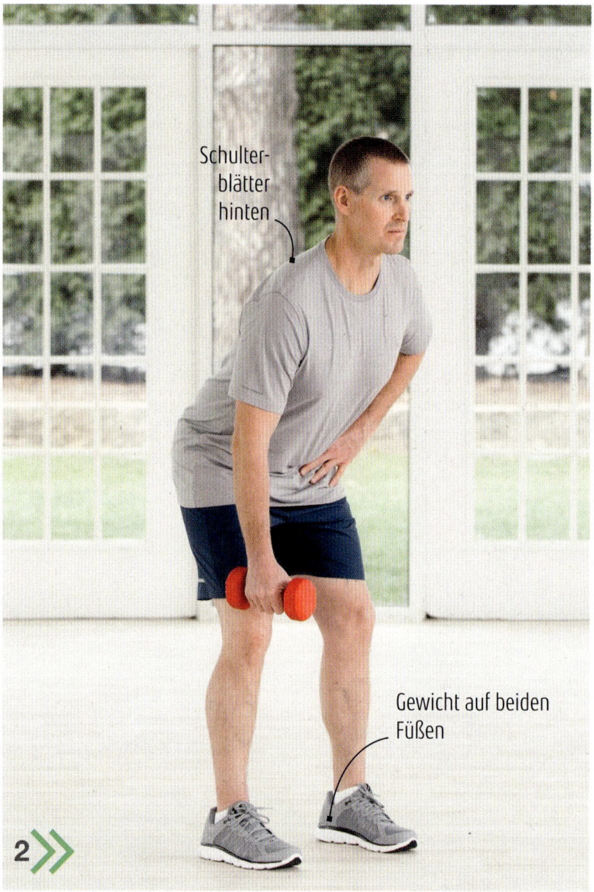

Schieben Sie das Gesäß zurück und lassen Sie die Hantel nach unten sinken. Der Rücken bleibt gerade, die Knie zeigen nach vorne, der Kopf bleibt oben.

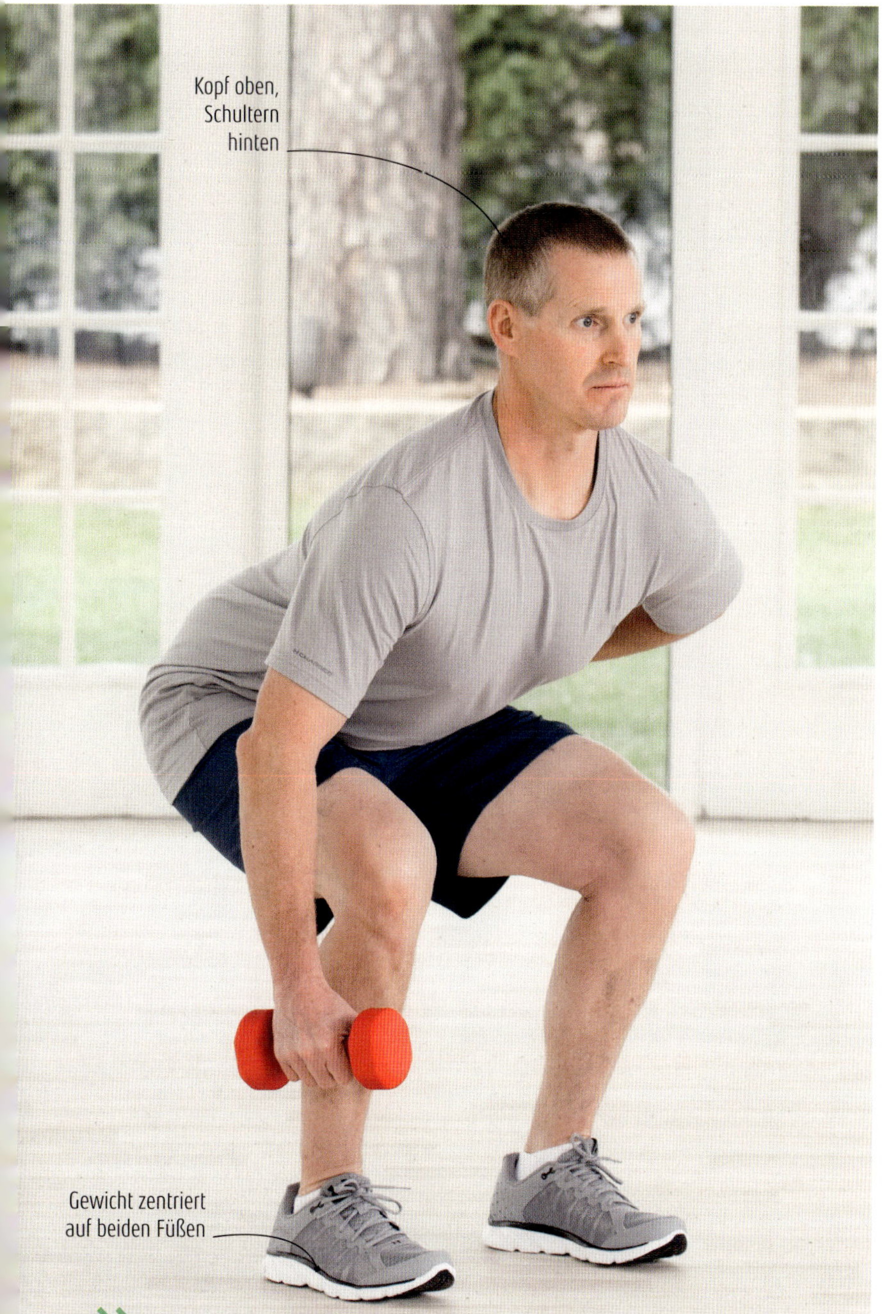
Kopf oben, Schultern hinten
Gewicht zentriert auf beiden Füßen

3

Gehen Sie kontrolliert nach unten in einen Squat, bis die Oberschenkel parallel zum Boden sind. Lassen Sie den rechten Arm dabei gerade nach unten hängen.

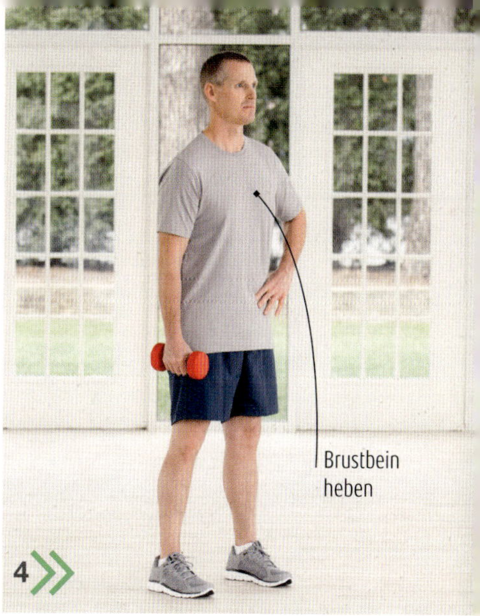
Brustbein heben

4

Drücken Sie die Füße in den Boden und richten Sie sich aus der Kniebeuge auf. Wiederholen Sie die Übung für die Hälfte der in Ihrem Plan angegebenen Zeit mit der rechten Hand, die andere Hälfte mit der linken Hand.

ERLEICHTERUNG

Wenn es Ihnen schwerfällt, die Balance zu halten, berühren Sie beim Squat einen Stuhl ganz leicht mit dem Gesäß.

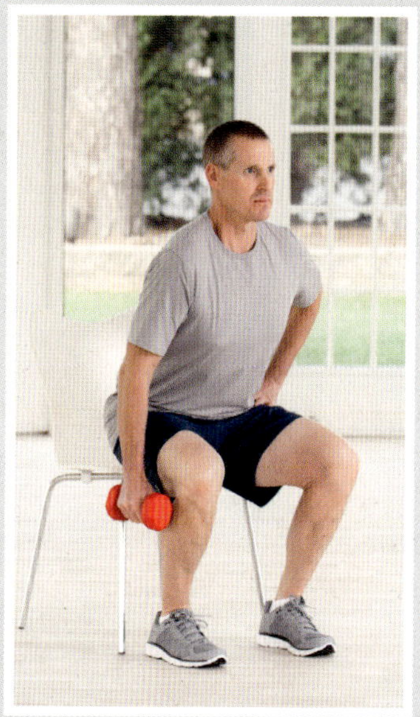

VERBESSERT
- Kraft
- Stabilität
- Beweglichkeit
- Ausdauer

WAS SIE BRAUCHEN
Kurzhanteln

Walking Lunge

Das Gehirn steuert unsere Bewegungen. Deswegen ist es wichtig, es für komplexe Aktionen wie Bücken zu trainieren. Führen Sie diese Übung aus, um eine starke Gehirn-Körper-Verbindung auszubilden und die Gesamtkörperstabilität zu verbessern.

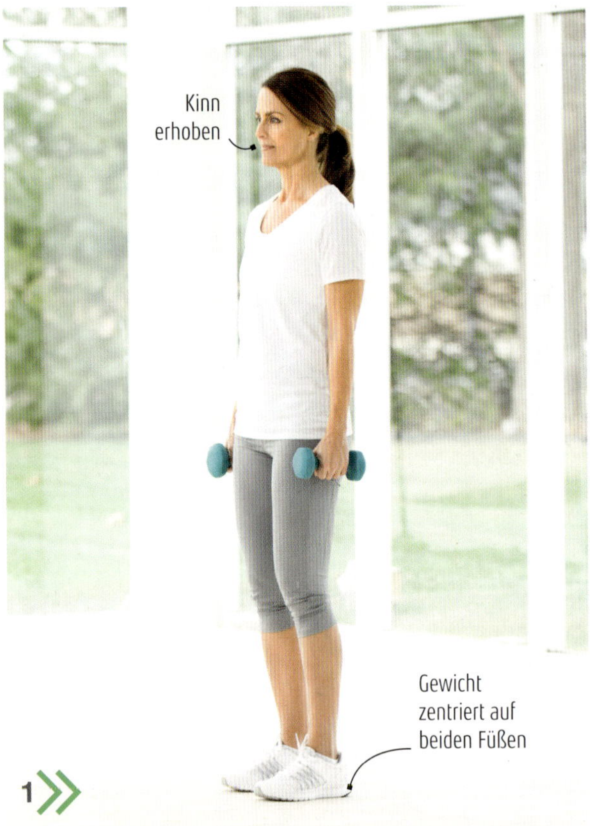
Kinn erhoben
Gewicht zentriert auf beiden Füßen
1

Halten Sie im schulterbreiten Stand in jeder Hand eine Kurzhantel, die Handflächen sind nach innen gerichtet und die Arme hängen seitlich herunter. Die Körpermitte ist fest, die Schulterblätter sind hinten zusammengezogen.

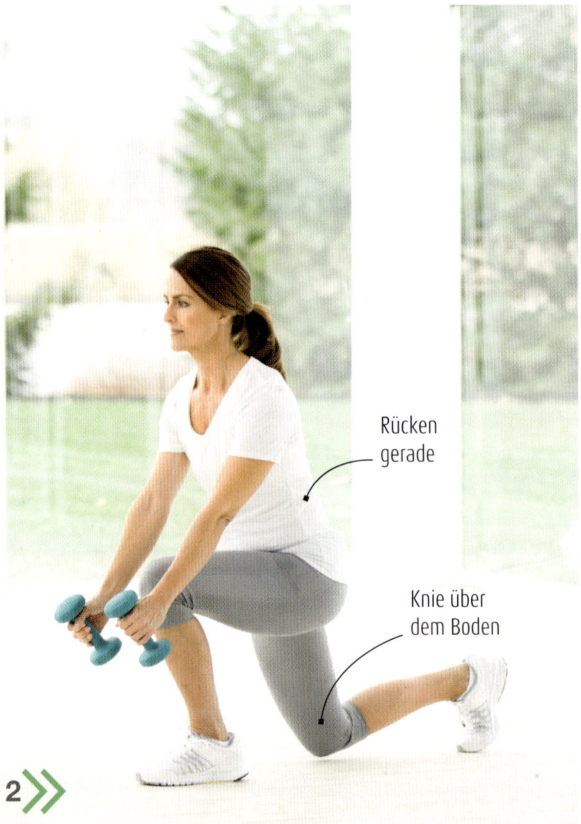
Rücken gerade
Knie über dem Boden
2

Machen Sie mit dem linken Bein einen kontrollierten langen Schritt vorwärts in die Schrittstellung (Lunge). Das rechte Knie ist im 90-Grad-Winkel gebeugt. Schieben Sie die Hanteln nach vorne unten, vorbei am linken Knie.

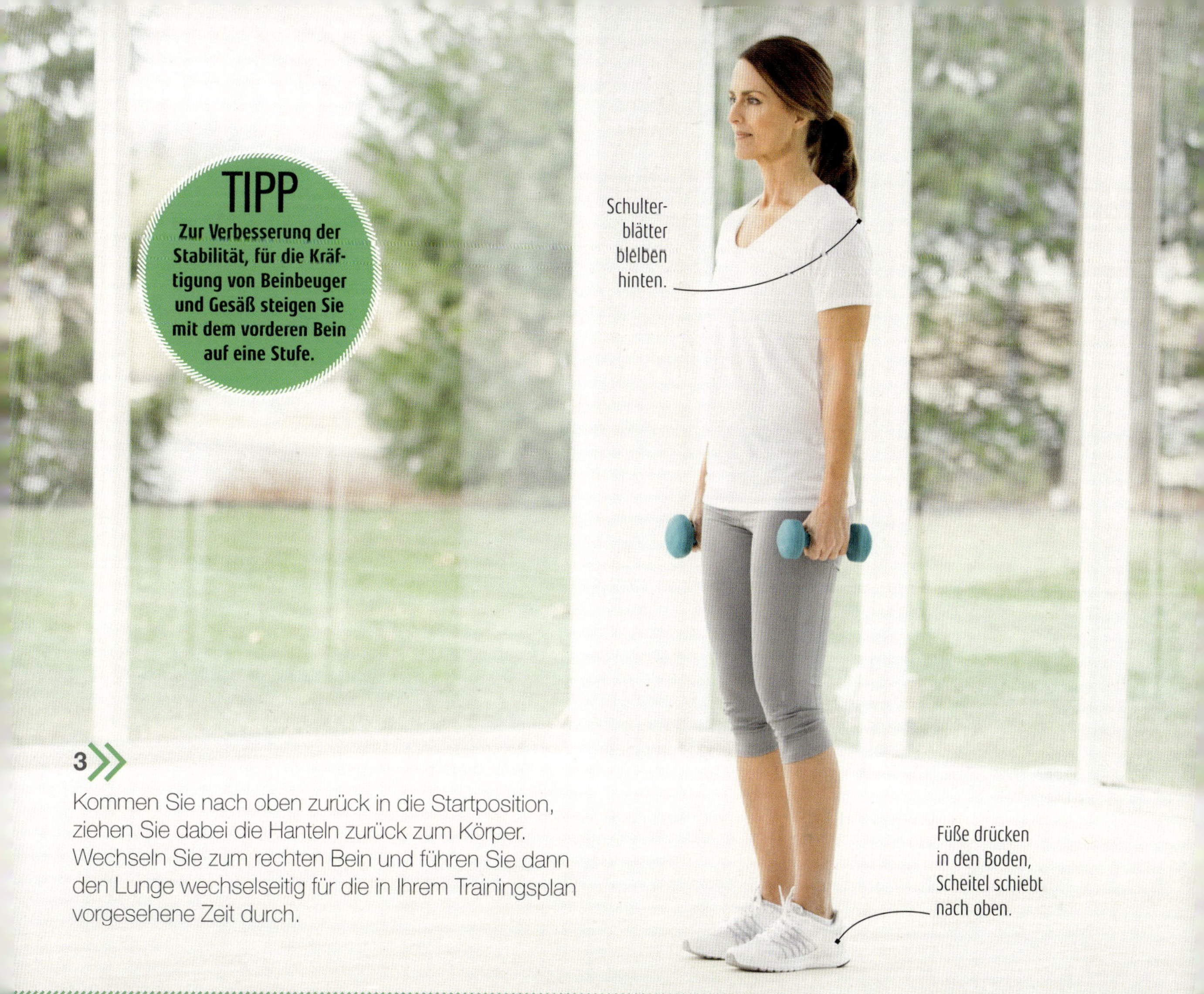
Schulter-
blätter
bleiben
hinten.
Füße drücken
in den Boden,
Scheitel schiebt
nach oben.

TIPP

Zur Verbesserung der Stabilität, für die Kräftigung von Beinbeuger und Gesäß steigen Sie mit dem vorderen Bein auf eine Stufe.

3 »

Kommen Sie nach oben zurück in die Startposition, ziehen Sie dabei die Hanteln zurück zum Körper. Wechseln Sie zum rechten Bein und führen Sie dann den Lunge wechselseitig für die in Ihrem Trainingsplan vorgesehene Zeit durch.

ERLEICHTERUNG

Um die Belastung für die Beine zu verringern, gehen Sie in Schritt 1 mit dem rechten Bein zurück. In Schritt 2 lassen Sie das rechte Knie gerade nach unten fallen. Senken und heben Sie nun Ihren Körper im Lunge und wechseln Sie nach der Hälfte der Zeit zum anderen Bein.

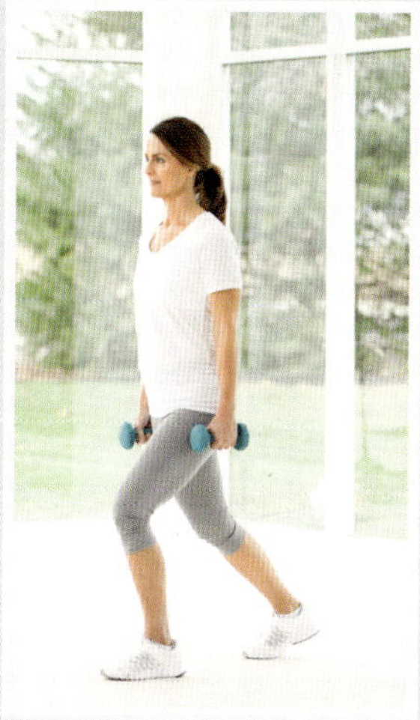

STEIGERUNG

Um die Arme zu stärken, führen Sie in Schritt 3 beim Heben aus dem Lunge einen Bizeps-Curl durch. Vor dem nächsten Lunge senken Sie die Arme wieder.

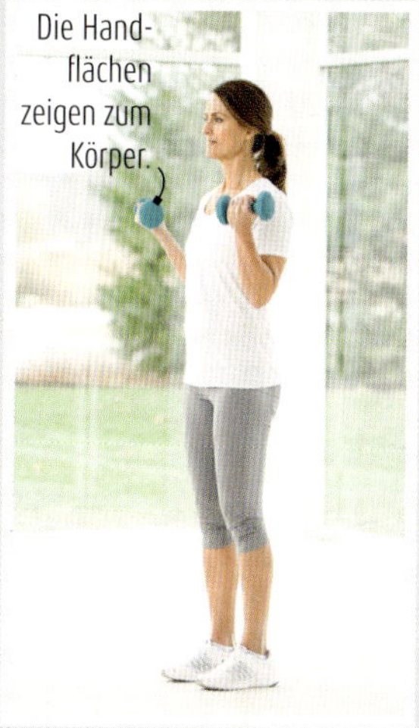
Die Hand-
flächen
zeigen zum
Körper.

VERBESSERT

- Haltung
- Kraft
- Stabilität
- Beweglichkeit
- Ausdauer

WAS SIE BRAUCHEN
Kurzhantel

Reverse Lunge mit Twist

Alltägliche Aktivitäten wie Gehen, Wandern und Treppensteigen erfordern eine einzigartige Kombination von Körperstärke und -balance. Führen Sie die folgende Übung durch, um Ihre Beine zu stärken und die Gesamtkörperstabilität zu verbessern.

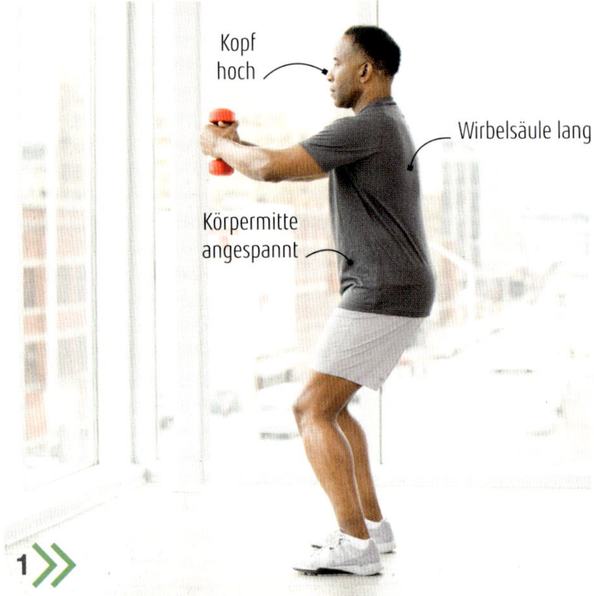
Kopf hoch
Wirbelsäule lang
Körpermitte angespannt
1

Halten Sie im schulterbreiten Stand die Hantel mit beiden Händen. Heben Sie die Hantel in Brusthöhe und beugen Sie leicht die Ellbogen zur Seite. Die Schulterblätter ziehen Sie zurück.

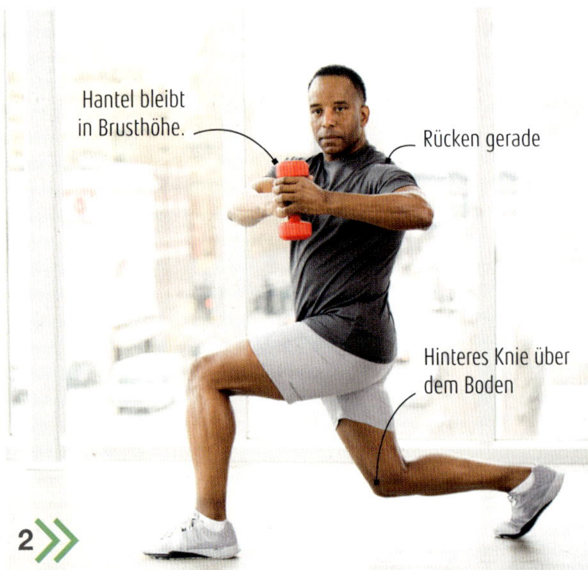
Hantel bleibt in Brusthöhe.
Rücken gerade
Hinteres Knie über dem Boden
2

Stellen Sie das rechte Bein kontrolliert zurück und lassen Sie das rechte Knie in einem 90-Grad-Winkel nach unten sinken. Aktivieren Sie gleichzeitig die Körpermitte und drehen Sie den Oberkörper nach links.

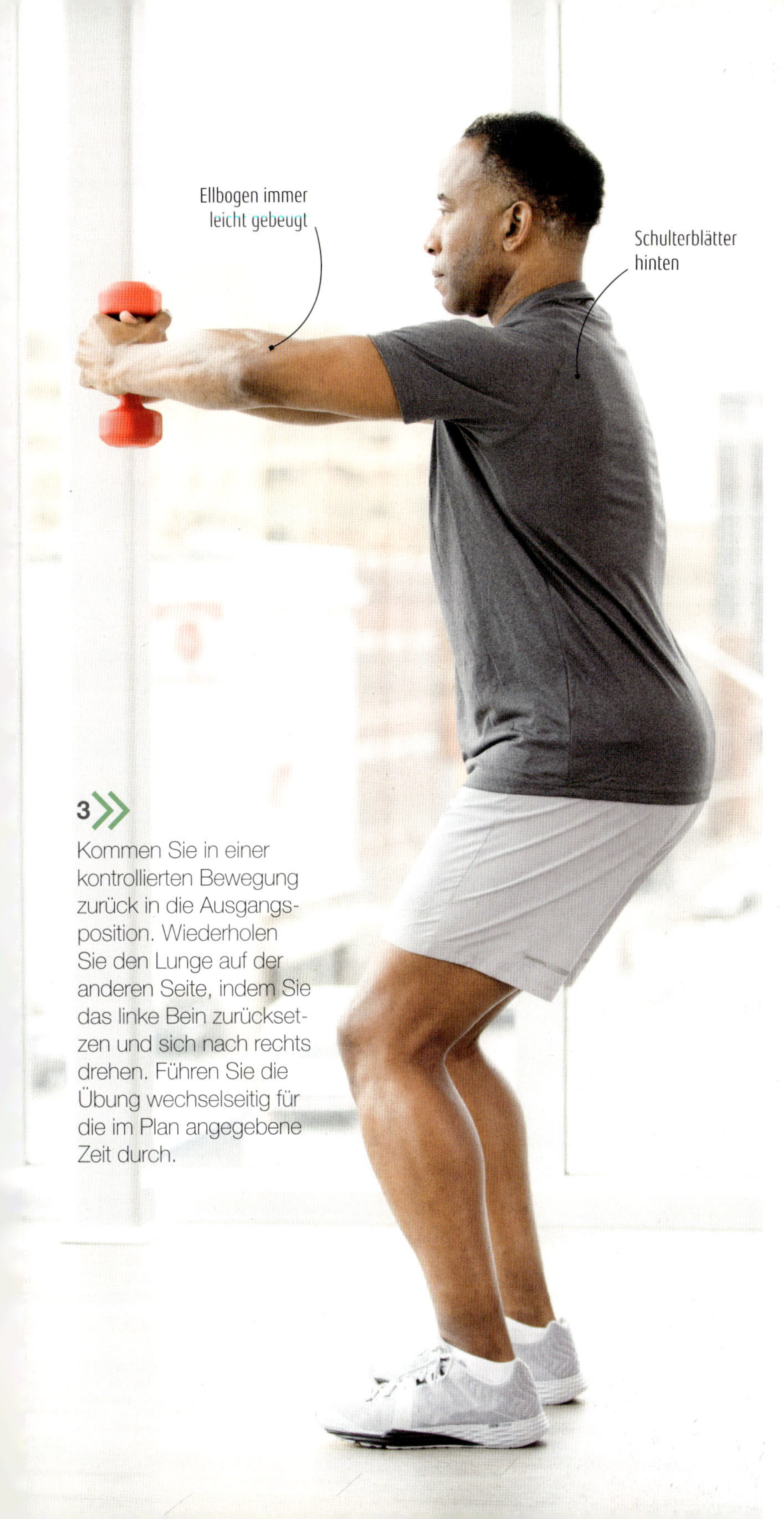

3

Kommen Sie in einer kontrollierten Bewegung zurück in die Ausgangsposition. Wiederholen Sie den Lunge auf der anderen Seite, indem Sie das linke Bein zurücksetzen und sich nach rechts drehen. Führen Sie die Übung wechselseitig für die im Plan angegebene Zeit durch.

ERLEICHTERUNG

Um die Intensität für die Beine zu verringern, gehen Sie mit dem linken Bein in Schritt 1 zurück in den Lunge. In Schritt 2 lassen Sie das linke Knie ohne Drehung des Körpers sinken und kommen dann zurück in die Ausgangsstellung. Die Arme bleiben oben. Bein wechseln.

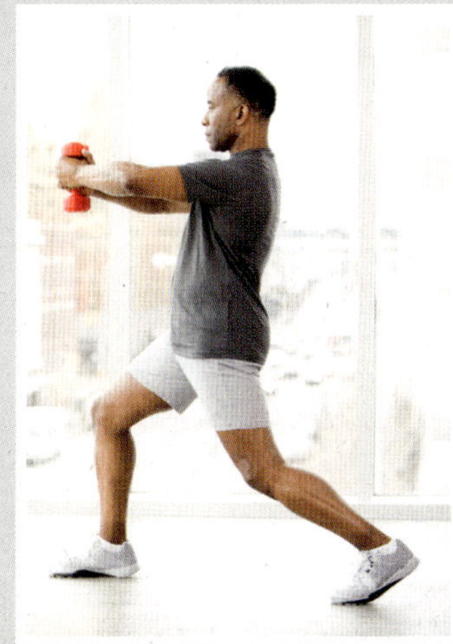

VERBESSERT
- Haltung
- Kraft
- Stabilität
- Beweglichkeit
- Ausdauer

WAS SIE BRAUCHEN
Kurzhantel

Swing mit Kurzhantel

Diese Übung stärkt die Gesäßmuskulatur, den unteren Rücken und die Oberschenkel. Sie wirkt Wunder bei Verspannungen durch längeres Sitzen. Nutzen Sie diese kraftvolle Schwungbewegung, um die Haltung zu verbessern und wieder aufrechter zu werden.

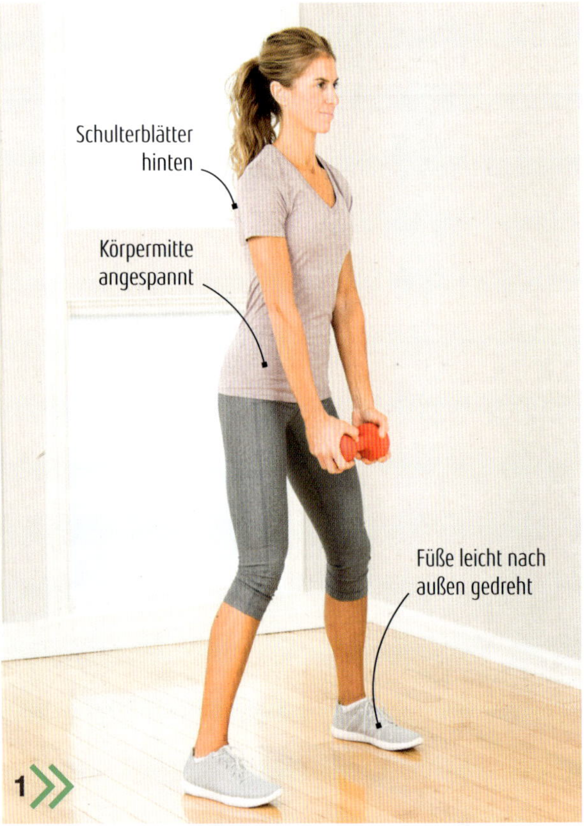
Schulterblätter hinten
Körpermitte angespannt
Füße leicht nach außen gedreht
1

Stehen Sie mit den Füßen etwas weiter als schulterbreit. Halten Sie eine Hantel fest mit beiden Händen und lassen Sie die Arme gerade vor dem Körper hängen. Beugen Sie leicht Knie und Hüften.

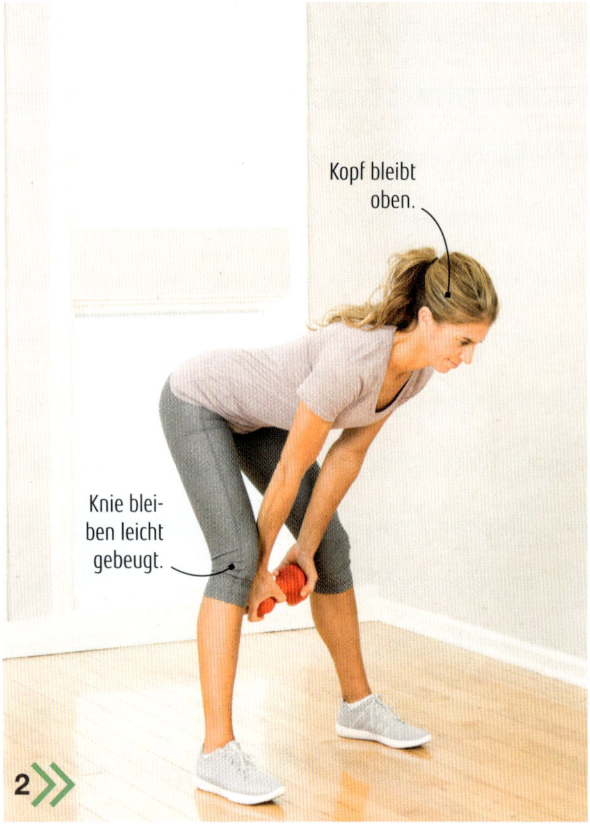
Kopf bleibt oben.
Knie bleiben leicht gebeugt.
2

Halten Sie die Arme gerade, schieben Sie das Gesäß nach hinten. Beugen Sie den Oberkörper gerade nach vorne und schwingen Sie die Hantel zwischen den Beinen nach hinten.

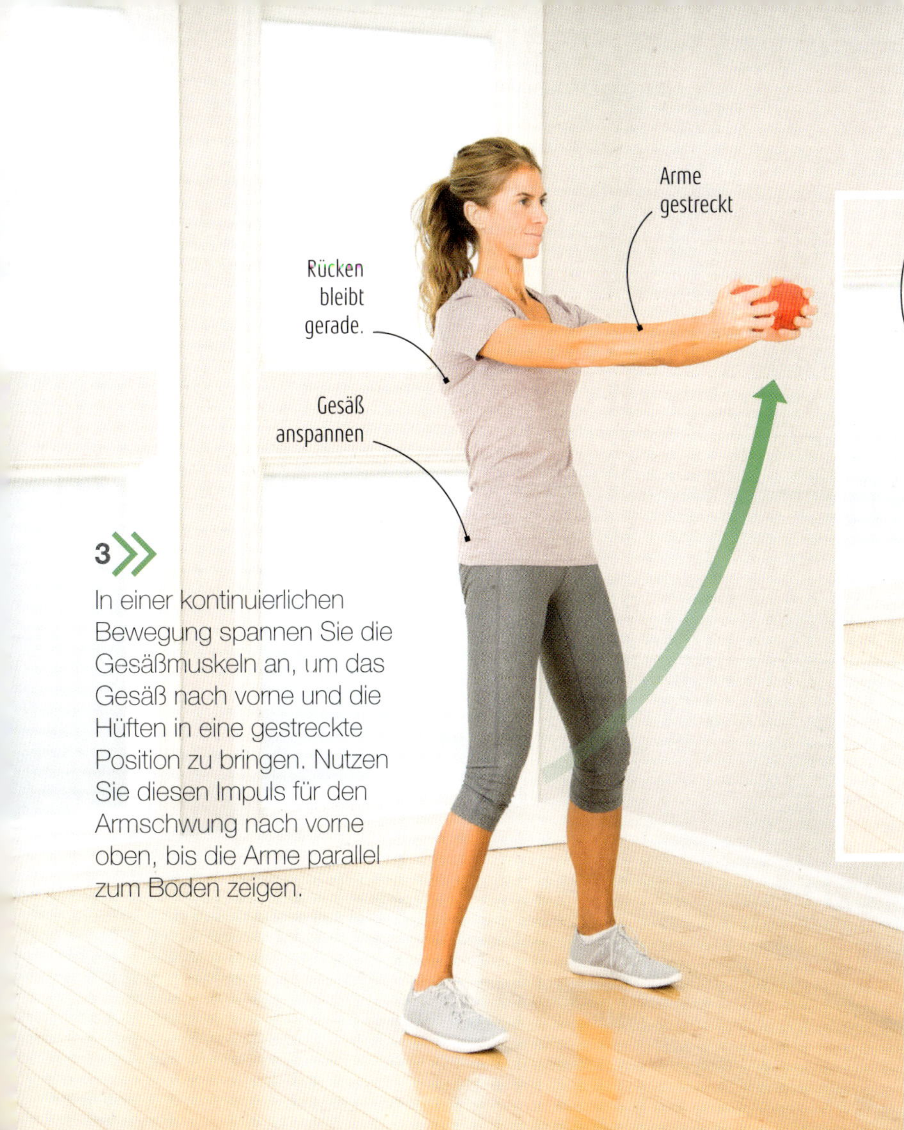
Arme gestreckt
Rücken bleibt gerade.
Gesäß anspannen

3

In einer kontinuierlichen Bewegung spannen Sie die Gesäßmuskeln an, um das Gesäß nach vorne und die Hüften in eine gestreckte Position zu bringen. Nutzen Sie diesen Impuls für den Armschwung nach vorne oben, bis die Arme parallel zum Boden zeigen.

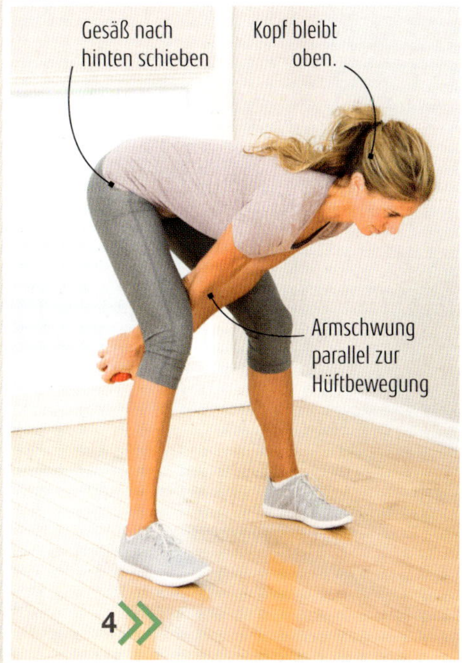
Gesäß nach hinten schieben
Kopf bleibt oben.
Armschwung parallel zur Hüftbewegung

4

Schieben Sie das Gesäß wieder zurück und schwingen Sie die Hantel zwischen den Beinen für die nächste Wiederholung. Führen Sie die Übung zügig für die im Plan vorgesehene Zeit durch.

ERLEICHTERUNG

Um die Belastung für den Rücken zu reduzieren, führen Sie die Übung ohne Hantel durch. Falten Sie stattdessen die Hände.

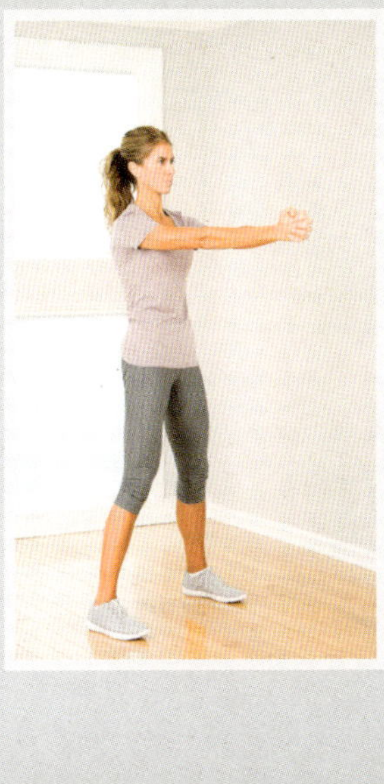

STEIGERUNG

Erhöhen Sie die Intensität für die Schultern und den oberen Rücken und schwingen Sie in Schritt 3 die Hantel gerade bis über den Kopf.

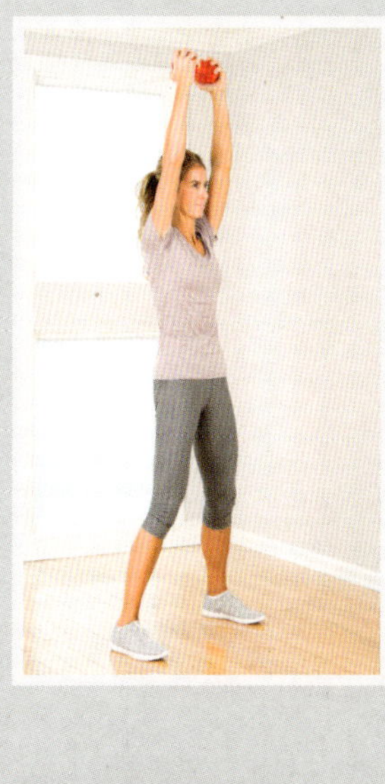

VERBESSERT
- Haltung
- Kraft
- Stabilität
- Beweglichkeit

WAS SIE BRAUCHEN
Kurzhanteln

Rumpfbeuge im Stehen

Die Gesäßmuskeln bilden die größte und stärkste Muskelgruppe des Körpers. Eine starke Gesäßmuskulatur kann die Haltung verbessern und Rücken-, Hüft- und Knieschmerzen lindern. Führen Sie diese Kraftübung kontrolliert aus, um die unteren Extremitäten zu stärken.

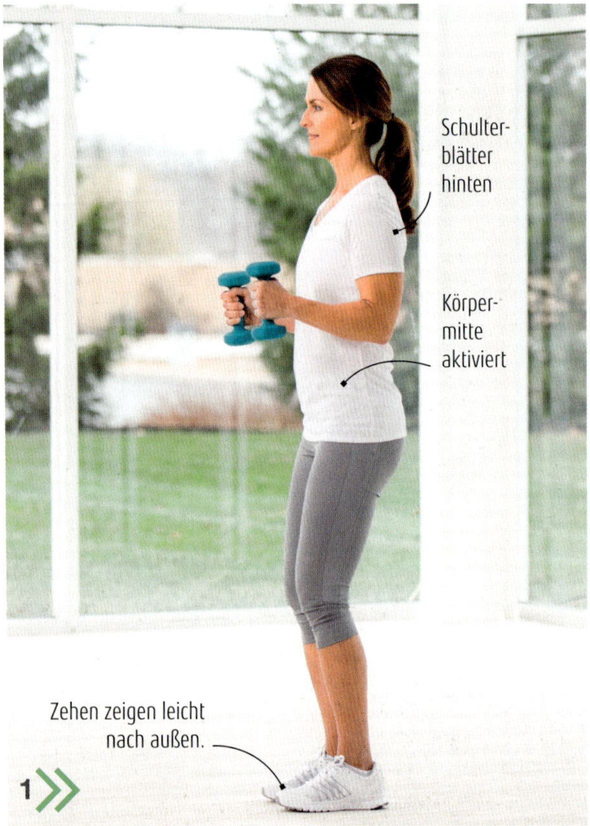
Schulterblätter hinten
Körpermitte aktiviert
Zehen zeigen leicht nach außen.
1

Im schulterbreiten Stand halten Sie in jeder Hand eine Kurzhantel, die Handflächen sind nach innen gerichtet. Beugen Sie die Ellbogen im 90-Grad-Winkel und heben Sie die Hanteln auf Brusthöhe.

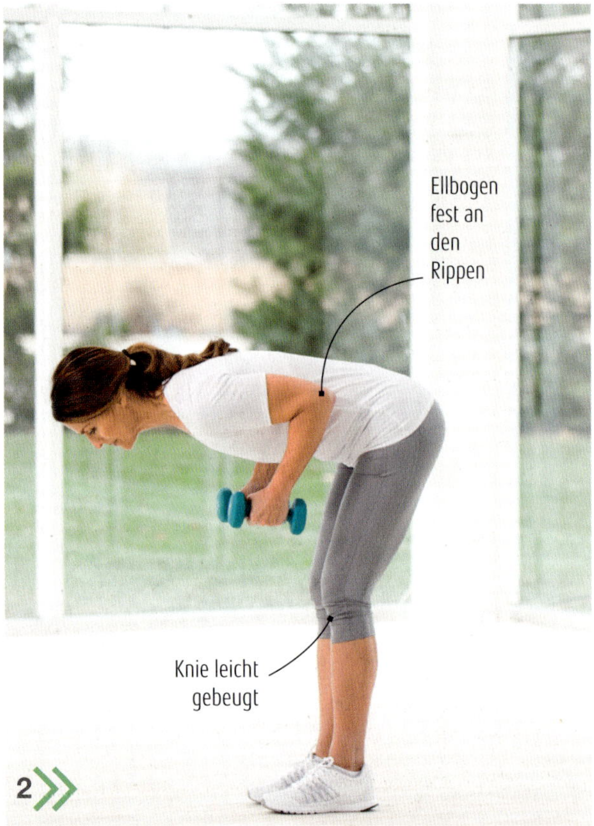
Ellbogen fest an den Rippen
Knie leicht gebeugt
2

Halten Sie den Rücken gerade und beugen Sie den Oberkörper in den Hüften nach vorne, bis er parallel zum Boden ist. Die Knie bleiben dabei leicht gebeugt, die Ellbogen bleiben angewinkelt.

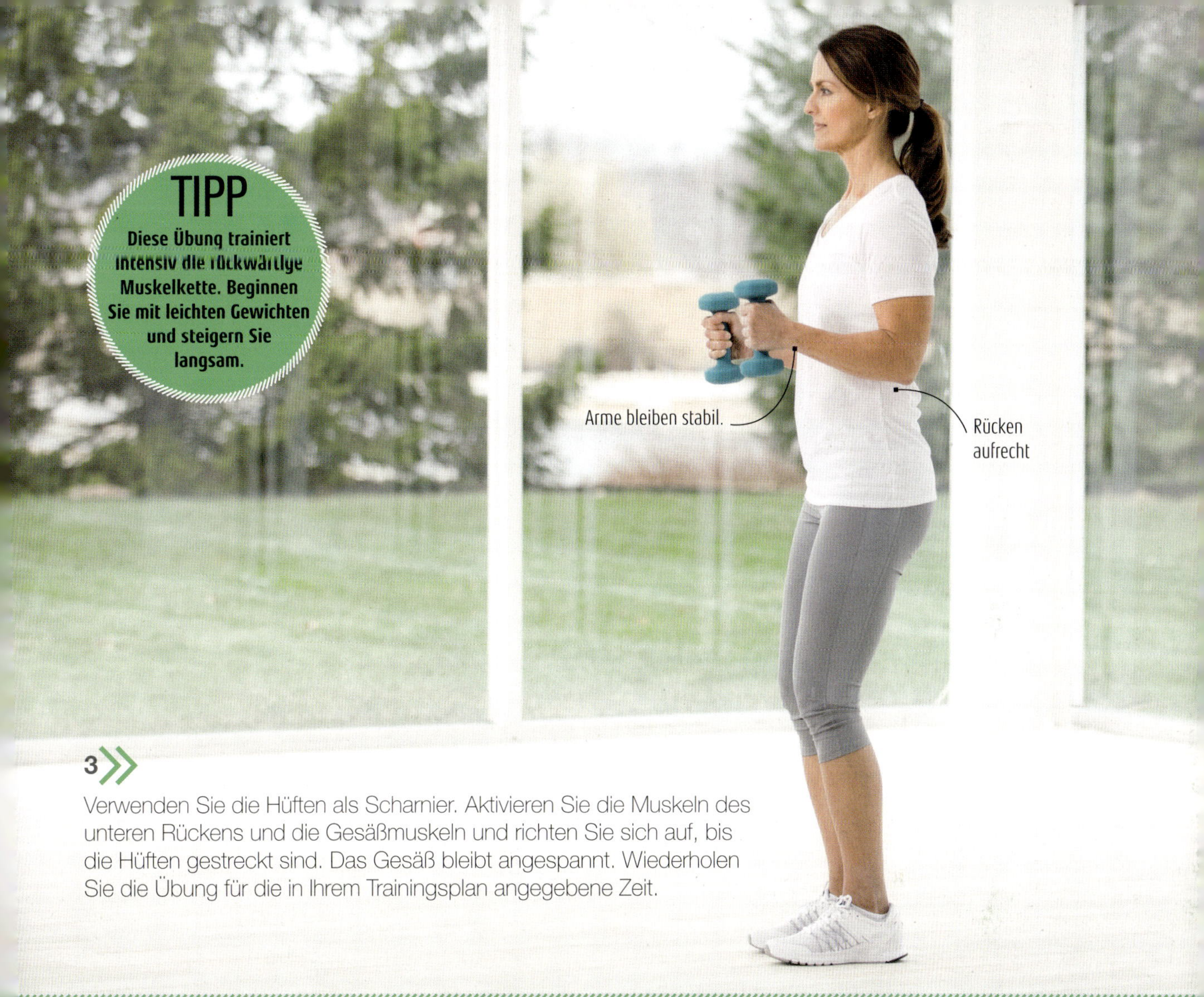

TIPP

Diese Übung trainiert intensiv die rückwärtige Muskelkette. Beginnen Sie mit leichten Gewichten und steigern Sie langsam.

3

Verwenden Sie die Hüften als Scharnier. Aktivieren Sie die Muskeln des unteren Rückens und die Gesäßmuskeln und richten Sie sich auf, bis die Hüften gestreckt sind. Das Gesäß bleibt angespannt. Wiederholen Sie die Übung für die in Ihrem Trainingsplan angegebene Zeit.

ERLEICHTERUNG

Wenn es Ihnen schwerfällt, die Balance zu halten, führen Sie die Übung ohne Hanteln aus. Platzieren Sie die Hände hinter dem Kopf, die Ellbogen zeigen zur Seite.

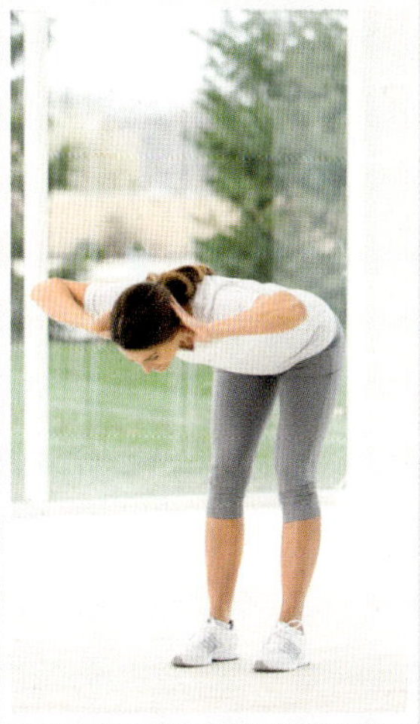

STEIGERUNG

Um den oberen Rücken zu stärken, verlängern Sie in Schritt 2 die Arme gerade nach unten, ohne zu überstrecken. Mit den Muskeln des oberen Rückens ziehen Sie die Ellbogen zurück und fahren mit Schritt 3 fort.

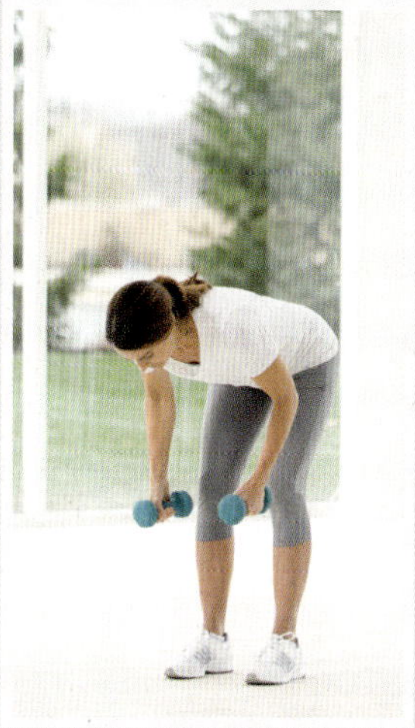

VERBESSERT
- Haltung
- Kraft
- Stabilität
- Beweglichkeit
- Ausdauer

WAS SIE BRAUCHEN
Kurzhanteln

Sumo-Kreuzheben

Das Kreuzheben ist eine Ganzkörperbewegung, die fast alle Muskeln des Körpers stärkt. Die breite Stellung ermöglicht es Ihnen im Alltag, schwere Gegenstände leichter zu heben. Führen Sie diese Übung aus, um Verletzungen bei Hebeaktionen vorzubeugen.

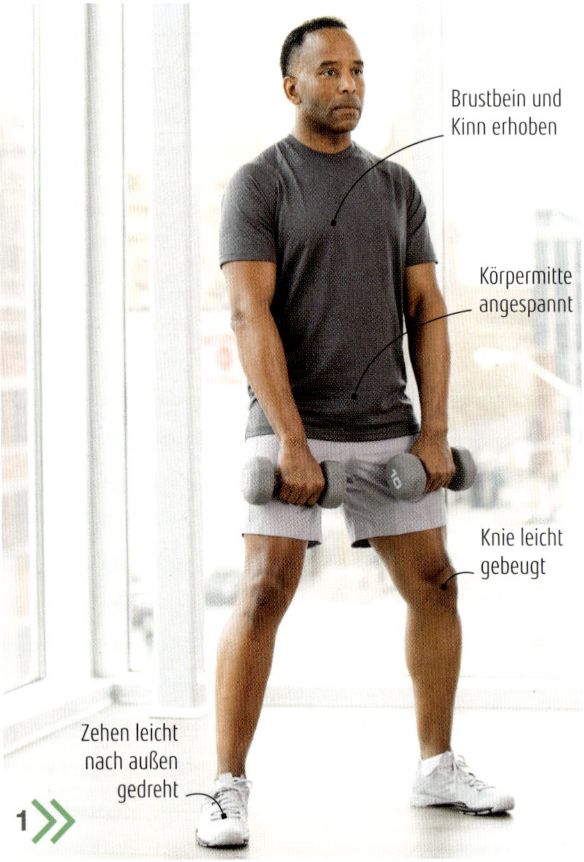
Brustbein und Kinn erhoben
Körpermitte angespannt
Knie leicht gebeugt
Zehen leicht nach außen gedreht
1

Stehen Sie mit den Füßen etwas mehr als schulterbreit auseinander. Halten Sie eine Hantel in jeder Hand und lassen Sie die Arme vor dem Körper hängen, wobei die Handflächen zu den Oberschenkeln zeigen.

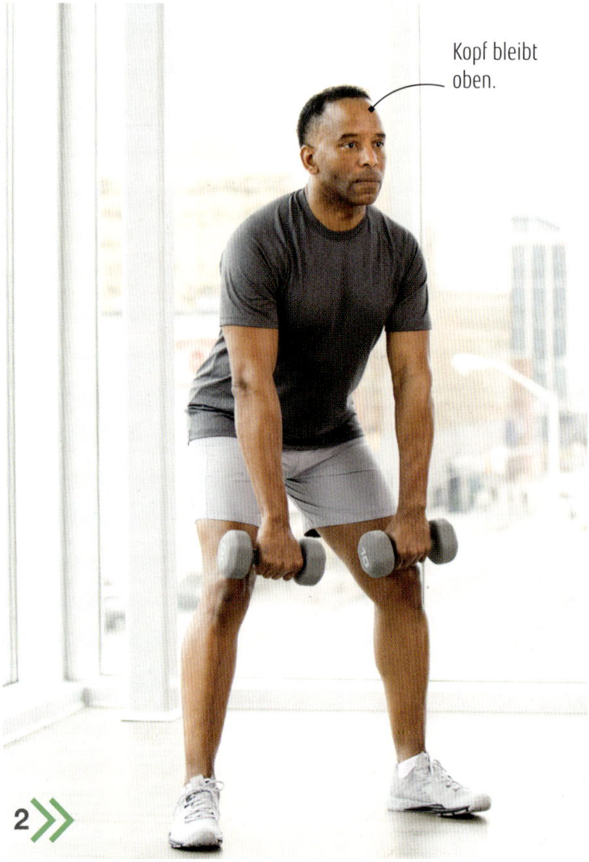
Kopf bleibt oben.
2

Schieben Sie das Gesäß zurück und beugen Sie den Oberkörper leicht nach vorne. Die Hanteln bewegen sich dabei nach unten. Der Rücken bleibt gerade, der Kopf ist oben und die Schulterblätter sind hinten.

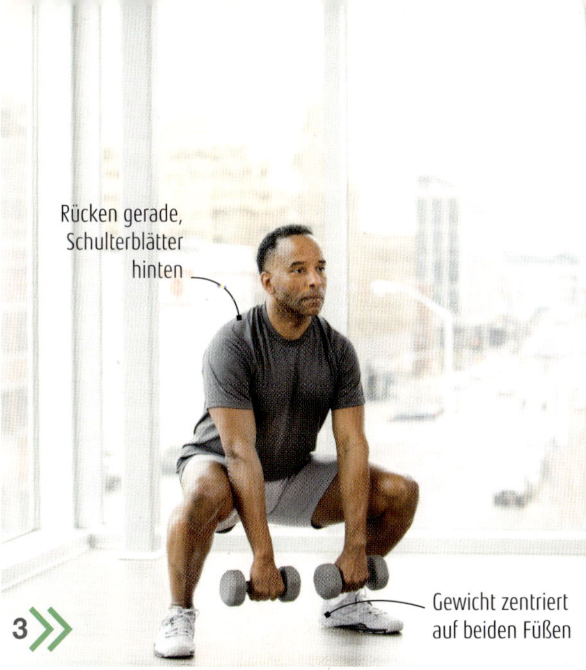
Rücken gerade, Schulterblätter hinten
Gewicht zentriert auf beiden Füßen
3

Senken Sie den Körper wie ein Sumo-Ringer kontrolliert in eine tiefe Kniebeuge, bis die Oberschenkel parallel zum Boden sind. Die Hanteln hängen zwischen den Beinen gerade herunter.

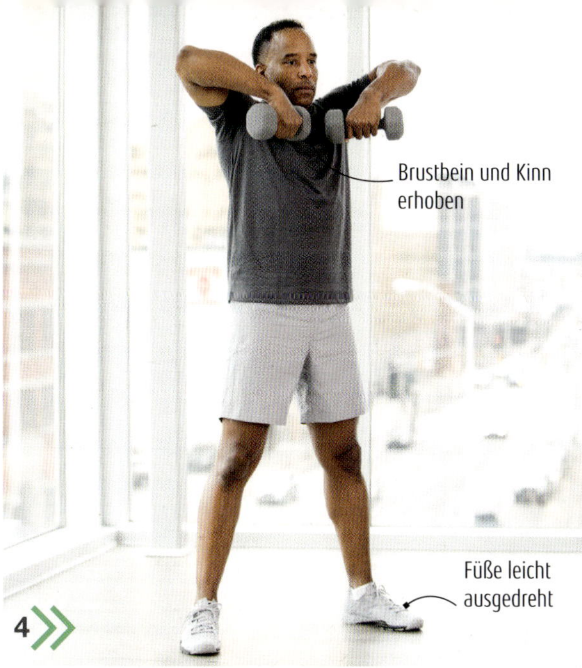
Brustbein und Kinn erhoben
Füße leicht ausgedreht
4

Drücken Sie die Fußsohlen in den Boden und erheben Sie sich schnell und mit Kraft in den aufrechten Stand. Dabei ziehen Sie die Hanteln nach oben, bis sie auf Höhe der Brust sind. Halten Sie die Körpermitte stabil.

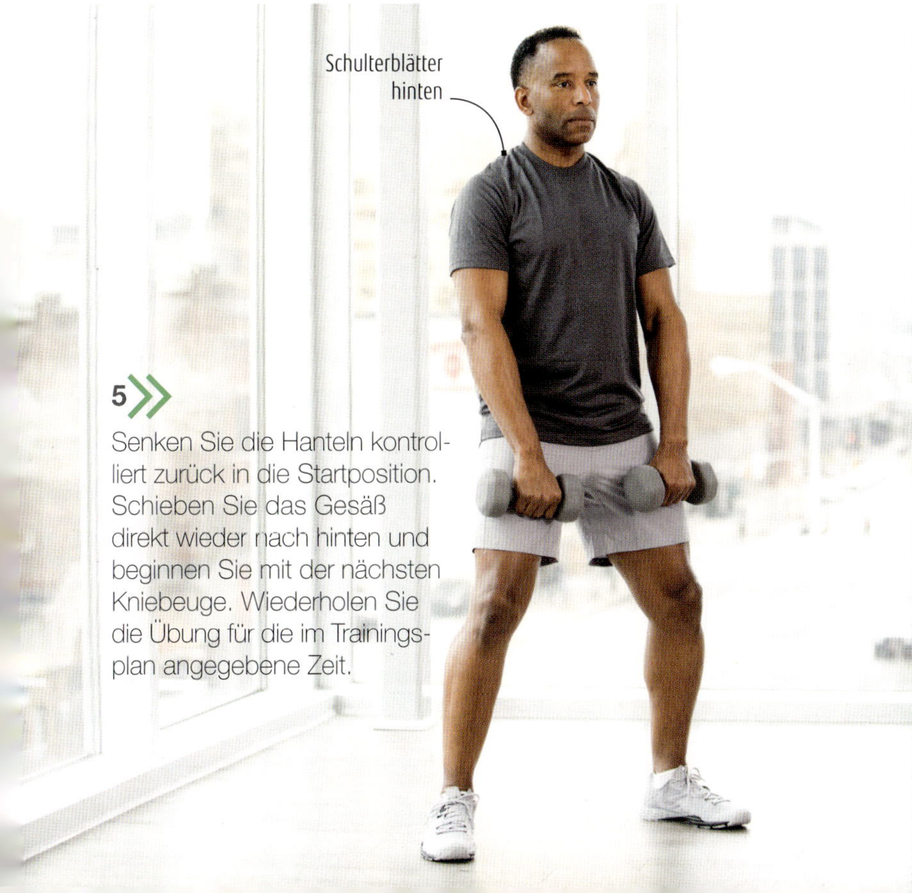
Schulterblätter hinten

5

Senken Sie die Hanteln kontrolliert zurück in die Startposition. Schieben Sie das Gesäß direkt wieder nach hinten und beginnen Sie mit der nächsten Kniebeuge. Wiederholen Sie die Übung für die im Trainingsplan angegebene Zeit.

ERLEICHTERUNG

Um die Intensität für die Beine zu verringern, führen Sie die Übung ohne Hanteln aus. Die Arme hängen dabei neutral vor dem Körper.

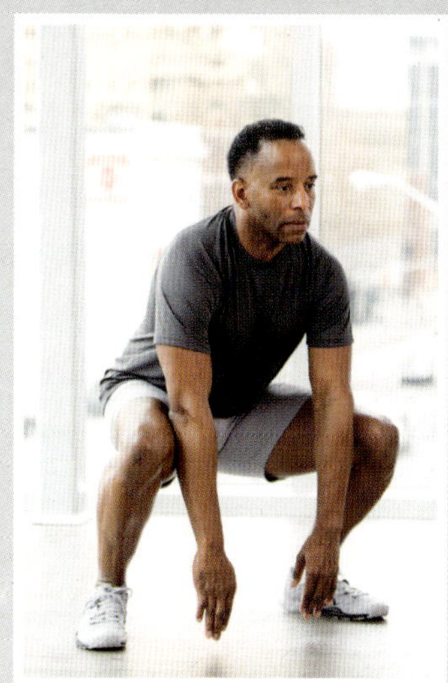

VERBESSERT
- Haltung
- Kraft
- Stabilität
- Beweglichkeit

WAS SIE BRAUCHEN
Matte

Schulterbrücke

Gesäßmuskeln werden schwach und verspannt, wenn sie nicht oft benutzt werden. Führen Sie die Schulterbrücke durch, um Gesäß- bzw. Hüftmuskeln zu trainieren und die Kraft in der Körpermitte zu steigern. Diese Übung wird Ihnen helfen, Alltagsbewegungen, wie z. B. das Aufstehen vom Stuhl, sicherer und müheloser auszuführen.

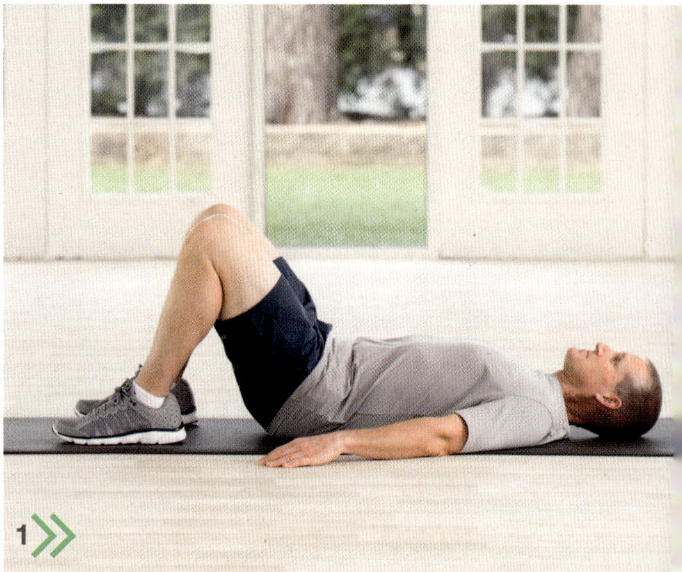

Stellen Sie in der Rückenlage die Füße hüftbreit auf den Boden. Legen Sie die Arme entspannt an der Seite mit den Handflächen nach unten ab. Der Blick geht zur Decke.

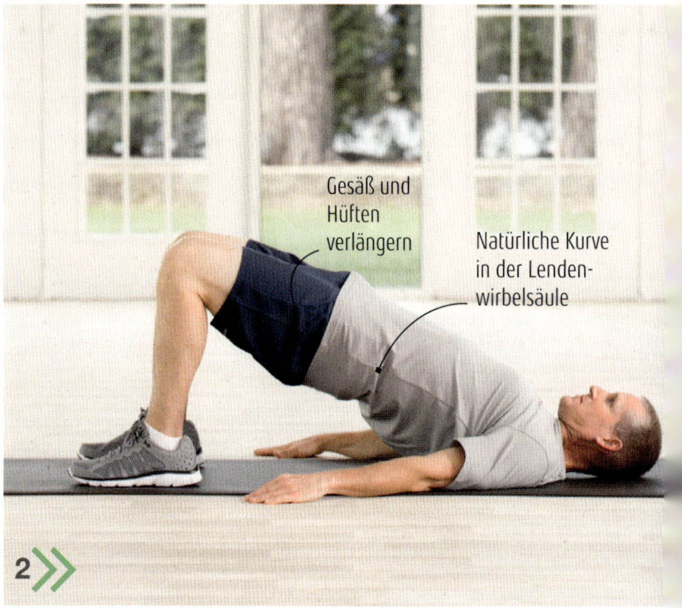

Drücken Sie die Fußsohlen in den Boden und heben Sie das Becken, bis Sie eine gerade Linie von den Knien bis zu den Schultern erreichen. Am obersten Punkt der Bewegung sind die Gesäßmuskeln und die Bauchmuskeln angespannt.

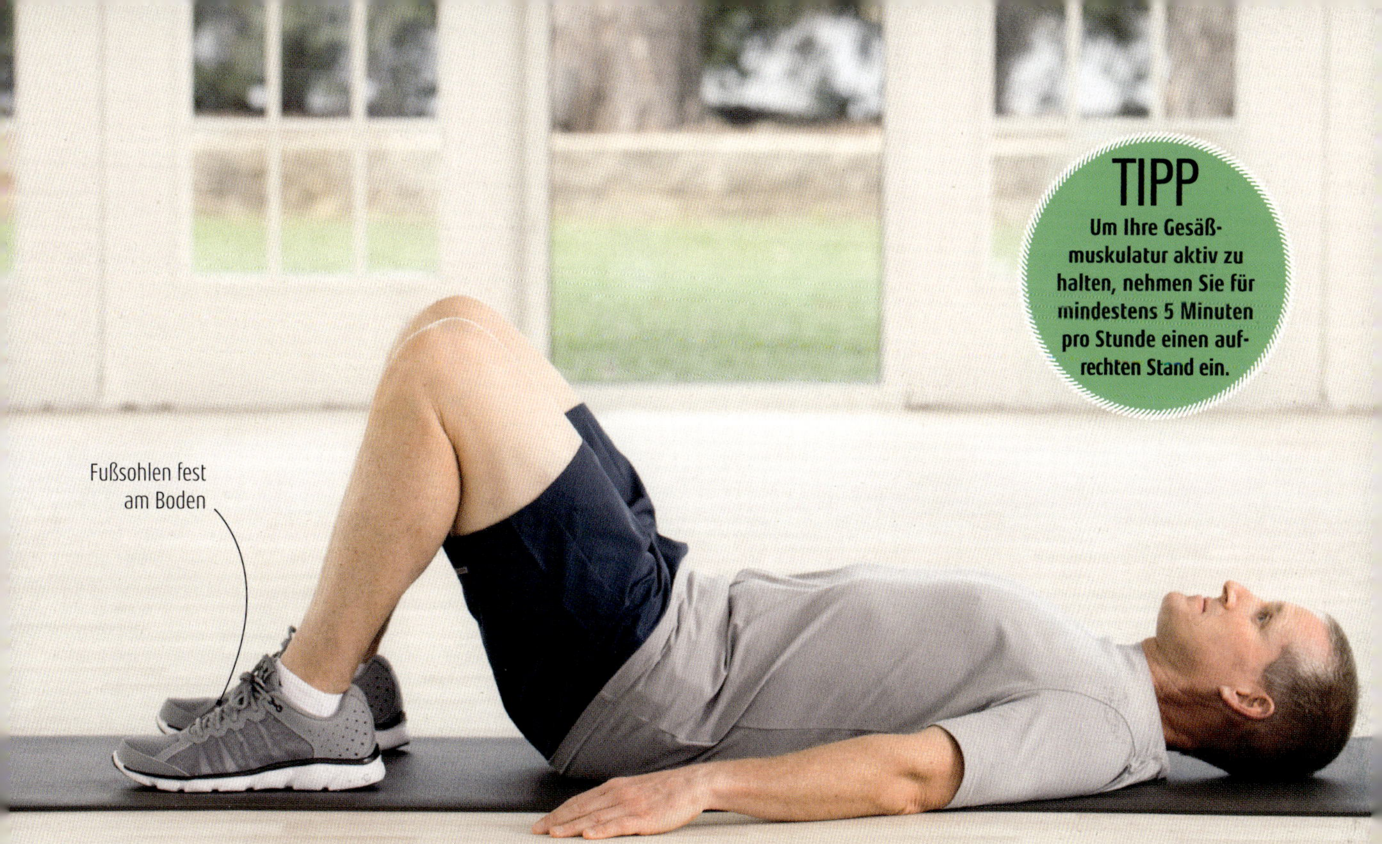
Fußsohlen fest am Boden

TIPP

Um Ihre Gesäßmuskulatur aktiv zu halten, nehmen Sie für mindestens 5 Minuten pro Stunde einen aufrechten Stand ein.

3 »

Senken Sie das Becken langsam über eine Dauer von 3 Sekunden wieder ab. Führen Sie die Bewegung kontrolliert mit aktiven Gesäß- und Bauchmuskeln durch. Wiederholen Sie die Übung für die in Ihrem Trainingsplan angegebene Zeit.

STEIGERUNG

Um die Intensität für die Gesäßmuskeln zu erhöhen, strecken Sie ein Bein in Schritt 2 senkrecht nach oben. Drücken Sie gleichzeitig die Fußsohle des anderen Beins in den Boden, um das Becken zu heben. Auch in Schritt 3 bleibt das Bein ausgestreckt. Nach der Hälfte der Trainingszeit wechseln Sie das Bein.

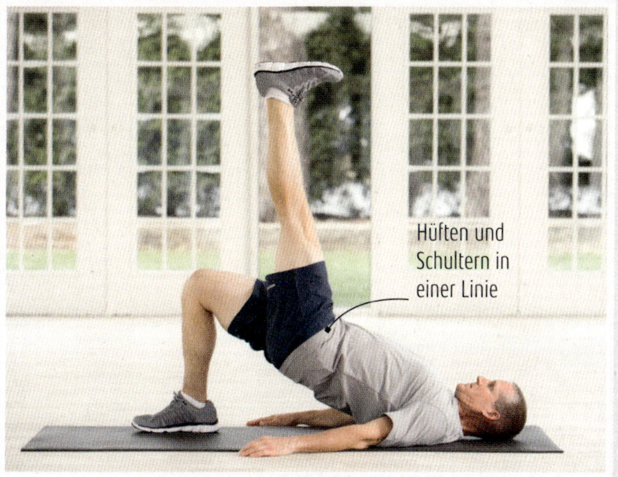
Hüften und Schultern in einer Linie

VERBESSERT
- Kraft
- Stabilität
- Beweglichkeit
- Ausdauer

WAS SIE BRAUCHEN
Kurzhantel

Squat mit Arm senken

Für viele Aktivitäten, wie Graben mit einem Spaten oder das Schließen eines Kofferraums, benötigen Sie abwärts gerichtete Kraft. Führen Sie diese Ganzkörperübung flüssig durch, um die Kraft in der Körpermitte und die Abwärtsbewegungen der Arme zu steigern.

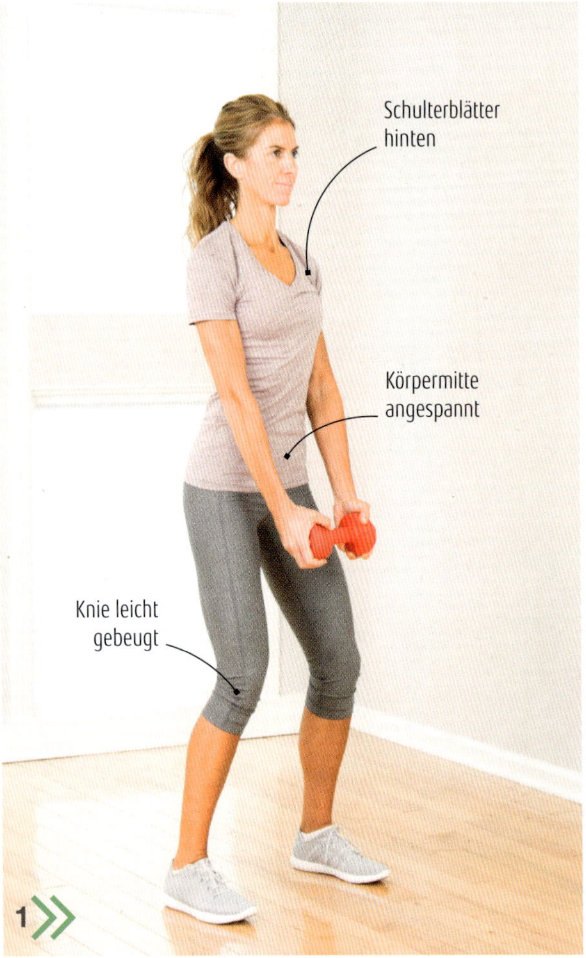
Schulterblätter hinten
Körpermitte angespannt
Knie leicht gebeugt
1

Stehen Sie mit den Füßen etwas breiter als schulterbreit, halten Sie die Enden einer Hantel mit beiden Händen fest und lassen Sie die Arme vor dem Körper hängen.

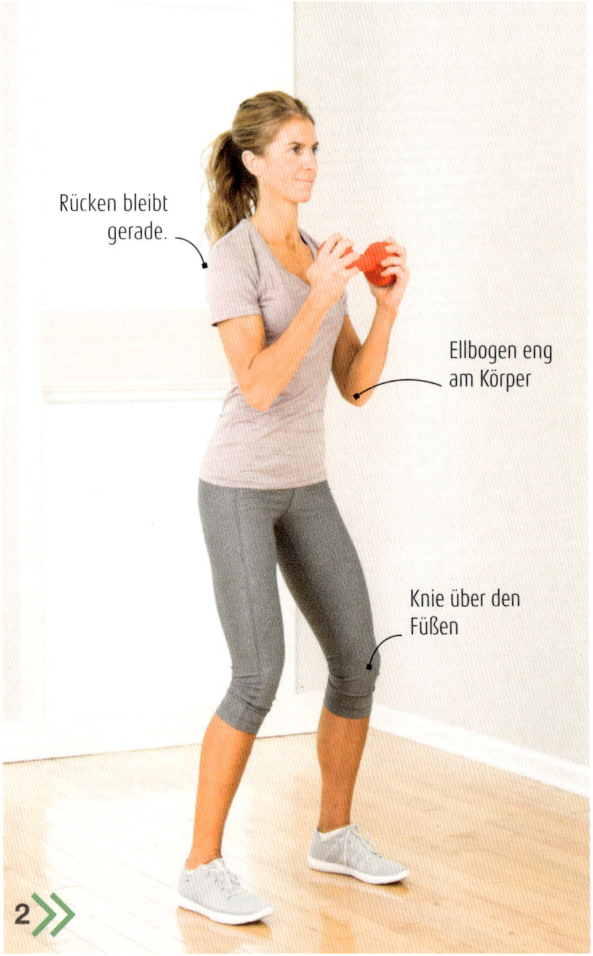
Rücken bleibt gerade.
Ellbogen eng am Körper
Knie über den Füßen
2

Aktivieren Sie den Bizeps und beugen Sie die Arme, um die Hantel in Brustbeinhöhe zu heben. Ziehen Sie dabei die Schulterblätter hinten zusammen.

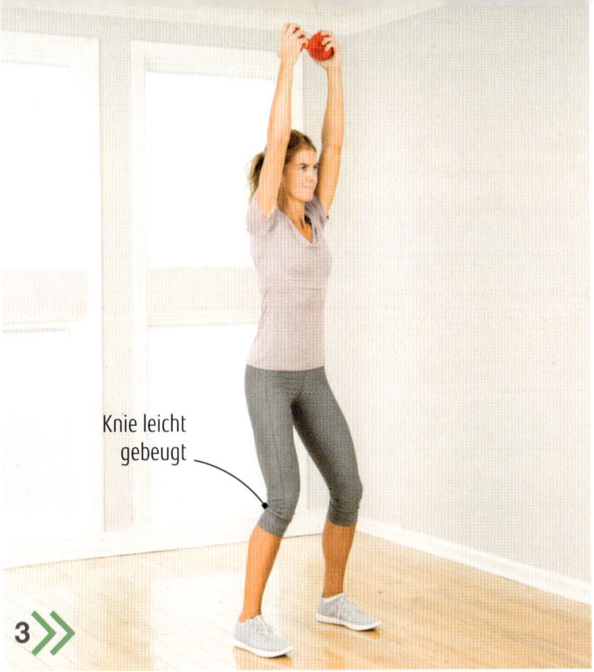
Knie leicht gebeugt

3

Aktivieren Sie Schultern und Trizeps, um die Kurzhantel nach oben zu strecken. Die Ellbogen bleiben direkt unter der Hantel und das Kinn ist angehoben.

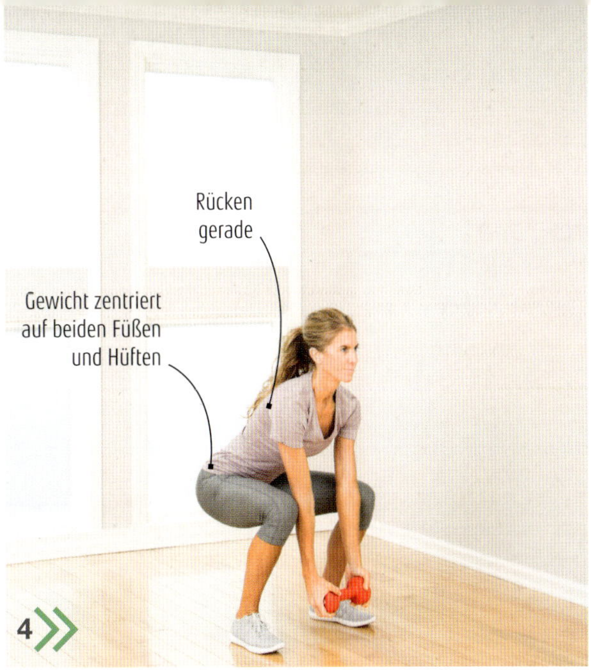
Rücken gerade
Gewicht zentriert auf beiden Füßen und Hüften

4

In einer flüssigen Bewegung senken Sie sich in einen Squat, bis die Oberschenkel parallel zum Boden sind. Führen Sie die Hantel kontrolliert zwischen die Beine.

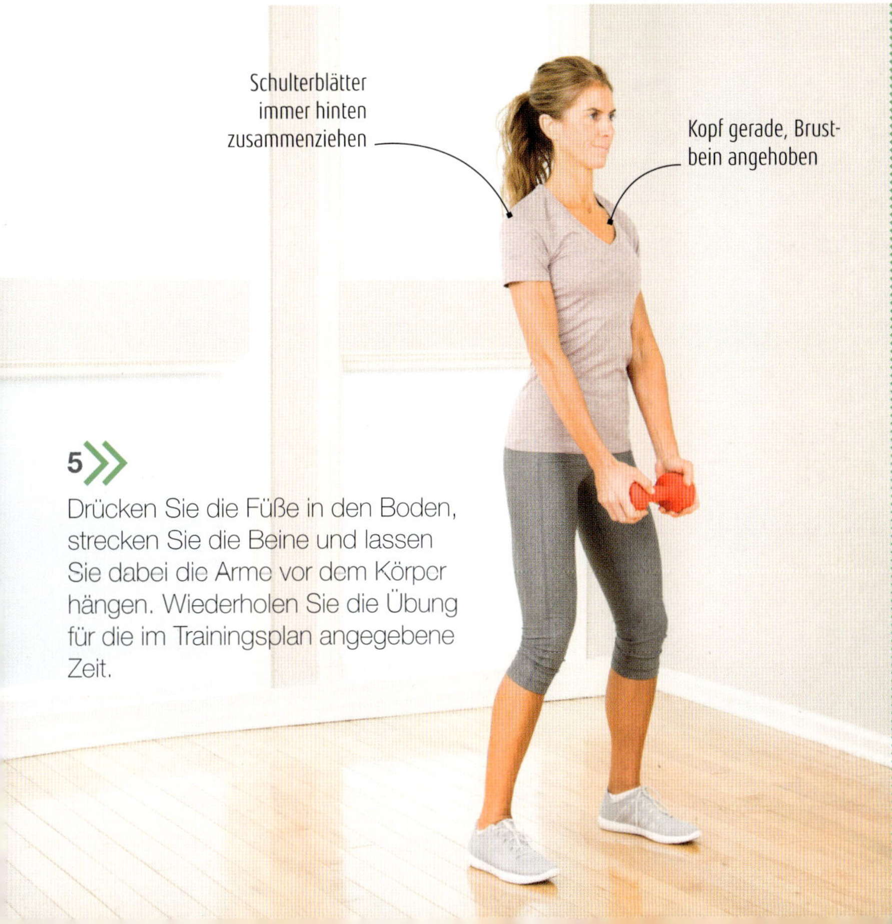
Schulterblätter immer hinten zusammenziehen
Kopf gerade, Brustbein angehoben

5

Drücken Sie die Füße in den Boden, strecken Sie die Beine und lassen Sie dabei die Arme vor dem Körper hängen. Wiederholen Sie die Übung für die im Trainingsplan angegebene Zeit.

ERLEICHTERUNG

Wenn es schwierig ist, das Gleichgewicht zu halten, führen Sie die Übung ohne Hantel durch.

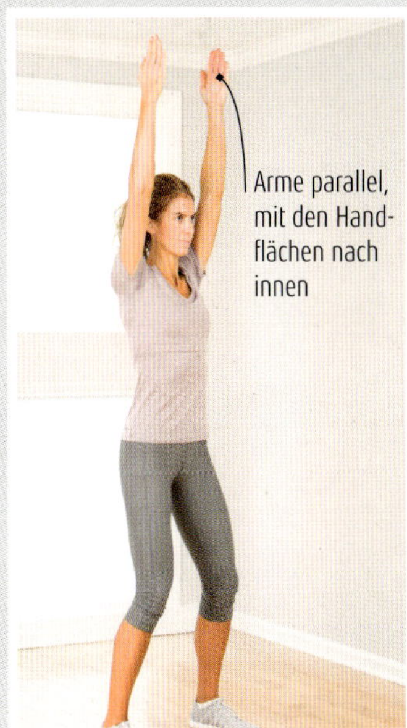
Arme parallel, mit den Handflächen nach innen

VERBESSERT
- Kraft
- Stabilität
- Beweglichkeit
- Ausdauer

WAS SIE BRAUCHEN
Step

Step-ups zur Seite

Viele tägliche Aktivitäten wie das Treppensteigen erfordern, dass die Beine unabhängig voneinander arbeiten können. Mit dieser Übung wird mehr Kraft in den Beinen entwickelt, die Stabilität verbessert und ein Muskelungleichgewicht im unteren Körperbereich aufgelöst.

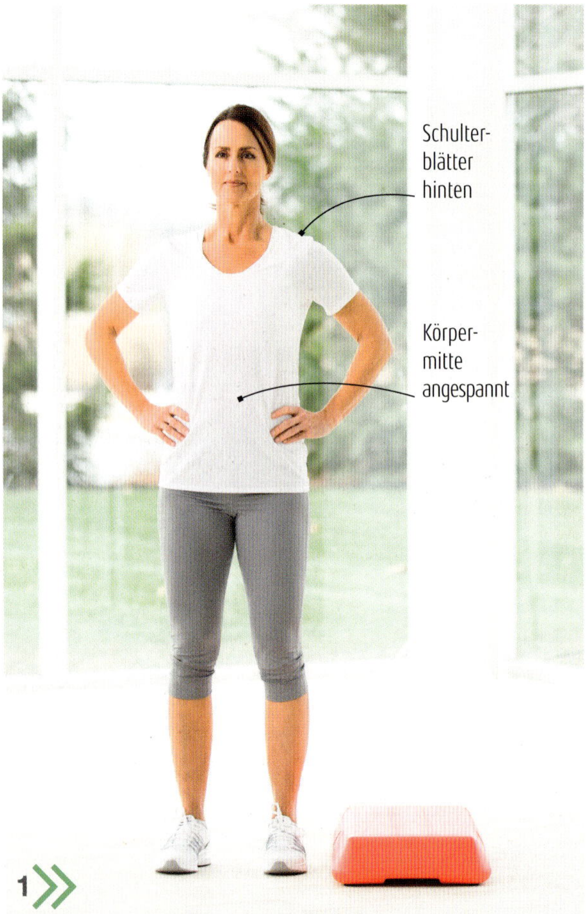

Stehen Sie im schulterbreiten Stand rechts vom Step. Legen Sie die Hände auf die Hüften, ziehen Sie die Schulterblätter zurück, aktivieren Sie die Körpermitte und beugen Sie leicht die Knie.

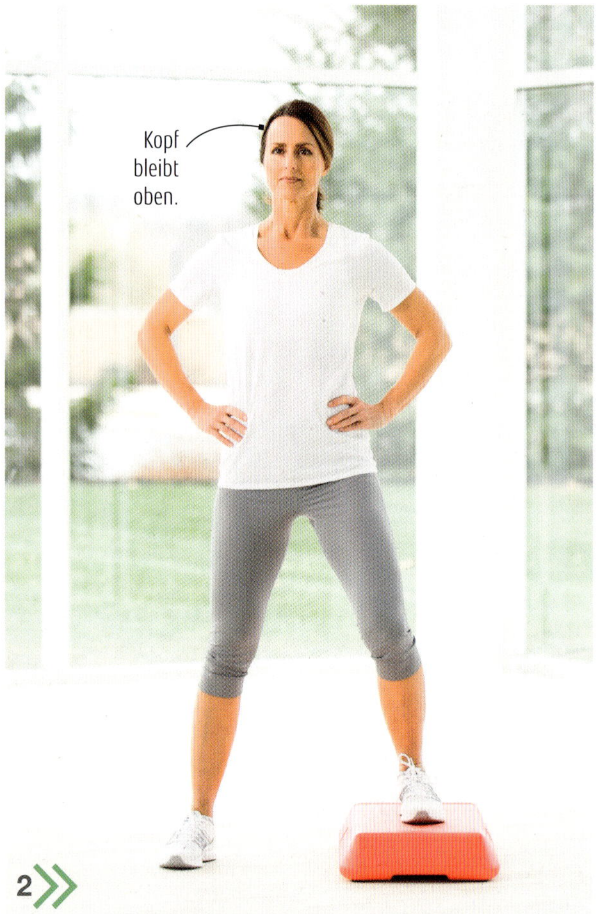

Steigen Sie mit dem linken Fuß auf das Step, halten Sie den Oberkörper aufrecht und das Kinn angehoben.

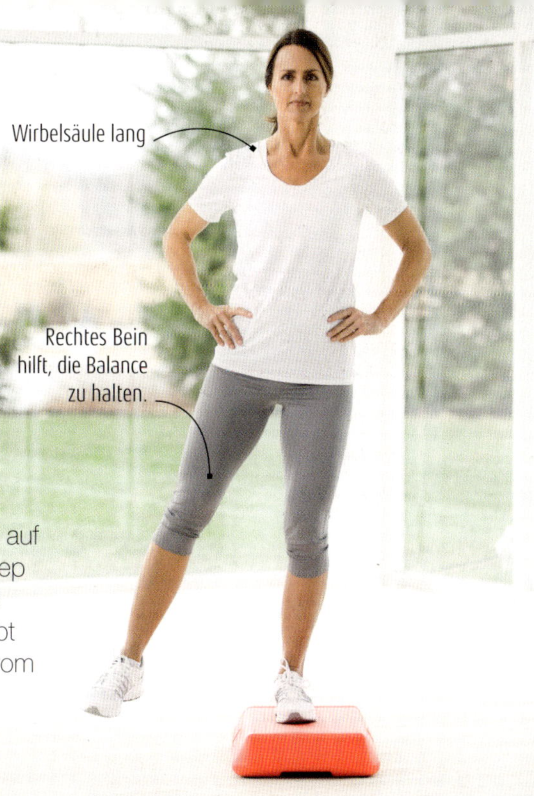
Wirbelsäule lang
Rechtes Bein hilft, die Balance zu halten.

3 » Verlagern Sie das Gewicht auf den linken Fuß auf dem Step und strecken Sie Bein und Hüften. Der rechte Fuß hebt für einen kurzen Moment vom Boden ab.

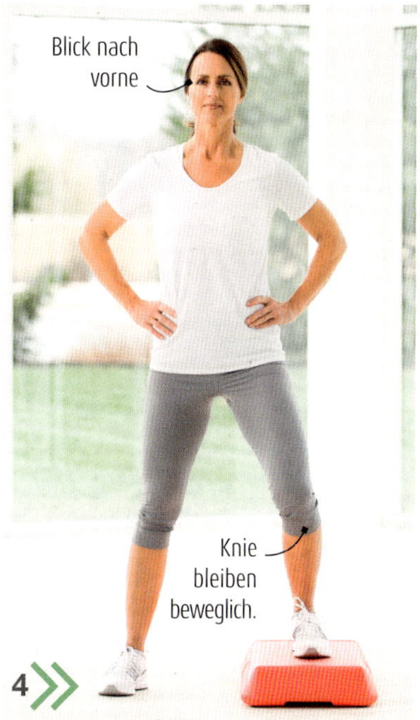
Blick nach vorne
Knie bleiben beweglich.

4 » Verlagern Sie das Gewicht wieder nach rechts und setzen Sie den rechten Fuß zurück auf den Boden. Beugen Sie dabei leicht die Knie.

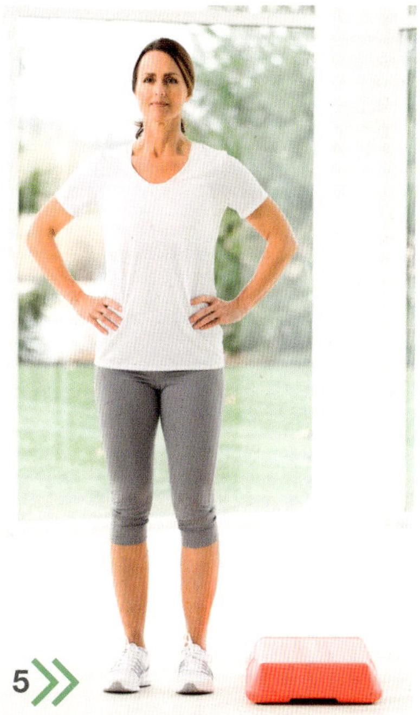

5 » Bringen Sie das linke Bein neben dem Step in die Ausgangsposition und wiederholen Sie die Übung für die Hälfte der angegebenen Zeit. Wechseln Sie dann das Bein.

ERLEICHTERUNG

Wenn es schwierig ist, das Gleichgewicht zu halten, stützen Sie sich leicht auf einer Stuhllehne ab.

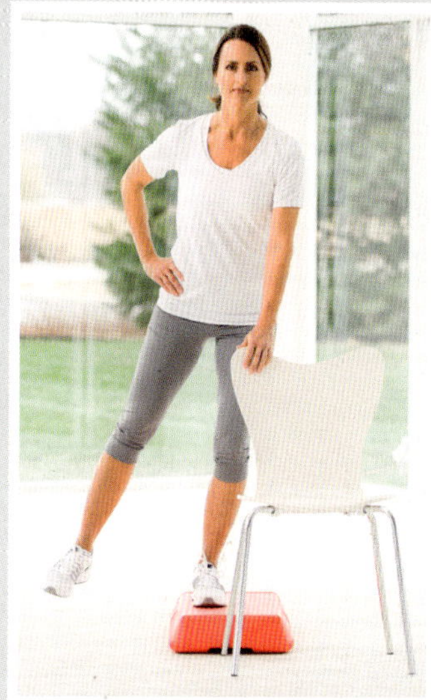

STEIGERUNG

Um die Intensität für die Beine zu steigern, erhöhen Sie das Step um eine Stufe.

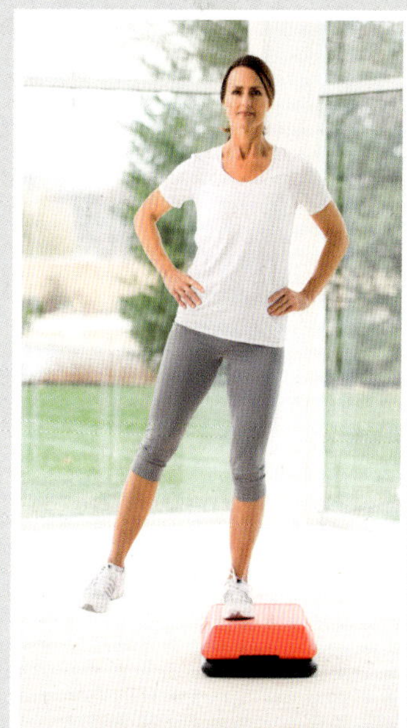

VERBESSERT
- Haltung
- Kraft
- Stabilität
- Beweglichkeit
- Ausdauer

WAS SIE BRAUCHEN
Keine Hilfsmittel nötig

Überkopf-Squat

Gute Mobilität ist ein entscheidender Aspekt, um fit zu bleiben und die Verletzungsgefahr zu verringern. Mit dieser Ganzkörperübung verbessern Sie Ihre Bewegungsreichweite von Fußgelenken, Knien, Hüften, Rücken und Schultern und stärken Ihre Beinmuskulatur.

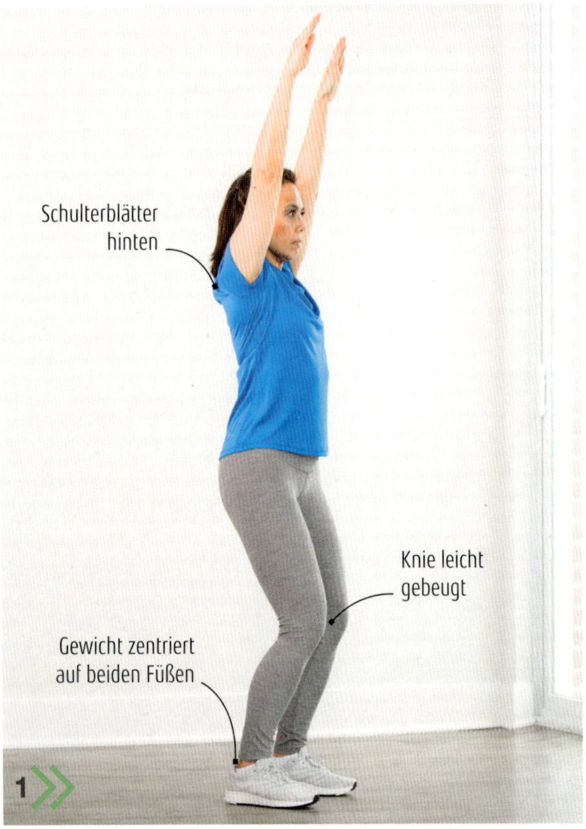
Schulterblätter hinten
Knie leicht gebeugt
Gewicht zentriert auf beiden Füßen
1

Im schulterbreiten Stand strecken Sie beide Arme gerade über den Kopf. Die Finger liegen dicht aneinander, die Handflächen zeigen nach vorne und die Arme sind parallel. Aktivieren Sie die Körpermitte und beugen Sie leicht die Knie.

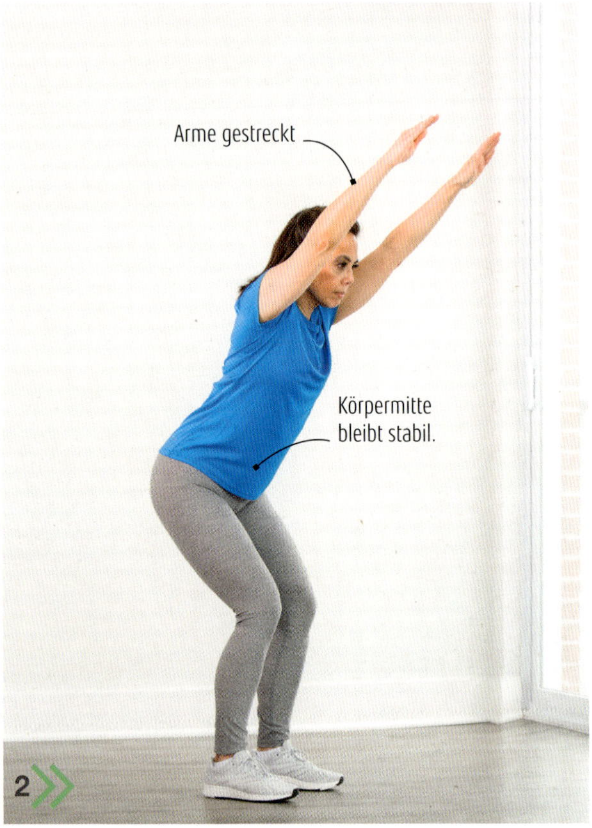
Arme gestreckt
Körpermitte bleibt stabil.
2

Schieben Sie das Gesäß zurück. Der Oberkörper geht leicht nach vorne und die Arme bleiben neben den Ohren. Der Rücken bleibt gerade, der Kopf ist angehoben und die Zehen zeigen nach vorne.

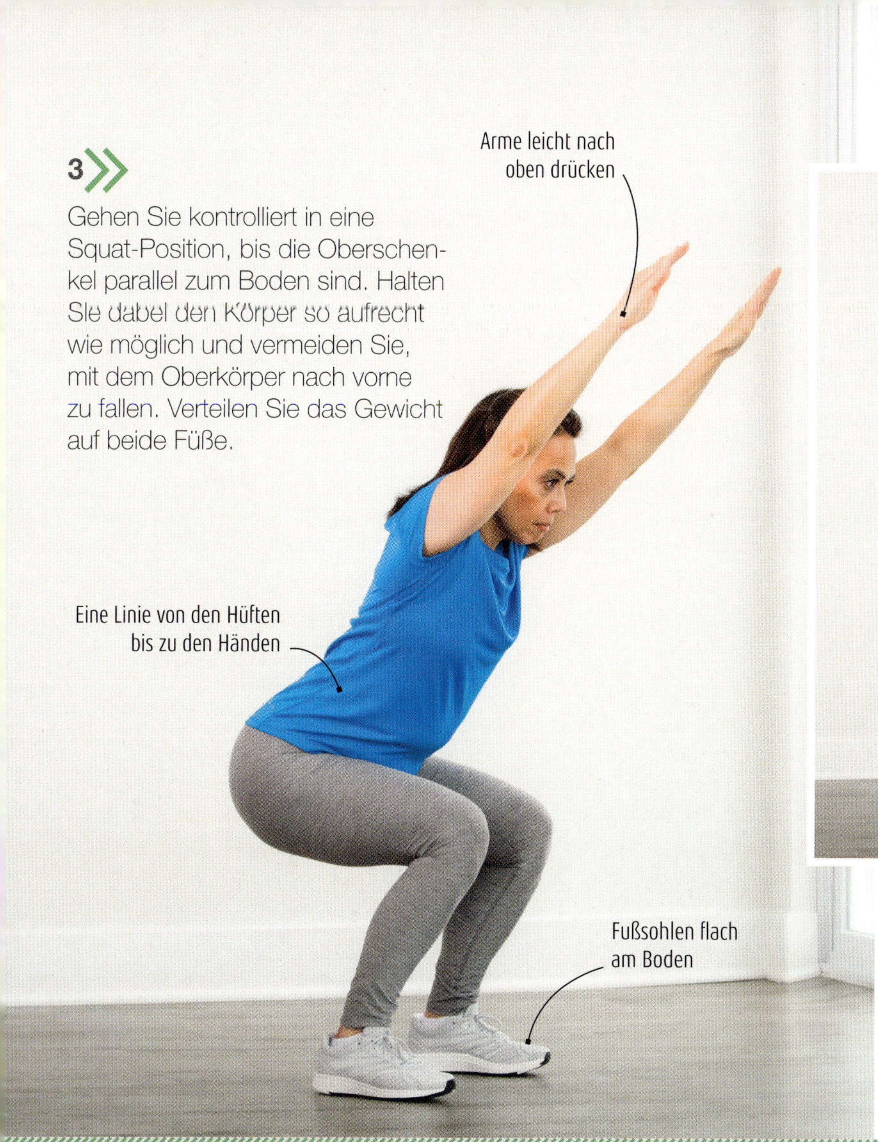
Arme leicht nach oben drücken
Eine Linie von den Hüften bis zu den Händen
Fußsohlen flach am Boden

3

Gehen Sie kontrolliert in eine Squat-Position, bis die Oberschenkel parallel zum Boden sind. Halten Sie dabei den Körper so aufrecht wie möglich und vermeiden Sie, mit dem Oberkörper nach vorne zu fallen. Verteilen Sie das Gewicht auf beide Füße.

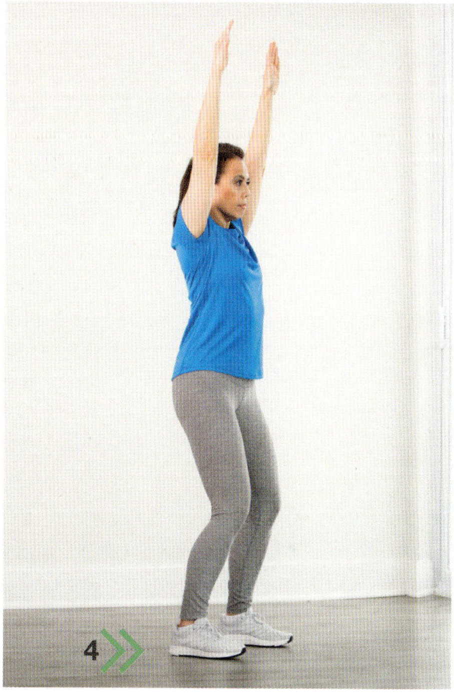

4

Drücken Sie sich mit den Füßen ab und richten Sie sich mit geradem Rücken und nach unten gezogenen Schultern in den Stand auf. Setzen Sie die Übung für die im Plan vorgesehene Zeit fort.

ERLEICHTERUNG

Wenn Sie eine eingeschränkte Flexibilität haben, legen Sie während der Übung eine gefaltete Matte unter die Fersen, um sie etwa 5 cm anzuheben.

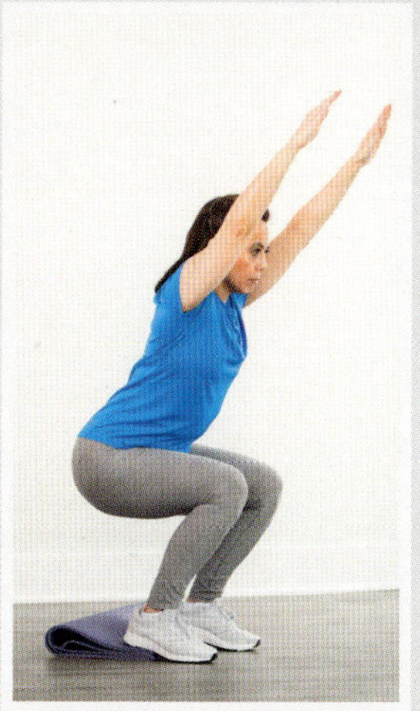

STEIGERUNG

Um die Intensität für Beine, Schultern und Körpermitte zu erhöhen, halten Sie in jeder Hand eine Hantel. Die Handflächen zeigen nach vorne.

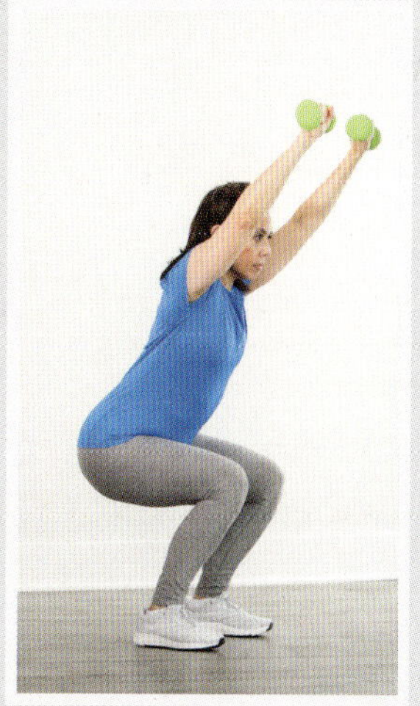

VERBESSERT
- Haltung
- Kraft
- Stabilität
- Beweglichkeit
- Ausdauer

WAS SIE BRAUCHEN
Kurzhanteln

Lunge und Curl

Lunges stärken nicht nur die Beine, sondern sie unterstützen auch die Dehnung der Hüften. Führen Sie diese Übung für starke und gleichzeitig flexible Hüftbeuger aus. Sie sind für die Prävention von Hüft-, Knie- und Rückenschäden wichtig.

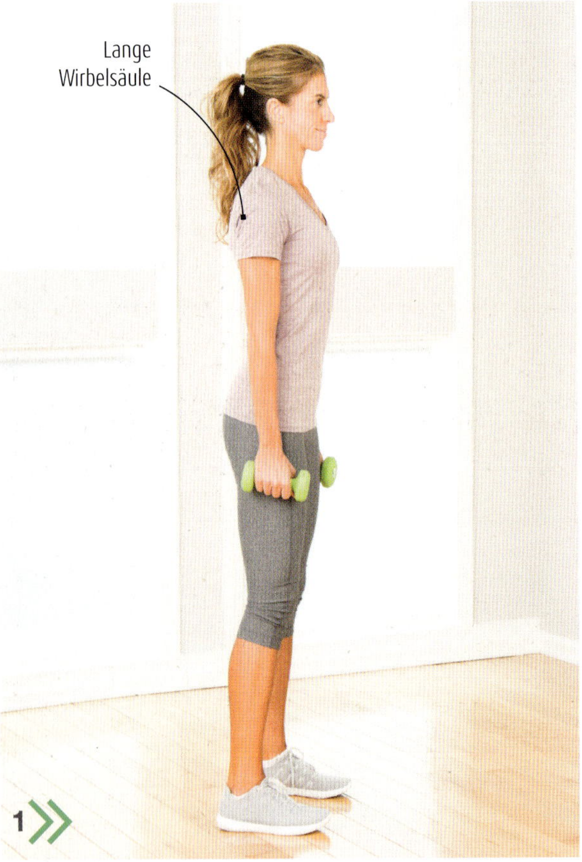
Lange Wirbelsäule
1

Halten Sie im schulterbreiten Stand in jeder Hand eine Kurzhantel und lassen Sie die Arme seitlich hängen. Aktivieren Sie die Körpermitte, ziehen Sie die Schulterblätter zurück und heben Sie das Kinn.

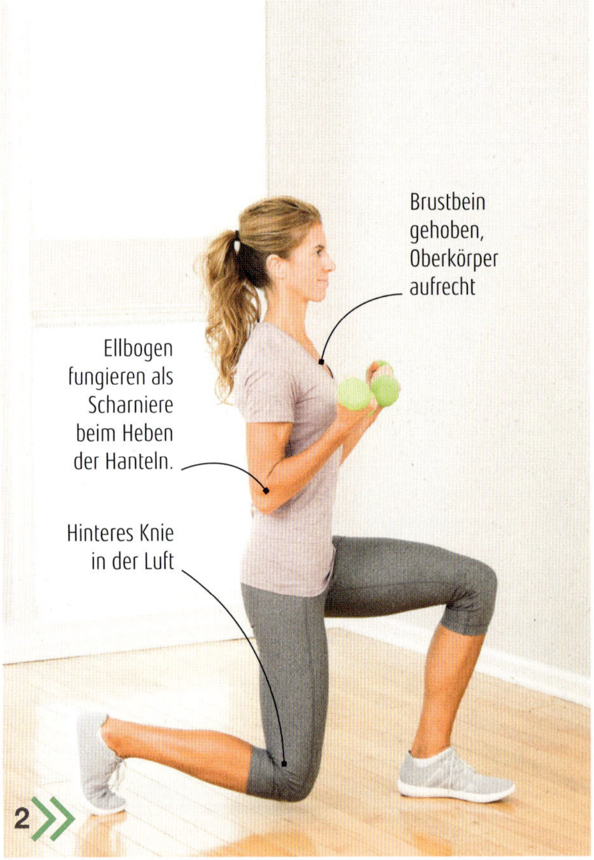
Brustbein gehoben, Oberkörper aufrecht
Ellbogen fungieren als Scharniere beim Heben der Hanteln.
Hinteres Knie in der Luft
2

Führen Sie mit dem linken Bein einen Schritt nach vorn aus. Beugen Sie das rechte Knie nach unten, bis Ober- und Unterschenkel beider Beine in einem Winkel von 90 Grad sind. Bringen Sie die Kurzhanteln auf Brusthöhe. Die Handflächen zeigen zum Körper.

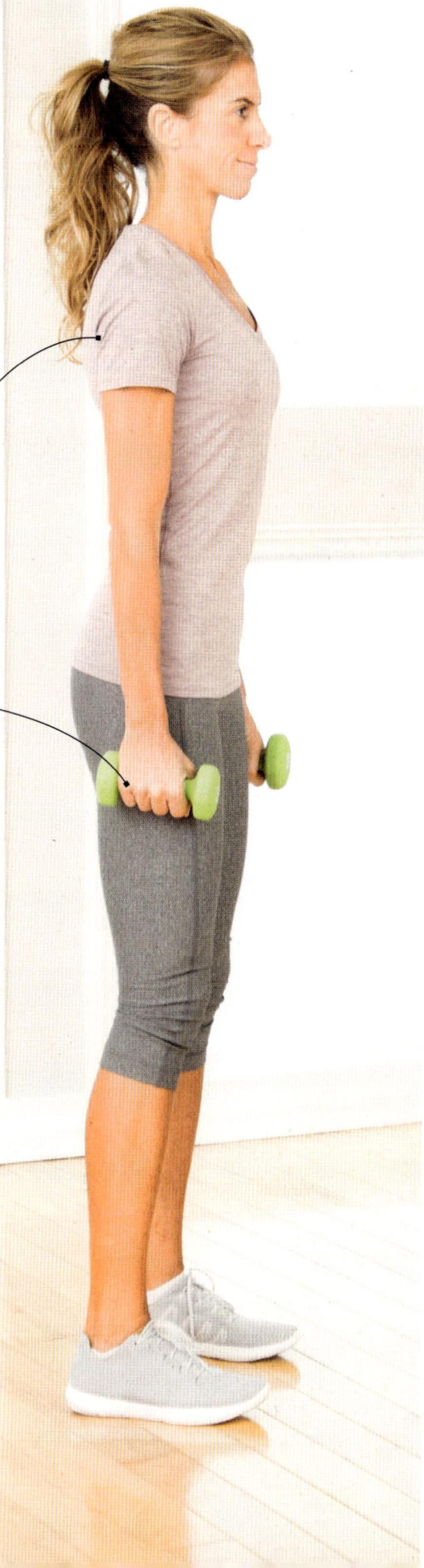

TIPP

Wenn die Belastung auf die Knie zu groß ist, beugen Sie das hintere Bein weniger tief. Steigern Sie dann langsam Ihren Bewegungsradius.

3 »

Kommen Sie schnell zurück in die Ausgangsposition. Gleichzeitig senken Sie die Hanteln und die Arme zurück neben den Körper. Wiederholen Sie den Lunge mit dem anderen Bein und führen Sie die Übung abwechselnd für die in Ihrem Plan angegebene Zeit durch.

ERLEICHTERUNG

Um die Intensität für die Beine zu verringern, stellen Sie in Schritt 1 das rechte Bein zurück in eine Schrittstellung. In Schritt 2 senken Sie das rechte Knie nur leicht, kommen kontrolliert zurück in den Stand und wechseln zum linken Bein.

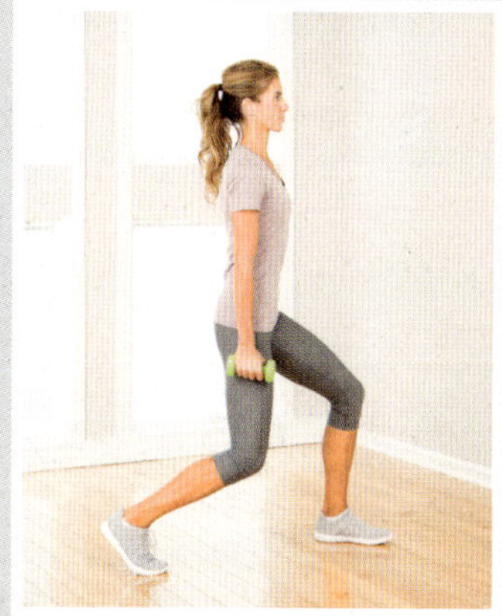

STEIGERUNG

Um die Schultern zu stärken, drehen Sie in Schritt 2 die Hände um 180 Grad und drücken die Kurzhanteln über den Kopf. Dann beugen Sie die Arme wieder in die obere Curl-Position und kommen zu Schritt 3.

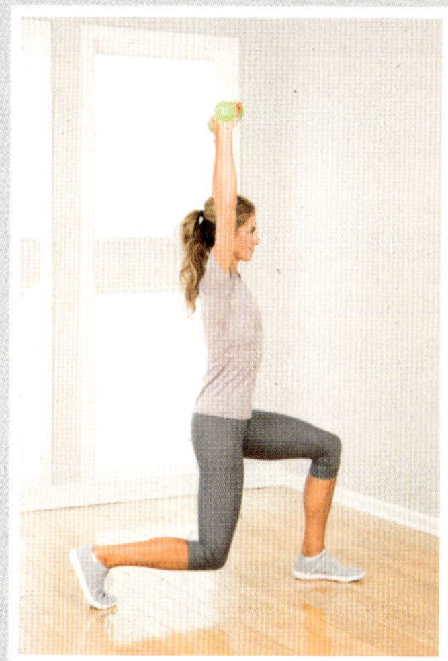

VERBESSERT
- Kraft
- Stabilität
- Beweglichkeit
- Ausdauer

WAS SIE BRAUCHEN
Keine Hilfsmittel nötig

Lunge zur Seite

Der menschliche Körper ist nicht nur darauf ausgelegt, sich vorwärts und rückwärts zu bewegen, sondern auch seitlich. Führen Sie die folgende Übung zügig und kontrolliert aus, um die Hüften und das Gesäß für seitliche Bewegungen zu stärken.

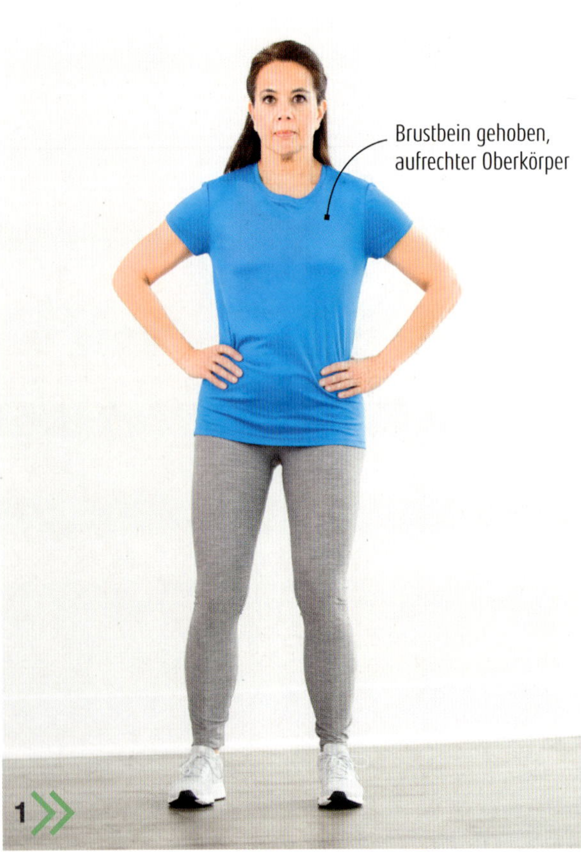
Brustbein gehoben, aufrechter Oberkörper
1

Stehen Sie im schulterbreiten Stand, legen Sie die Hände auf die Hüften. Die Knie sind leicht gebeugt und die Körpermitte ist angespannt. Ziehen Sie die Schulterblätter hinten zusammen.

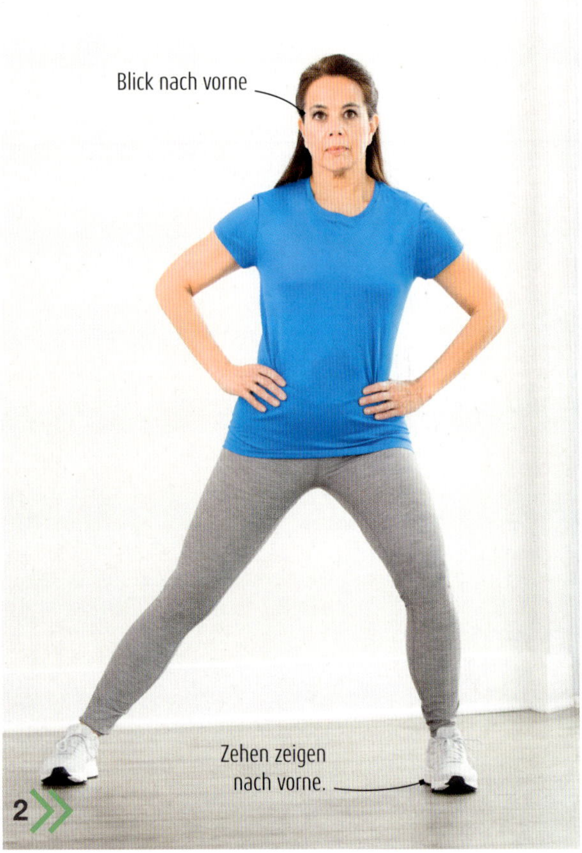
Blick nach vorne
Zehen zeigen nach vorne.
2

Machen Sie mit dem rechten Bein einen Ausfallschritt nach rechts. Rollen Sie den Fuß dabei von der Ferse zu den Zehen ab. Beugen Sie das linke Knie etwas mehr, das rechte Bein ist gestreckt.

3

Beugen Sie den Oberkörper in den Hüften nach vorne, schieben Sie das Gesäß zurück und beugen Sie das linke Knie, bis der Oberschenkel parallel zum Boden ist.

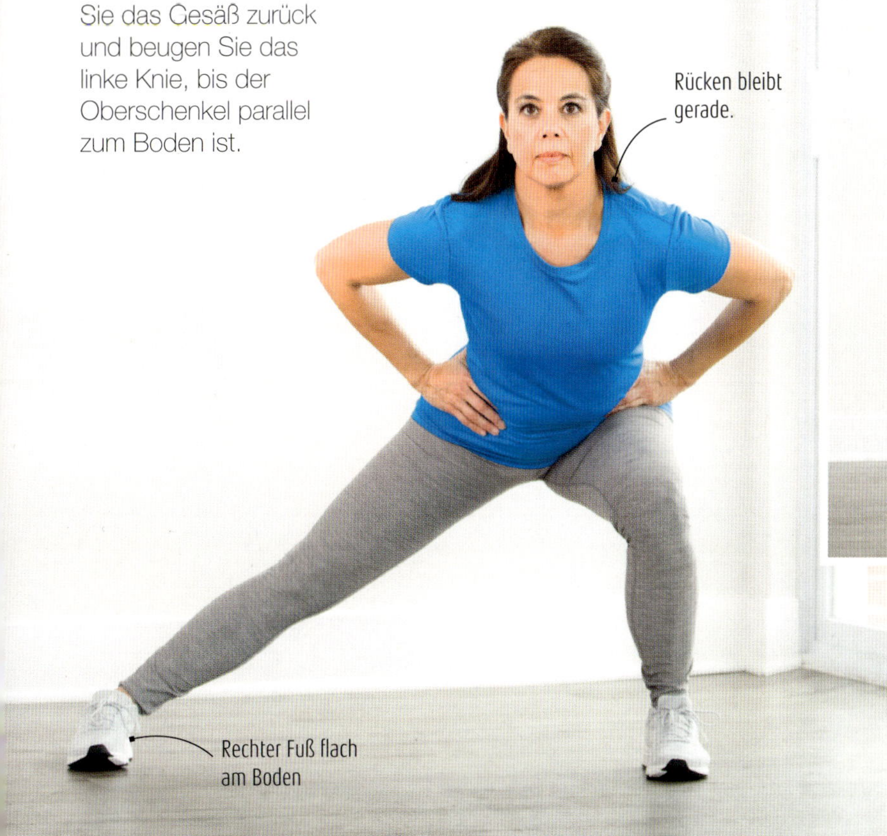

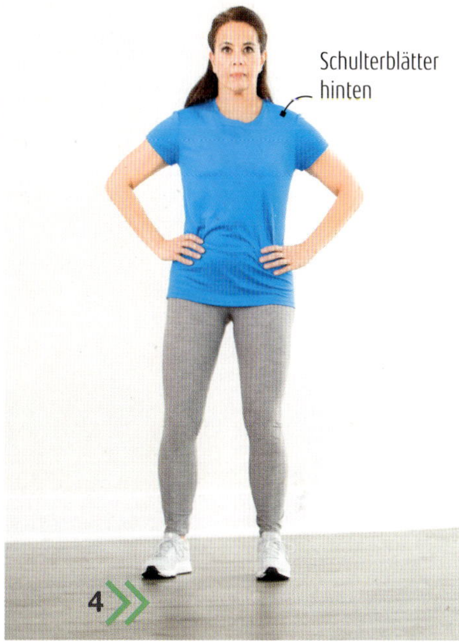

4

Drücken Sie sich mit dem linken Bein ab und kehren Sie zurück in die Startposition. Führen Sie die Übung wechselseitig für die in Ihrem Trainingsplan vorgesehene Zeit durch.

ERLEICHTERUNG

Um die Belastung für die Beine zu senken, verkleinern Sie in Schritt 2 den Ausfallschritt. In Schritt 3 schieben Sie das Gesäß zurück, bis beide Oberschenkel parallel zum Boden sind. In Schritt 4 drücken Sie sich mehr mit dem linken Bein ab, um sich aufzurichten, und stellen das rechte Bein zurück in die Startposition; dann alles zur anderen Seite.

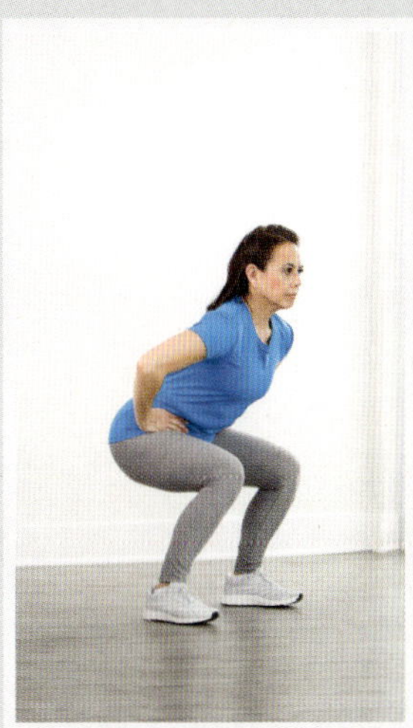

STEIGERUNG

Um die Intensität für die Beine zu erhöhen, halten Sie in jeder Hand eine Kurzhantel und lassen die Arme gerade nach unten hängen.

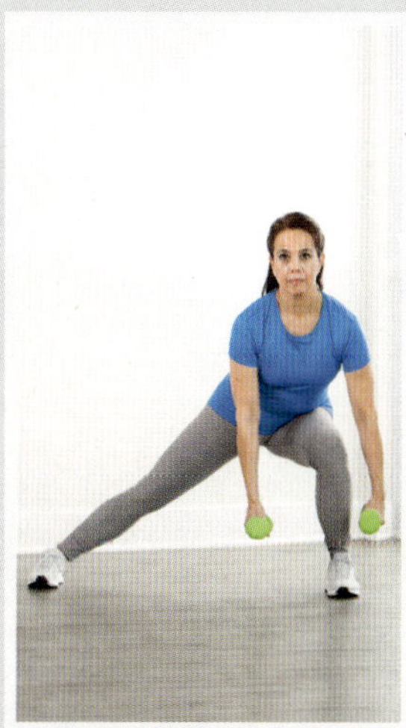

VERBESSERT
- Haltung
- Kraft
- Stabilität
- Beweglichkeit
- Ausdauer

WAS SIE BRAUCHEN
Kurzhanteln

Split Squat

Ein Prinzip des funktionellen Trainings ist es, Bewegungen zu wählen, bei denen mehrere Muskelketten gleichzeitig aktiviert werden. Führen Sie die Übung kontrolliert aus, um den Quadrizeps, die Waden, die Gesäßmuskeln, den unteren Rücken, die Beinbeuger, den Trizeps und die Schultern zu stärken.

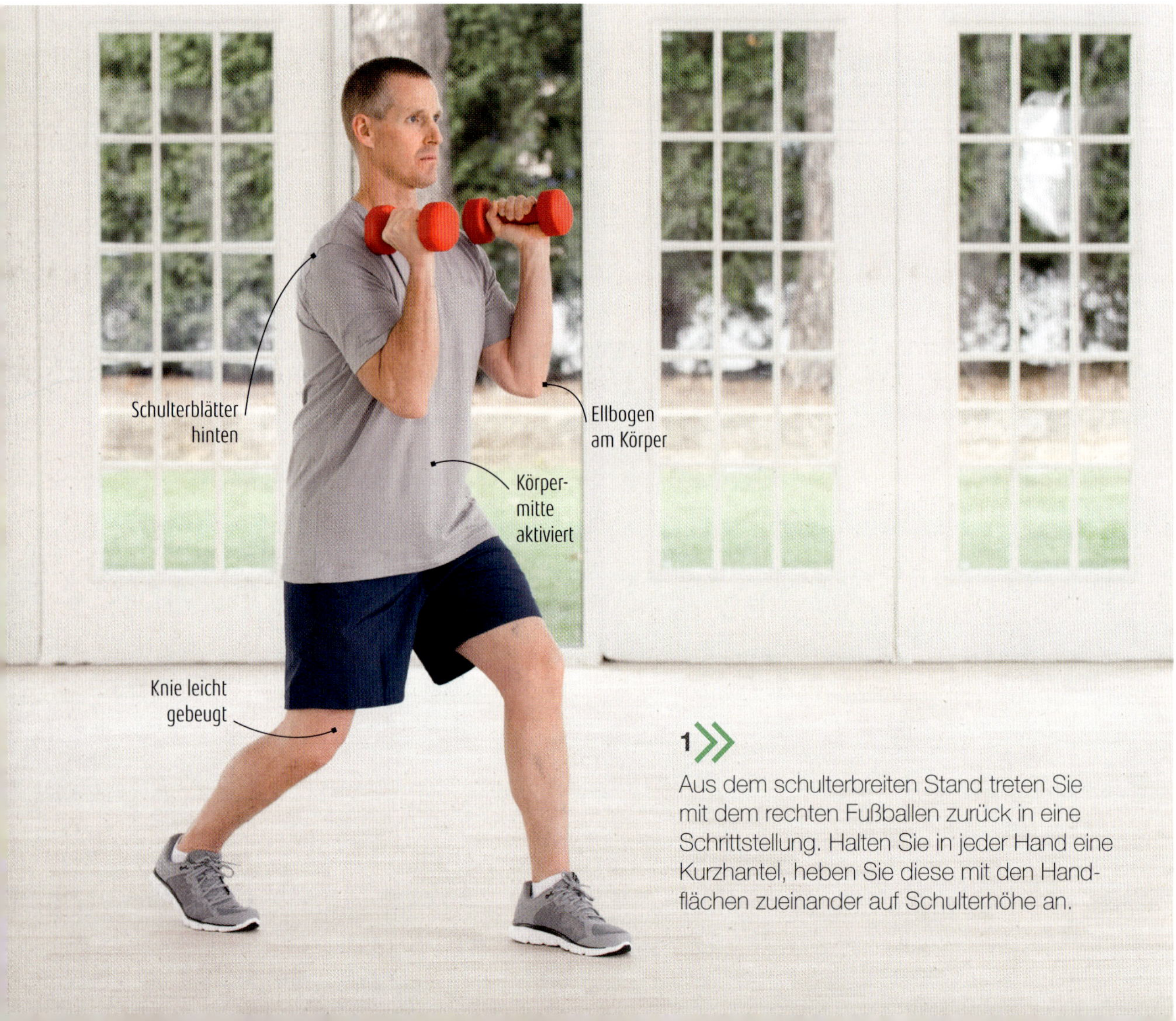
Schulterblätter hinten
Ellbogen am Körper
Körpermitte aktiviert
Knie leicht gebeugt

1

Aus dem schulterbreiten Stand treten Sie mit dem rechten Fußballen zurück in eine Schrittstellung. Halten Sie in jeder Hand eine Kurzhantel, heben Sie diese mit den Handflächen zueinander auf Schulterhöhe an.

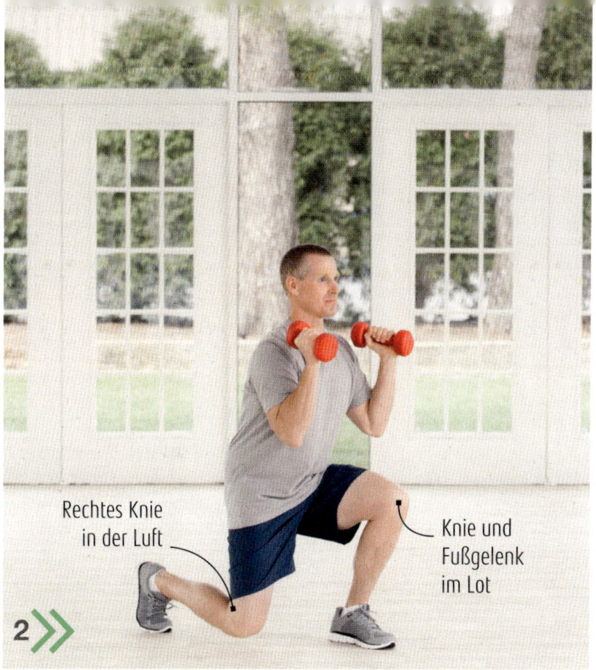
Rechtes Knie
in der Luft
Knie und
Fußgelenk
im Lot
2

Halten Sie die Arme mit geradem Rücken in Position und führen Sie das rechte Knie gerade nach unten, bis beide Knie 90 Grad gebeugt sind.

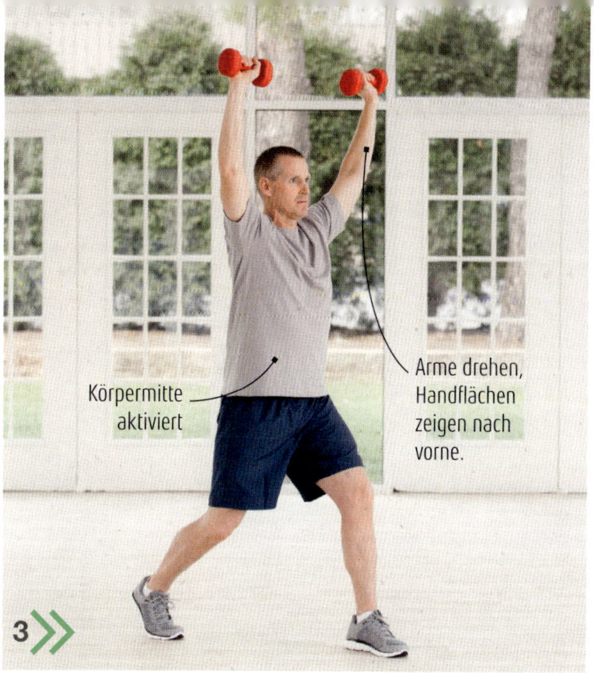
Körpermitte
aktiviert
Arme drehen,
Handflächen
zeigen nach
vorne.
3

Kommen Sie kontrolliert nach oben in die Ausgangsposition. Drehen Sie gleichzeitig die Handflächen nach vorne und drücken Sie die Hanteln über den Kopf.

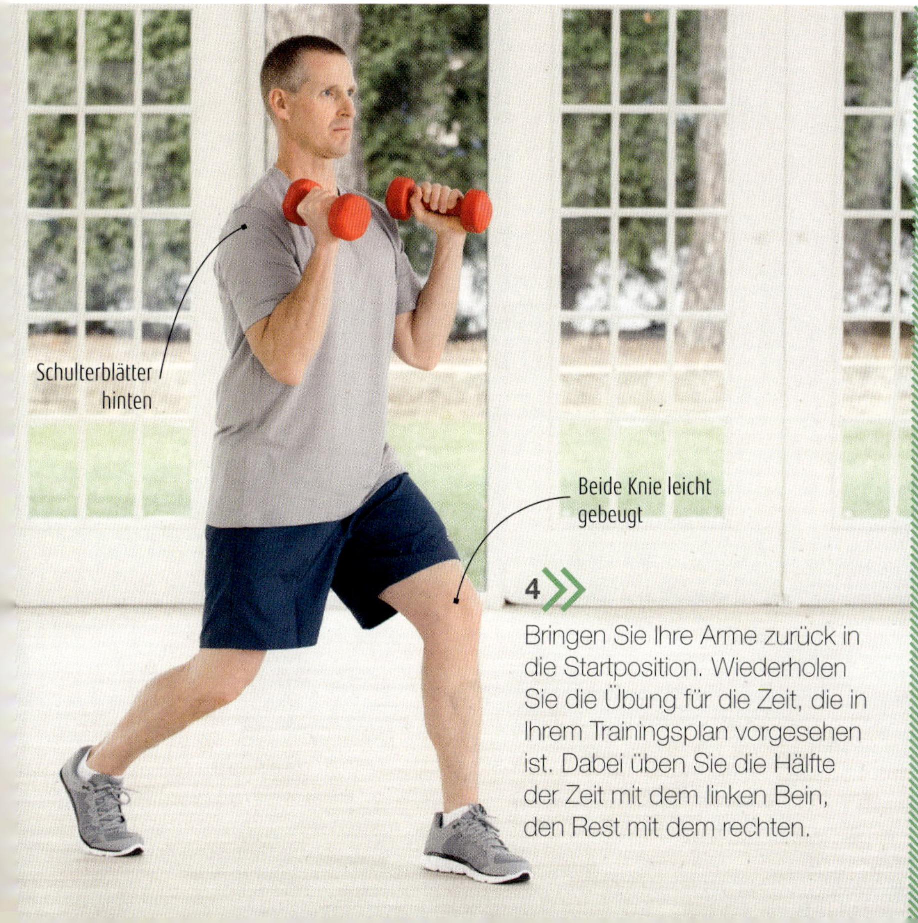
Schulterblätter
hinten
Beide Knie leicht
gebeugt

4

Bringen Sie Ihre Arme zurück in die Startposition. Wiederholen Sie die Übung für die Zeit, die in Ihrem Trainingsplan vorgesehen ist. Dabei üben Sie die Hälfte der Zeit mit dem linken Bein, den Rest mit dem rechten.

ERLEICHTERUNG

Wenn es schwierig ist, die Balance zu halten, stellen Sie in Schritt 1 die Füße schulterbreit auseinander. In Schritt 2 gehen Sie nach unten in den Squat. In Schritt 3 richten Sie sich wieder auf.

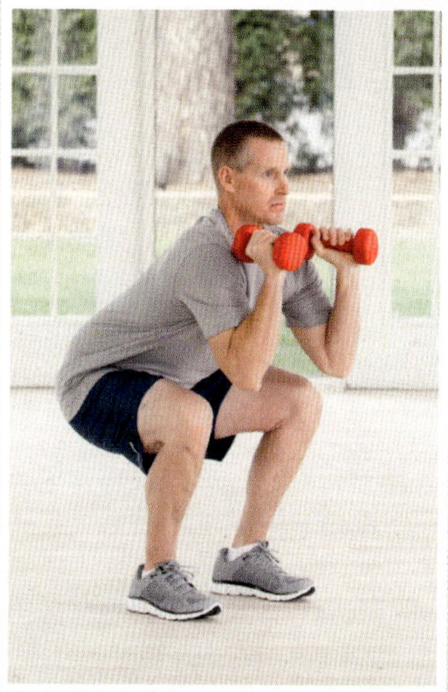

WORKOUTS

Trainieren Sie nicht nur konsequent, trainieren Sie auch gezielt und umsichtig. Die Übungen in diesem Buch wurden entwickelt, um Ihnen beim Erreichen Ihrer persönlichen Fitnessziele zu helfen. Führen Sie die Workouts entsprechend Ihrem Trainingsplan durch, um sicher, gesund und ausgewogen zu trainieren.

Warm-up

Dynamische Dehnungen regen die Durchblutung an, erhöhen die Muskeltemperatur und bereiten so Ihren Körper optimal auf das Training vor. Wärmen Sie sich vor jedem Training auf, um Ihren Bewegungsradius zu erhöhen, die Muskeln zu aktivieren und Verletzungen vorzubeugen.

WAS SIE BRAUCHEN
Keine Hilfsmittel nötig

IHR WORKOUT

- Führen Sie vor jedem Training die u. g. Aufwärmübungen zweimal hintereinander durch.
- Verwenden Sie eine Stoppuhr, um die Trainings- und Pausenintervalle einzuhalten.
- Verwenden Sie keine Hanteln für diese Übungen.
- Konzentrieren Sie sich auf Ihre Ziele und bereiten Sie sich mental auf das Training vor.

DIE FITNESSLEVELS

FÜR ALLE FITNESSLEVELS

Durchführung der Übungssequenz **2-mal**

Jede Übung ausführen für **20 Sekunden**

Pause zwischen jeder Übung für **10 Sekunden**

Gesamtzeit **5 Minuten**

DIE ÜBUNGEN

1	KNIE UND ARM HEBEN	S. 34
2	TWIST IM STAND	S. 108
3	SWING MIT KURZHANTEL	S. 130
4	ARM HEBEN UND SENKEN, GESTRECKT	S. 78
5	ÜBERKOPF-SQUAT	S. 142

5-Minuten-Kick-Start

Nur 5 Minuten Aktivität pro Tag reichen, um das Risiko für eine Herzerkrankung um 45 Prozent zu reduzieren. Nutzen Sie dieses effiziente Ganzkörpertraining immer dann, wenn die Zeit knapp ist und Sie einen Energieschub benötigen.

WAS SIE BRAUCHEN
Kurzhanteln, Tisch, Matte

IHR WORKOUT

- Wählen Sie das zu Ihrer Fitness passende Level aus.
- Führen Sie die gesamte Übungsfolge nach den vorgeschriebenen Angaben durch. Verwenden Sie eine Stoppuhr, um die Trainings- und Pausenintervalle zu verfolgen.
- Reduzieren Sie das Gewicht der Hanteln oder wählen Sie eine leichtere Übungsvariante, wenn Sie Schwierigkeiten haben, die Balance zu halten.

DIE FITNESSLEVELS

LEVEL 1	LEVEL 2	LEVEL 3
Durchführung der Übungssequenz **1-mal**	Durchführung der Übungssequenz **1-mal**	Durchführung der Übungssequenz **1-mal**
Jede Übung ausführen für **20 Sekunden**	Jede Übung ausführen für **25 Sekunden**	Jede Übung ausführen für **30 Sekunden**
Pause zwischen jeder Übung für **10 Sekunden**	Pause zwischen jeder Übung für **5 Sekunden**	Pause zwischen jeder Übung für **0 Sekunden**
Gesamtzeit **5 Minuten**	Gesamtzeit **5 Minuten**	Gesamtzeit **5 Minuten**

DIE ÜBUNGEN

1	KNIE UND ARM HEBEN	S. 34
2	SCHRÄGER LIEGESTÜTZ	S. 54
3	SCHULTERBRÜCKE	S. 136
4	SCHNELLE FÜSSE	S. 26
5	RUDERN, VORGEBEUGT	S. 72
6	KOFFER-SQUAT	S. 124
7	HANTEL ZUM KNIE	S. 104
8	ÜBERKOPFPRESSE	S. 60
9	ARMWECHSEL IM LUNGE	S. 100
10	SUMO-KREUZHEBEN	S. 134

Ausdauer

Konsequentes Ausdauertraining verbessert Ihre Herzgesundheit und die Lebensqualität. Führen Sie dieses Training regelmäßig durch, um das Herz zu stärken, die Lungenkapazität zu steigern, einen guten Schlaf zu unterstützen und Ihr Energieniveau zu optimieren.

WAS SIE BRAUCHEN
Kurzhanteln, Step, Stuhl

IHR WORKOUT

- Wählen Sie das zu Ihrer Fitness passende Level aus.
- Führen Sie die gesamte Übungsfolge nach den vorgeschriebenen Angaben durch.
- Verwenden Sie eine Stoppuhr, um die Trainings- und Pausenintervalle zu verfolgen.
- Setzen Sie all Ihre Kraft ein und nutzen Sie die Ruhezeiten zwischen den Übungen, um sich für die nächste Übung vorzubereiten.

DIE FITNESSLEVELS

LEVEL 1	LEVEL 2	LEVEL 3
Durchführung der Übungssequenz **2-mal**	Durchführung der Übungssequenz **3-mal**	Durchführung der Übungssequenz **3-mal**
Jede Übung ausführen für **20 Sekunden**	Jede Übung ausführen für **30 Sekunden**	Jede Übung ausführen für **35 Sekunden**
Pause zwischen jeder Übung für **10 Sekunden**	Pause zwischen jeder Übung für **10 Sekunden**	Pause zwischen jeder Übung für **5 Sekunden**
Gesamtzeit **10 Minuten**	Gesamtzeit **20 Minuten**	Gesamtzeit **20 Minuten**

DIE ÜBUNGEN

1	SIDE SHUFFLE	S. 30
2	PUNCH	S. 106
3	TREPPENSTEIGEN	S. 40
4	ARM HEBEN UND SENKEN, GESTRECKT	S. 78
5	SEILSPRINGEN	S. 44
6	DIAGONALZUG MIT KURZHANTEL	S. 102
7	BERGSTEIGEN MIT STUHL	S. 46
8	ARM HEBEN	S. 86
9	WECHSELSPRÜNGE	S. 48
10	CURL UND SCHULTERPRESSE	S. 56

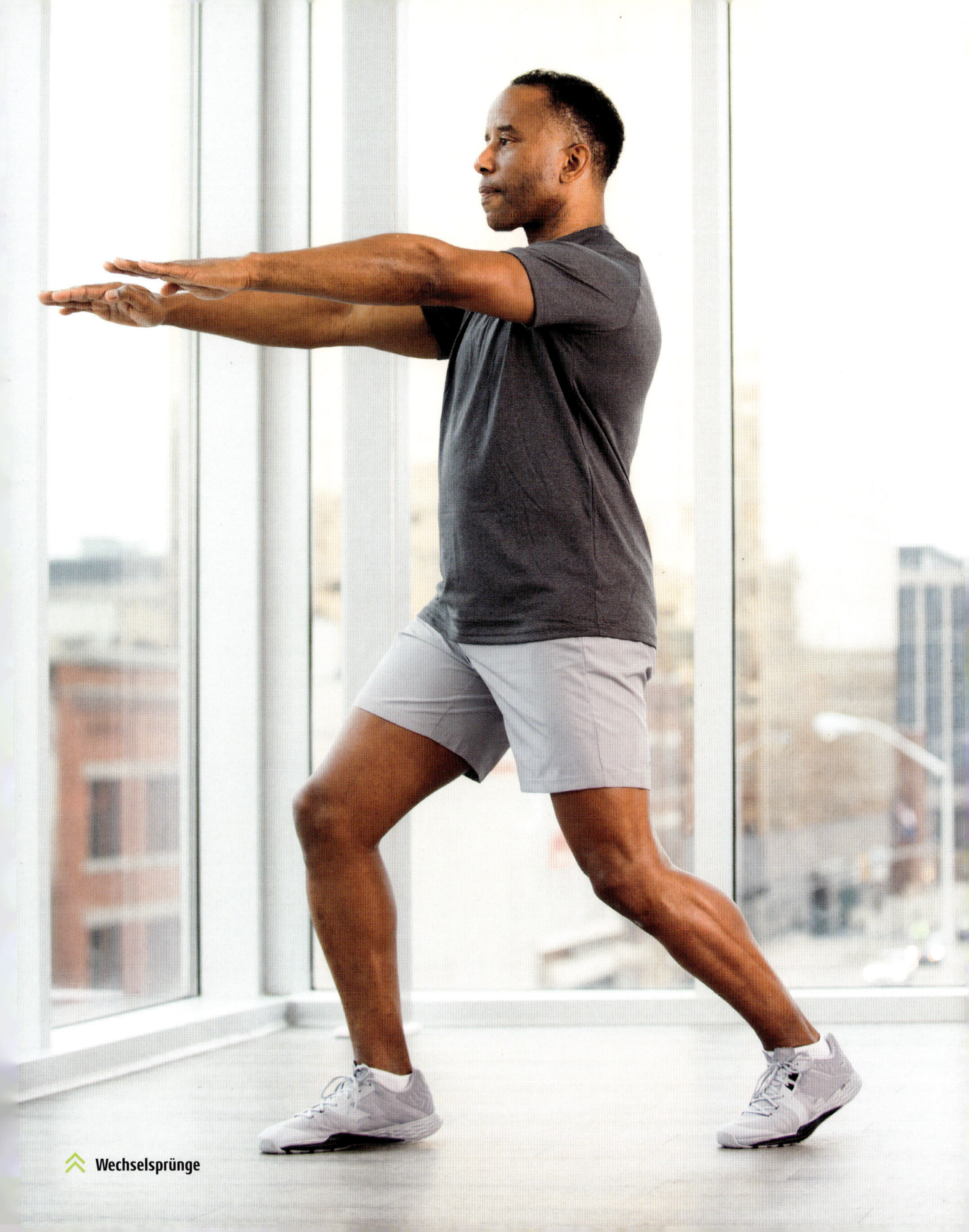

Wechselsprünge

Ganzkörpertraining für Anfänger

Führen Sie diese Übungen aus, wenn Sie Trainingsanfänger sind, sich von einer Verletzung erholen oder Gleichgewichtsprobleme haben. Wenn Sie die Übungen im Sitzen ausführen, entwickeln Sie mehr Kraft. Das Ganzkörpertraining verbessert die Ausdauer Ihres Herz-Kreislauf-Systems.

WAS SIE BRAUCHEN
Kurzhanteln, Stuhl

IHR WORKOUT

- Wählen Sie das zu Ihrer Fitness passende Level aus.
- Führen Sie die gesamte Übungsfolge zweimal hintereinander durch. Verwenden Sie eine Stoppuhr, um die Trainings- und Pausenintervalle zu verfolgen.
- Wählen Sie für jede Übung die Variante im Sitzen aus.

DIE FITNESSLEVELS

LEVEL 1	LEVEL 2	LEVEL 3
Durchführung der Übungssequenz **2-mal**	Durchführung der Übungssequenz **2-mal**	Durchführung der Übungssequenz **2-mal**
Jede Übung ausführen für **15 Sekunden**	Jede Übung ausführen für **20 Sekunden**	Jede Übung ausführen für **30 Sekunden**
Pause zwischen jeder Übung für **15 Sekunden**	Pause zwischen jeder Übung für **10 Sekunden**	Pause zwischen jeder Übung für **10 Sekunden**
Gesamtzeit **9 Minuten**	Gesamtzeit **9 Minuten**	Gesamtzeit **12 Minuten**

DIE ÜBUNGEN

1	MARCH AM PLATZ	S. 32
2	HAMMER-CURL UND RUDERN, VORGEBEUGT	S. 82
3	ÜBERKOPFPRESSE	S. 60
4	SCHNELLE FÜSSE	S. 26
5	SEITHEBEN, VORGEBEUGT	S. 76
6	ARMPRESSE NACH VORNE	S. 68
7	KNIE UND ARM HEBEN	S. 34
8	WECHSELSEITIGES RUDERN, VORGEBEUGT	S. 94
9	EINARMPRESSE	S. 50

Leichtes Krafttraining

Es ist nie zu spät, mit dem Aufbau von Muskelmasse zu beginnen. Leichtes Krafttraining ist eine der besten Möglichkeiten, Osteoporose zu verhindern bzw. zu lindern und Muskelatrophie entgegenzuwirken.

WAS SIE BRAUCHEN
Kurzhanteln, Tisch

IHR WORKOUT

- Wählen Sie das zu Ihrer Fitness passende Level aus.
- Führen Sie die gesamte Übungsfolge nach den vorgeschriebenen Angaben durch. Verwenden Sie eine Stoppuhr, um die Trainings- und Pausenintervalle zu verfolgen.
- Es ist in Ordnung, ohne Kurzhanteln oder mit leichterem Gewicht zu beginnen und es dann langsam zu steigern.

DIE FITNESSLEVELS

LEVEL 1	LEVEL 2	LEVEL 3
Durchführung der Übungssequenz **2-mal**	Durchführung der Übungssequenz **2-mal**	Durchführung der Übungssequenz **3-mal**
Jede Übung ausführen für **20 Sekunden**	Jede Übung ausführen für **30 Sekunden**	Jede Übung ausführen für **30 Sekunden**
Pause zwischen jeder Übung für **10 Sekunden**	Pause zwischen jeder Übung für **10 Sekunden**	Pause zwischen jeder Übung für **10 Sekunden**
Gesamtzeit **10 Minuten**	Gesamtzeit **13 Minuten**	Gesamtzeit **20 Minuten**

DIE ÜBUNGEN

1	EINARMIGE BRUSTPRESSE	S. 62
2	RUDERN, VORGEBEUGT	S. 72
3	KOFFER-SQUAT	S. 124
4	TWIST IM STAND	S. 108
5	ÜBERKOPFPRESSE	S. 60
6	SUMO-KREUZHEBEN	S. 134
7	CURL IM EINBEINIGEN STAND	S. 96
8	SCHRÄGER LIEGESTÜTZ	S. 54
9	WALKING LUNGE	S. 126
10	WINDMÜHLE	S. 118

Schnelligkeit und Agilität

Sportliche Bewegungen erfordern eine Kombination aus Schnelligkeit, Agilität, Reaktionszeit und Kraft. Wer wenig Sport treibt, verbessert mit diesen Übungen seine athletischen Fähigkeiten, etwa eine gute Beinarbeit, ebenso wie seine Ganzkörperkoordination.

WAS SIE BRAUCHEN
Kurzhanteln, Stuhl, Tisch

IHR WORKOUT

- Wählen Sie das zu Ihrer Fitness passende Level aus.
- Führen Sie die gesamte Übungsfolge nach den vorgeschriebenen Angaben durch. Verwenden Sie eine Stoppuhr, um die Trainings- und Pausenintervalle zu verfolgen.
- Es ist in Ordnung, ohne Kurzhanteln oder mit leichterem Gewicht zu beginnen und es dann langsam zu steigern.

DIE FITNESSLEVELS

LEVEL 1	LEVEL 2	LEVEL 3
Durchführung der Übungssequenz **2-mal**	Durchführung der Übungssequenz **3-mal**	Durchführung der Übungssequenz **3-mal**
Jede Übung ausführen für **15 Sekunden**	Jede Übung ausführen für **30 Sekunden**	Jede Übung ausführen für **40 Sekunden**
Pause zwischen jeder Übung für **15 Sekunden**	Pause zwischen jeder Übung für **15 Sekunden**	Pause zwischen jeder Übung für **10 Sekunden**
Gesamtzeit **10 Minuten**	Gesamtzeit **22 Minuten**	Gesamtzeit **25 Minuten**

DIE ÜBUNGEN

1	BERGSTEIGEN MIT STUHL	S. 46
2	KUGELSTOSSEN	S. 70
3	LUNGE ZUR SEITE	S. 146
4	RASENMÄHER	S. 74
5	SKILANGLAUF	S. 42
6	SCHRÄGER LIEGESTÜTZ	S. 54
7	ARMWECHSEL IM LUNGE	S. 100
8	REVERSE LUNGE MIT TWIST	S. 128
9	SQUAT MIT ARM SENKEN	S. 138
10	WECHSELSEITIGES RUDERN, VORGEBEUGT	S. 94

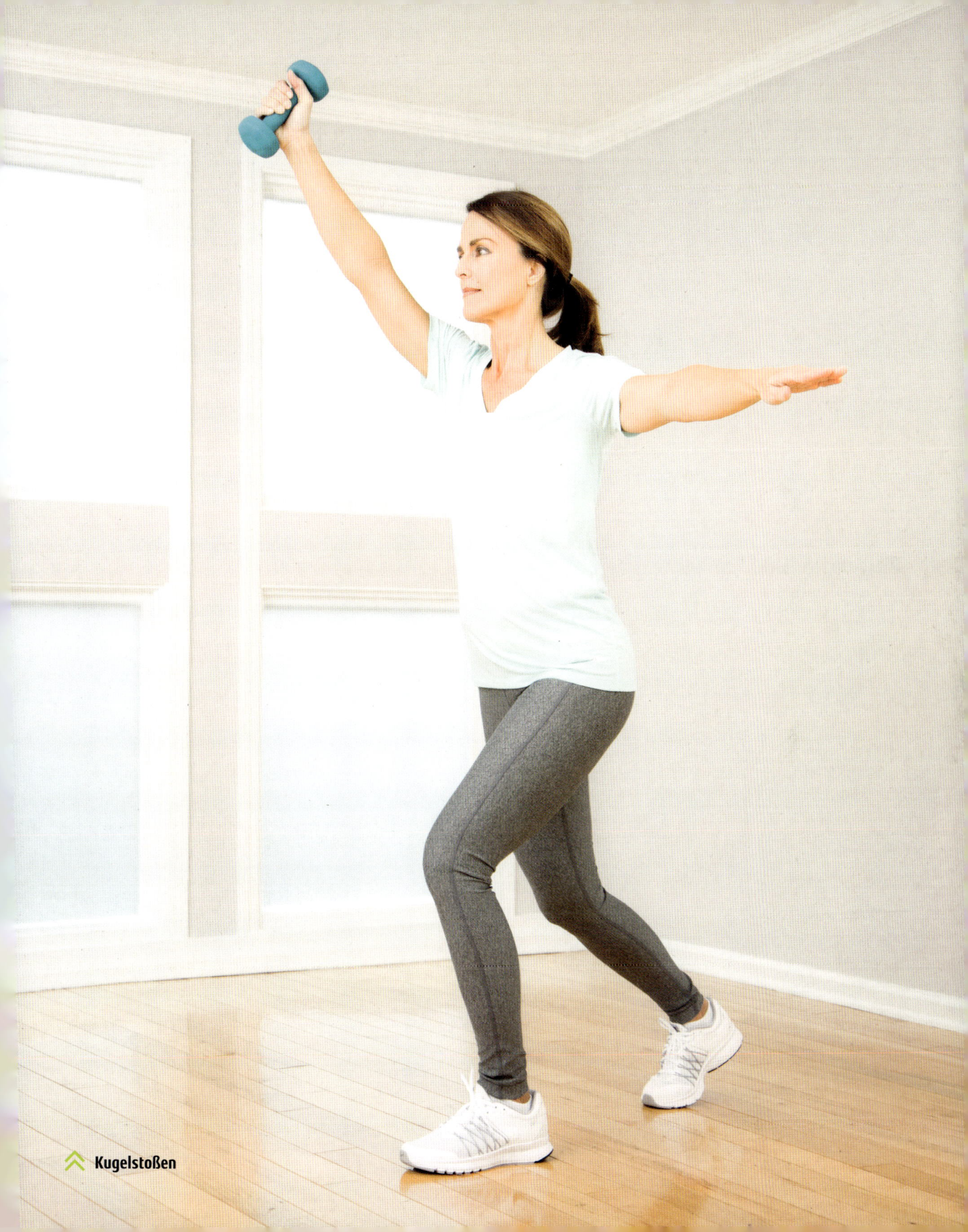

Kugelstoßen

Balance und Stabilität

Eine starke Körpermitte und kontrollierte Muskelarbeit in Fußgelenken, Knie, Hüften und Schultern sind wichtig für ein gutes Gleichgewicht. Wenn Sie diese Muskeln trainieren, verbessern Sie Ihre Haltung, Koordination und Stabilität.

WAS SIE BRAUCHEN
Kurzhanteln, Step

IHR WORKOUT

- Wählen Sie das zu Ihrer Fitness passende Level aus.
- Führen Sie die gesamte Übungsfolge zweimal hintereinander durch. Verwenden Sie eine Stoppuhr, um die Trainings- und Pausenintervalle einzuhalten.
- Wenn Sie keine gute Balance haben, wählen Sie eine einfachere Variante oder reduzieren das Gewicht der Hanteln.

DIE FITNESSLEVELS

LEVEL 1	LEVEL 2	LEVEL 3
Durchführung der Übungssequenz **2-mal**	Durchführung der Übungssequenz **2-mal**	Durchführung der Übungssequenz **2-mal**
Jede Übung ausführen für **15 Sekunden**	Jede Übung ausführen für **20 Sekunden**	Jede Übung ausführen für **30 Sekunden**
Pause zwischen jeder Übung für **15 Sekunden**	Pause zwischen jeder Übung für **10 Sekunden**	Pause zwischen jeder Übung für **10 Sekunden**
Gesamtzeit **10 Minuten**	Gesamtzeit **10 Minuten**	Gesamtzeit **13 Minuten**

DIE ÜBUNGEN

1	KNIE UND ARM HEBEN	S. 34
2	CURL IM EINBEINIGEN STAND	S. 96
3	REVERSE LUNGE MIT TWIST	S. 128
4	RUDERN, VORGEBEUGT	S. 72
5	STEP-UPS ZUR SEITE	S. 140
6	CROSSOVER MIT RUMPFBEUGE	S. 114
7	BEIN UND ARM HEBEN	S. 64
8	KOFFER-SQUAT	S. 124
9	CRISS CROSS IM STAND	S. 98
10	EINARMPRESSE	S. 50

Ganzkörpermobilität

Eine gute körperliche Mobilität ist die Fähigkeit, sich ohne unnötigen Stress frei zu bewegen. Führen Sie die Übungen durch, um den Bewegungsradius Ihrer Muskeln und Gelenke zu erhöhen, Ihre Flexibilität zu verbessern und damit den Körper zu entlasten.

WAS SIE BRAUCHEN
Kurzhanteln, Stuhl, Wand

IHR WORKOUT

- Wählen Sie das zu Ihrer Fitness passende Level aus.
- Führen Sie die gesamte Übungsfolge zweimal hintereinander durch. Verwenden Sie eine Stoppuhr, um die Trainings- und Pausenintervalle einzuhalten.
- Wenn Bewegungen schmerzhaft sind, wählen Sie eine leichtere Variante oder überspringen Sie die Übung, bis sich Ihre Beweglichkeit verbessert hat.

DIE FITNESSLEVELS

LEVEL 1	LEVEL 2	LEVEL 3
Durchführung der Übungssequenz **2-mal**	Durchführung der Übungssequenz **2-mal**	Durchführung der Übungssequenz **2-mal**
Jede Übung ausführen für **15 Sekunden**	Jede Übung ausführen für **20 Sekunden**	Jede Übung ausführen für **30 Sekunden**
Pause zwischen jeder Übung für **15 Sekunden**	Pause zwischen jeder Übung für **10 Sekunden**	Pause zwischen jeder Übung für **10 Sekunden**
Gesamtzeit **10 Minuten**	Gesamtzeit **10 Minuten**	Gesamtzeit **13 Minuten**

DIE ÜBUNGEN

1	RUMPFBEUGE IM STEHEN	S. 132
2	PUNCH	S. 106
3	ÜBERKOPF-SQUAT	S. 142
4	ARM HEBEN UND SENKEN, GESTRECKT	S. 78
5	BRUSTÖFFNER	S. 58
6	REVERSE LUNGE MIT TWIST	S. 128
7	WINDMÜHLE	S. 118
8	STUHL-DIPS	S. 52
9	HANTEL ZUM KNIE	S. 104
10	U-HALTE	S. 84

Cross-Training

Um Ihr Fitnesslevel zu steigern, müssen Sie Abwechslung ins Training bringen. Dieses Cross-Training kombiniert Kraft-, Ausdauer- und Beweglichkeitsübungen, um Ihren Körper herauszufordern und Trainingsstagnation zu vermeiden.

WAS SIE BRAUCHEN
Kurzhanteln, Matte, Step

IHR WORKOUT

- Wählen Sie das zu Ihrer Fitness passende Level aus.
- Führen Sie die gesamte Übungsfolge nach den vorgeschriebenen Angaben durch. Verwenden Sie eine Stoppuhr, um die Trainings- und Pauseintervalle einzuhalten.
- Wenn Sie eine Runde der Sequenz nicht beenden können, reduzieren Sie das Gewicht der Hanteln oder wählen Sie eine leichtere Variante.

DIE FITNESSLEVELS

LEVEL 1	LEVEL 2	LEVEL 3
Durchführung der Übungssequenz **2-mal**	Durchführung der Übungssequenz **3-mal**	Durchführung der Übungssequenz **3-mal**
Jede Übung ausführen für **15 Sekunden**	Jede Übung ausführen für **30 Sekunden**	Jede Übung ausführen für **40 Sekunden**
Pause zwischen jeder Übung für **15 Sekunden**	Pause zwischen jeder Übung für **15 Sekunden**	Pause zwischen jeder Übung für **10 Sekunden**
Gesamtzeit **10 Minuten**	Gesamtzeit **22 Minuten**	Gesamtzeit **25 Minuten**

DIE ÜBUNGEN

1	EINARMIGES RUDERN IM BRETT	S. 90
2	SQUAT MIT ARMBEUGE	S. 120
3	WANDERN	S. 36
4	BEIN UND ARM HEBEN	S. 64
5	SWING MIT KURZHANTEL	S. 130
6	SPLIT SQUAT	S. 148
7	WINDMÜHLE	S. 118
8	STEP-UPS ZUR SEITE	S. 140
9	SEITHEBEN, VORGEBEUGT	S. 76
10	SIDE SHUFFLE	S. 30

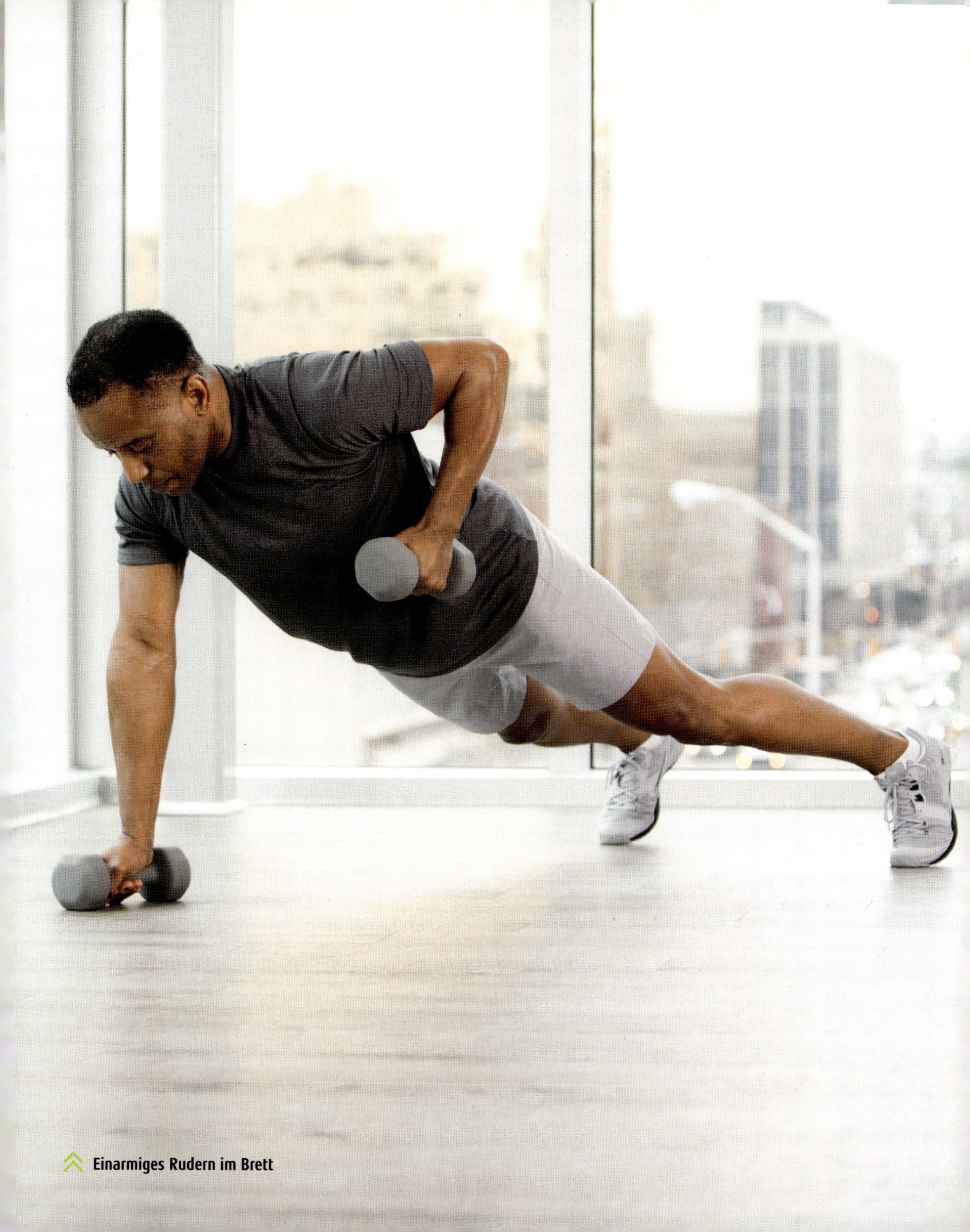

Einarmiges Rudern im Brett

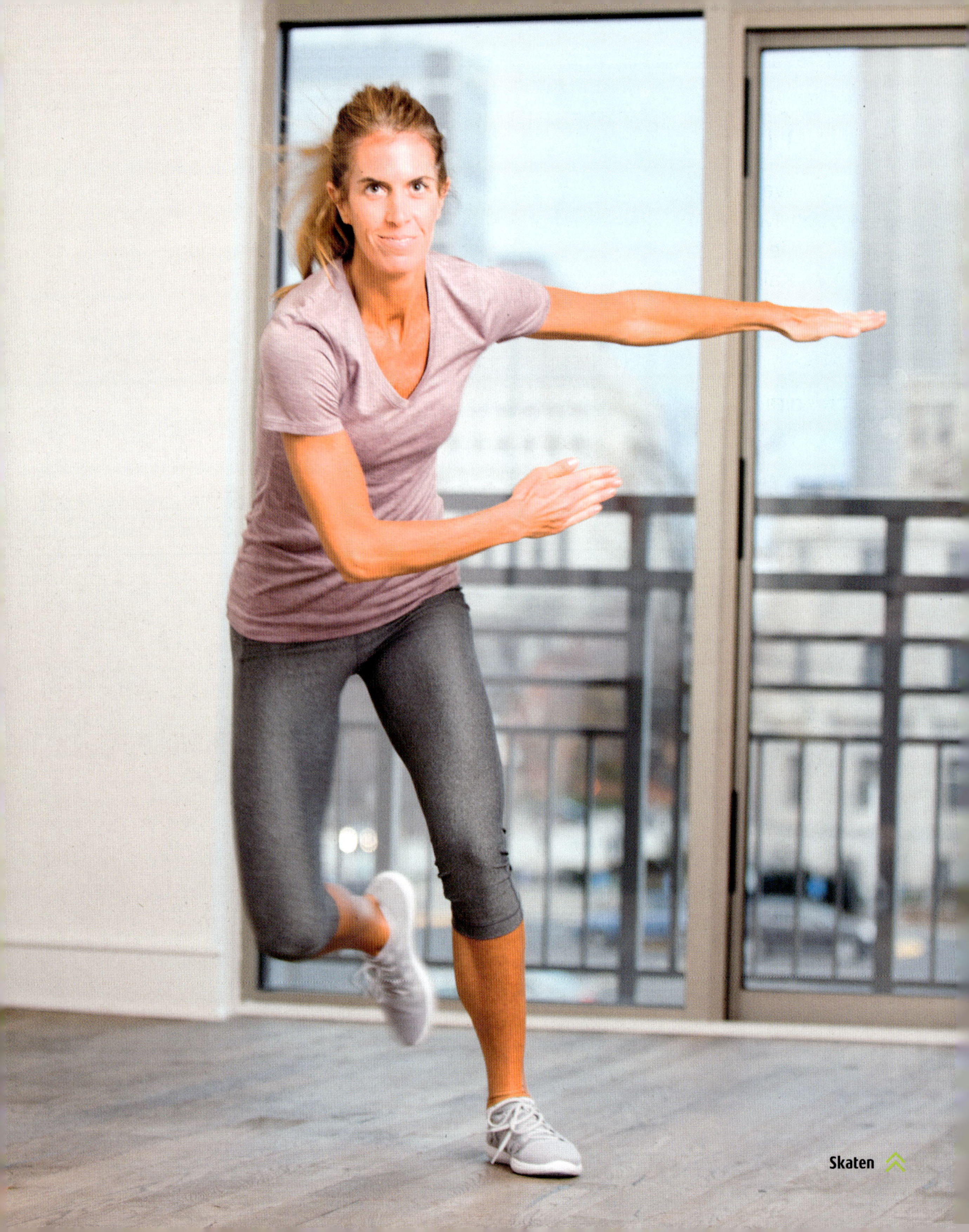

Skaten

Kalorien verbrennen mit HIIT

Hochintensives Intervalltraining (HIIT) ist eine Trainingsmethode, in der sich kurze intensive Trainingseinheiten und kurze Ruhephasen abwechseln. Trainieren Sie so hart und schnell wie möglich, um in kurzer Zeit eine hohe Menge an Kalorien und Fett zu verbrennen.

WAS SIE BRAUCHEN
Kurzhanteln, Matte, Step, Stuhl

IHR WORKOUT

- Wählen Sie das zu Ihrer Fitness passende Level aus.
- Führen Sie die gesamte Übungsfolge nach den vorgeschriebenen Angaben durch. Verwenden Sie eine Stoppuhr, um die Trainings- und Pausenintervalle einzuhalten.
- Atmen Sie regelmäßig durch die Nase ein und den Mund aus, damit Sie den nötigen Sauerstoff haben, um Energie zu erzeugen.

DIE FITNESSLEVELS

LEVEL 1	LEVEL 2	LEVEL 3
Durchführung der Übungssequenz **2-mal**	Durchführung der Übungssequenz **3-mal**	Durchführung der Übungssequenz **3-mal**
Jede Übung ausführen für **15 Sekunden**	Jede Übung ausführen für **30 Sekunden**	Jede Übung ausführen für **40 Sekunden**
Pause zwischen jeder Übung für **15 Sekunden**	Pause zwischen jeder Übung für **10 Sekunden**	Pause zwischen jeder Übung für **10 Sekunden**
Gesamtzeit **10 Minuten**	Gesamtzeit **20 Minuten**	Gesamtzeit **25 Minuten**

DIE ÜBUNGEN

1	SUMO-KREUZHEBEN	S. 134
2	SKATEN	S. 38
3	ARMPRESSE NACH VORNE	S. 68
4	EINARMIGES SEITHEBEN IM BRETT	S. 116
5	ARM HEBEN, DIAGONAL	S. 122
6	TREPPENSTEIGEN	S. 40
7	STUHL-DIPS	S. 52
8	SQUAT MIT ROTATION	S. 112
9	HAMMER-CURL UND RUDERN, VORGEBEUGT	S. 82
10	SEILSPRINGEN	S. 44

Prävention

Eine Verletzung kann Sie für den Rest Ihres Lebens beeinträchtigen. Werden Sie aktiv und versuchen Sie Verletzungen vorzubeugen. Diese Übungen stärken die Bereiche Ihres Körpers, die am anfälligsten sind.

WAS SIE BRAUCHEN
Kurzhanteln, Matte, Wand

IHR WORKOUT

- Wählen Sie das zu Ihrer Fitness passende Level aus.
- Führen Sie die gesamte Übungsfolge nach den vorgeschriebenen Angaben durch. Verwenden Sie eine Stoppuhr, um die Trainings- und Pausenintervalle einzuhalten.
- Legen Sie das Augenmerk mehr auf die richtige Technik als auf die Geschwindigkeit und konzentrieren Sie sich auf flüssige und kontrollierte Bewegungen.

DIE FITNESSLEVELS

LEVEL 1	LEVEL 2	LEVEL 3
Durchführung der Übungssequenz **1-mal**	Durchführung der Übungssequenz **2-mal**	Durchführung der Übungssequenz **2-mal**
Jede Übung ausführen für **15 Sekunden**	Jede Übung ausführen für **20 Sekunden**	Jede Übung ausführen für **30 Sekunden**
Pause zwischen jeder Übung für **20 Sekunden**	Pause zwischen jeder Übung für **5 Sekunden**	Pause zwischen jeder Übung für **5 Sekunden**
Gesamtzeit **4 Minuten 30 Sekunden**	Gesamtzeit **6 Minuten 30 Sekunden**	Gesamtzeit **9 Minuten**

DIE ÜBUNGEN

1	ARMROTATION IM STEHEN	S. 80
2	DIAGONALES HEBEN	S. 88
3	U-HALTE	S. 84
4	TWIST IM STAND	S. 108
5	STEP-UPS ZUR SEITE	S. 140
6	BRUSTÖFFNER	S. 58
7	SCHULTERBRÜCKE	S. 136
8	EXPLOSIVER LIEGESTÜTZ AN DER WAND	S. 66

Haltung verbessern

Längeres Sitzen schwächt die Körperhaltung und verschleißt Muskeln und Gelenke, was zu Beschwerden in Nacken, Rücken und Hüften führen kann. Diese Übungen stärken die Muskeln, die eine stabile Haltung unterstützen und die Belastung für Ihre Knochen reduzieren.

WAS SIE BRAUCHEN
Kurzhanteln, Matte, Wand

IHR WORKOUT

- Wählen Sie das zu Ihrer Fitness passende Level aus.
- Führen Sie die gesamte Übungsfolge nach den vorgeschriebenen Angaben durch. Verwenden Sie eine Stoppuhr, um die Trainings- und Pausenintervalle einzuhalten.
- Denken Sie bei jeder Bewegung an eine tiefe Atmung, damit Ihre Muskeln richtig gedehnt und gekräftigt werden.

DIE FITNESSLEVELS

LEVEL 1

Durchführung der Übungssequenz **2-mal**

Jede Übung ausführen für **30 Sekunden**

Pause zwischen jeder Übung für **15 Sekunden**

Gesamtzeit **7 Minuten**

LEVEL 2

Durchführung der Übungssequenz **2-mal**

Jede Übung ausführen für **30 Sekunden**

Pause zwischen jeder Übung für **10 Sekunden**

Gesamtzeit **6 Minuten 30 Sekunden**

LEVEL 3

Durchführung der Übungssequenz **3-mal**

Jede Übung ausführen für **30 Sekunden**

Pause zwischen jeder Übung für **10 Sekunden**

Gesamtzeit **10 Minuten**

DIE ÜBUNGEN

1	SEITHEBEN, VORGEBEUGT	S. 76
2	BRUSTÖFFNER	S. 58
3	REVERSE LUNGE MIT TWIST	S. 128
4	DIAGONALES HEBEN	S. 88
5	U-HALTE	S. 84

Kräftigung der Körpermitte

Bewegungen wie Rotation, Seitneigung und sich nach vorne bzw. zur Seite zu strecken erfordern das Zusammenspiel der unteren Rücken- und der Bauchmuskulatur. Diese Übungen verbessern Ihre Flexibilität und stärken die Körpermitte.

WAS SIE BRAUCHEN
Kurzhanteln

IHR WORKOUT

- Wählen Sie das zu Ihrer Fitness passende Level aus.
- Führen Sie die gesamte Übungsfolge nach den vorgeschriebenen Angaben durch. Verwenden Sie eine Stoppuhr, um die Trainings- und Pausenintervalle einzuhalten.
- Wenn Bewegungen zu anstrengend sind, reduzieren Sie das Gewicht der Hanteln oder entscheiden Sie sich für eine leichtere Variante.

DIE FITNESSLEVELS

LEVEL 1	LEVEL 2	LEVEL 3
Durchführung der Übungssequenz **1-mal**	Durchführung der Übungssequenz **2-mal**	Durchführung der Übungssequenz **3-mal**
Jede Übung ausführen für **30 Sekunden**	Jede Übung ausführen für **30 Sekunden**	Jede Übung ausführen für **40 Sekunden**
Pause zwischen jeder Übung für **10 Sekunden**	Pause zwischen jeder Übung für **10 Sekunden**	Pause zwischen jeder Übung für **10 Sekunden**
Gesamtzeit **6 Minuten 30 Sekunden**	Gesamtzeit **13 Minuten**	Gesamtzeit **25 Minuten**

DIE ÜBUNGEN

1	CRISS CROSS IM STAND	S. 98
2	WINDMÜHLE	S. 118
3	HANTEL ZUM KNIE	S. 104
4	ROTATION MIT VORBEUGE	S. 110
5	PUNCH	S. 106
6	DIAGONALZUG MIT KURZHANTEL	S. 102
7	CROSSOVER MIT RUMPFBEUGE	S. 114
8	ARM HEBEN, DIAGONAL	S. 122
9	TWIST IM STAND	S. 108
10	CRISS CROSS IM STAND	S. 98

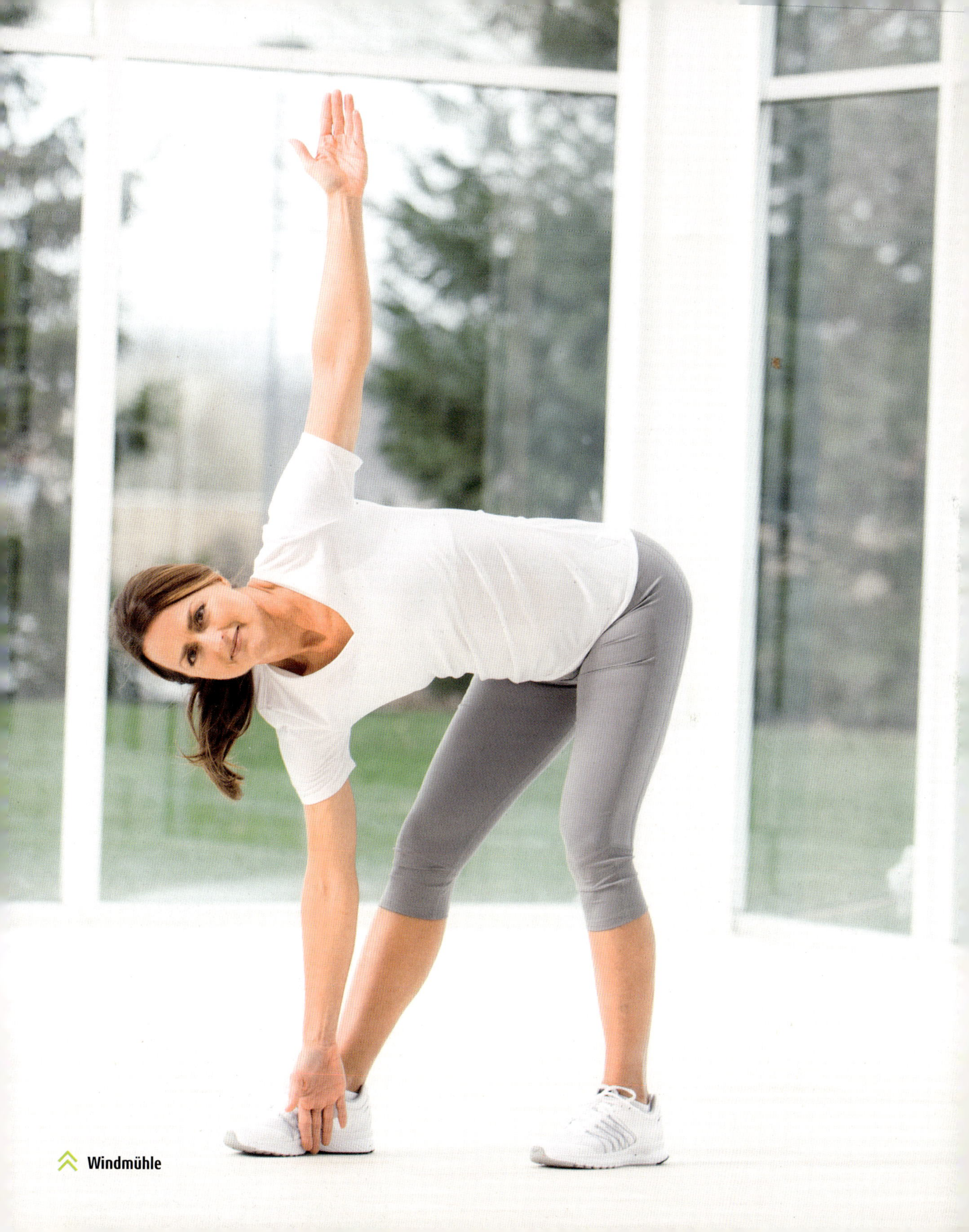

Windmühle

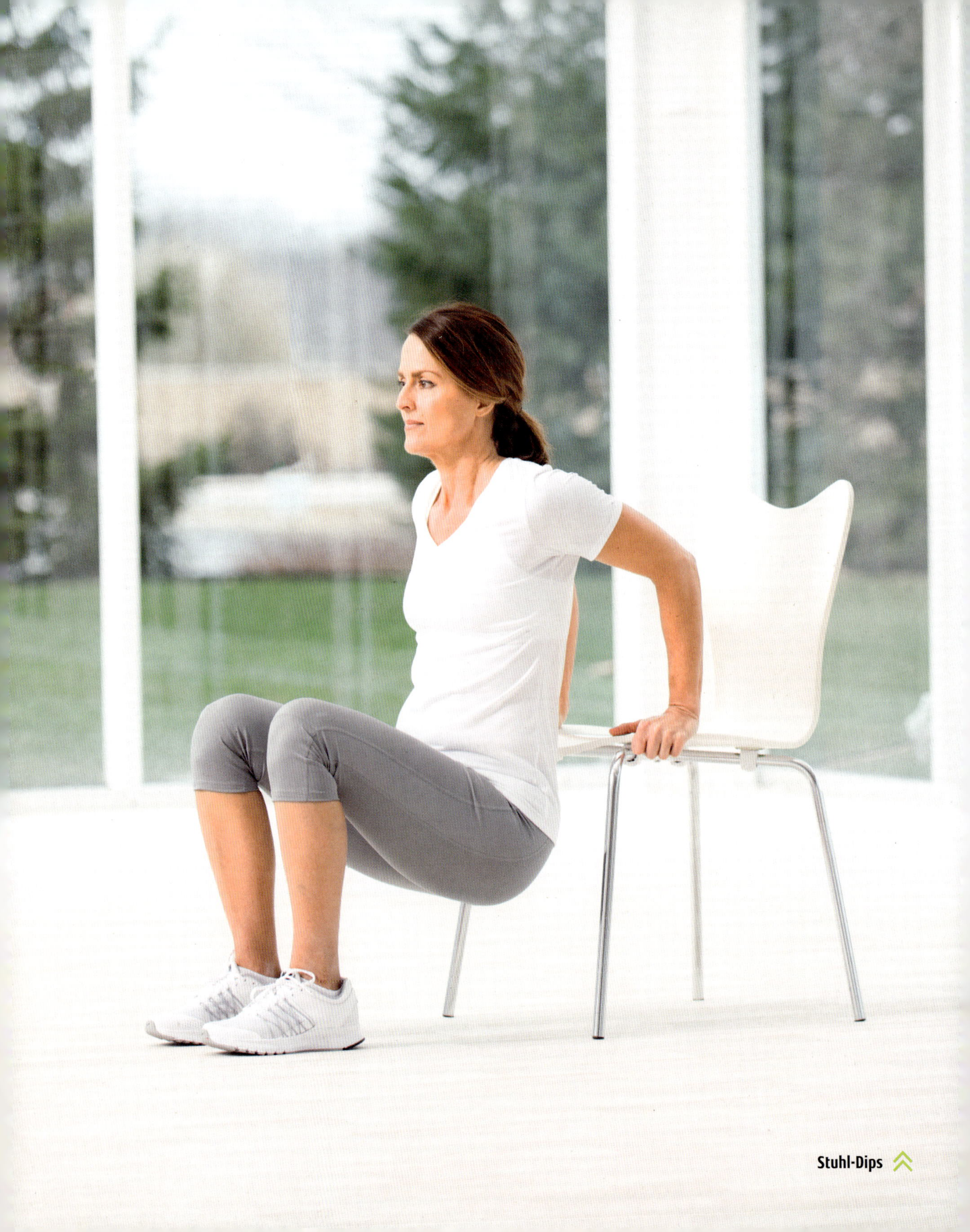

Stuhl-Dips

Ganzkörperkräftigung 1

Krafttraining harmonisiert und definiert Ihre Muskeln und macht Ihren Körper funktionsfähiger. Mit diesen Kraftübungen können Sie Ihre Knochen schützen. Die Übungen unterstützen Sie bei der Gewichtsreduktion und bauen mehr schlanke Muskeln auf, sodass Sie sich sicherer und müheloser bewegen können.

WAS SIE BRAUCHEN
Kurzhanteln, Stuhl, Matte

IHR WORKOUT

- Wählen Sie das zu Ihrer Fitness passende Level aus.
- Führen Sie die gesamte Übungsfolge nach den vorgeschriebenen Angaben durch. Verwenden Sie eine Stoppuhr, um die Trainings- und Pausenintervalle einzuhalten.
- Führen Sie langsame, kontrollierte Bewegungen aus, um die Muskeln maximal anzusteuern.

DIE FITNESSLEVELS

LEVEL 1	LEVEL 2	LEVEL 3
Durchführung der Übungssequenz **2-mal**	Durchführung der Übungssequenz **3-mal**	Durchführung der Übungssequenz **3-mal**
Jede Übung ausführen für **20 Sekunden**	Jede Übung ausführen für **30 Sekunden**	Jede Übung ausführen für **40 Sekunden**
Pause zwischen jeder Übung für **10 Sekunden**	Pause zwischen jeder Übung für **15 Sekunden**	Pause zwischen jeder Übung für **10 Sekunden**
Gesamtzeit **10 Minuten**	Gesamtzeit **22 Minuten**	Gesamtzeit **25 Minuten**

DIE ÜBUNGEN

1	RASENMÄHER	S. 74
2	STUHL-DIPS	S. 52
3	ROTATION MIT VORBEUGE	S. 110
4	RUMPFBEUGE MIT SCHULTERHEBEN	S. 92
5	CURL UND SCHULTERPRESSE	S. 56
6	LUNGE ZUR SEITE	S. 146
7	WANDERN	S. 36
8	EINARMIGES SEITHEBEN IM BRETT	S. 116
9	ARMPRESSE NACH VORNE	S. 68
10	SQUAT MIT ROTATION	S. 112

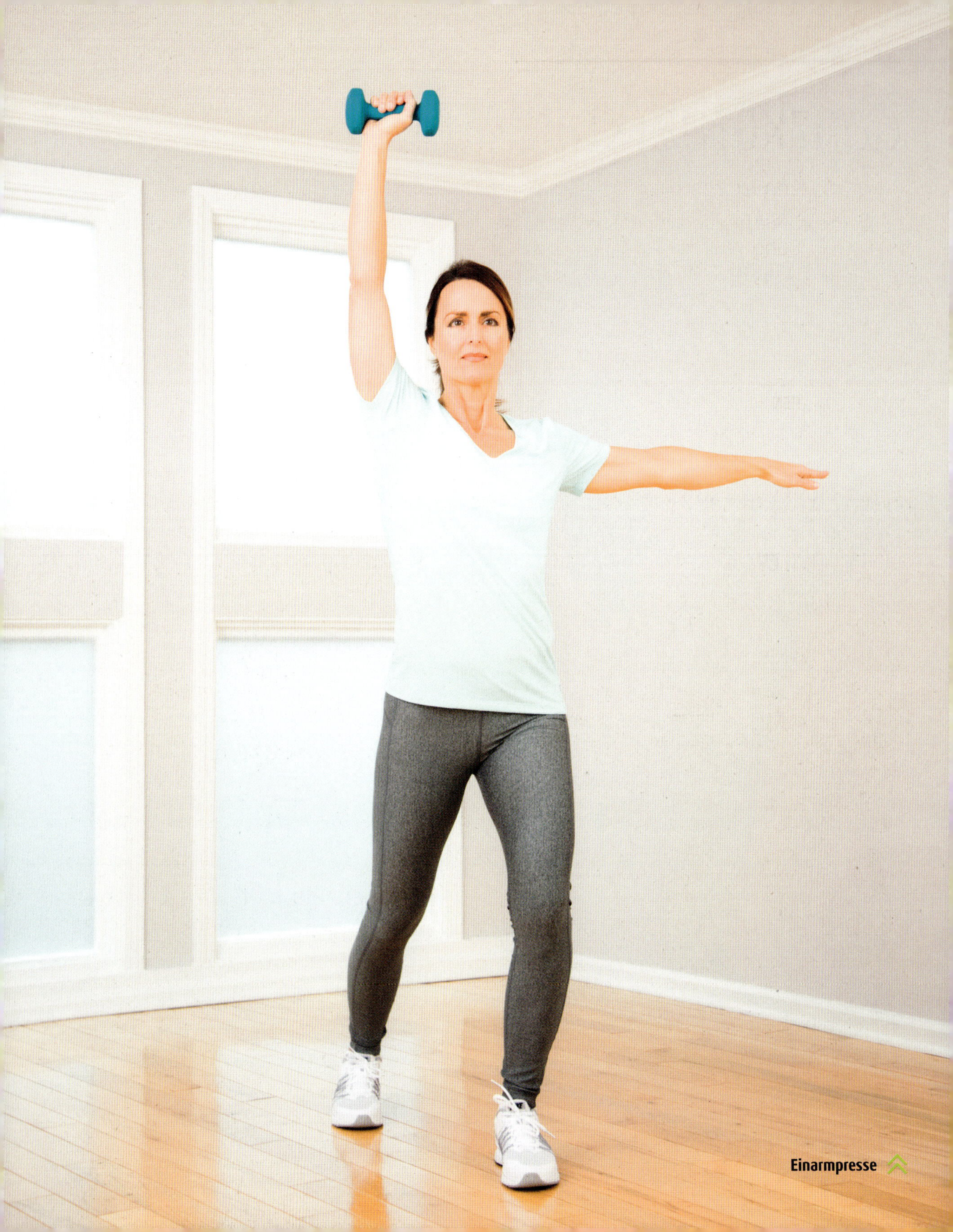

Einarmpresse

Ganzkörperkräftigung 2

Unterschätzen Sie nicht die Notwendigkeit, Ihr Kraftlevel zu verbessern. Im Alter verlangsamt sich der Stoffwechsel, die Knochen werden schwächer und die Haltung verschlechtert sich. Mit diesen Übungen bauen Sie Muskeln auf und wirken dem Alterungsprozess entgegen.

WAS SIE BRAUCHEN
Kurzhanteln, Stuhl

IHR WORKOUT

- Wählen Sie das zu Ihrer Fitness passende Level aus.
- Führen Sie die gesamte Übungsfolge nach den vorgeschriebenen Angaben durch. Verwenden Sie eine Stoppuhr, um die Trainings- und Pausenintervalle einzuhalten.
- Wenn Sie eine Bewegung nicht korrekt oder vollständig ausführen können, dann reduzieren Sie die Intensität oder benutzen Sie keine Gewichte.

DIE FITNESSLEVELS

LEVEL 1	LEVEL 2	LEVEL 3
Durchführung der Übungssequenz **2-mal**	Durchführung der Übungssequenz **3-mal**	Durchführung der Übungssequenz **3-mal**
Jede Übung ausführen für **20 Sekunden**	Jede Übung ausführen für **30 Sekunden**	Jede Übung ausführen für **40 Sekunden**
Pause zwischen jeder Übung für **10 Sekunden**	Pause zwischen jeder Übung für **15 Sekunden**	Pause zwischen jeder Übung für **10 Sekunden**
Gesamtzeit **10 Minuten**	Gesamtzeit **22 Minuten**	Gesamtzeit **25 Minuten**

DIE ÜBUNGEN

1	LUNGE UND CURL	S. 144
2	RUMPFBEUGE MIT SCHULTERHEBEN	S. 92
3	STUHL-DIPS	S. 52
4	ARMHEBEN, DIAGONAL	S. 122
5	HAMMER-CURL UND RUDERN, VORGEBEUGT	S. 82
6	KOFFER-SQUAT	S. 124
7	EINARMPRESSE	S. 50
8	SEITHEBEN, VORGEBEUGT	S. 76
9	REVERSE LUNGE MIT TWIST	S. 128
10	CRISS CROSS IM STAND	S. 98

Kräftigung unterer Rücken

Der untere Rücken ist eine wichtige Verbindung zwischen dem Oberkörper und den unteren Extremitäten. Stärken Sie mit diesen Übungen die Muskeln des unteren Rückens, um die Koordination zu verbessern und bei täglichen Aktivitäten effizienter zu werden.

WAS SIE BRAUCHEN
Kurzhanteln, Matte

IHR WORKOUT

- Wählen Sie das zu Ihrer Fitness passende Level aus.
- Führen Sie die gesamte Übungsfolge nach den vorgeschriebenen Angaben durch. Verwenden Sie eine Stoppuhr, um die Trainings- und Pausenintervalle einzuhalten.
- Um den unteren Rücken vor Überbelastung zu schützen, halten Sie bei allen Übungen Ihre Körpermitte aktiv und den Rücken gerade.

DIE FITNESSLEVELS

LEVEL 1	LEVEL 2	LEVEL 3
Durchführung der Übungssequenz **2-mal**	Durchführung der Übungssequenz **3-mal**	Durchführung der Übungssequenz **3-mal**
Jede Übung ausführen für **20 Sekunden**	Jede Übung ausführen für **30 Sekunden**	Jede Übung ausführen für **40 Sekunden**
Pause zwischen jeder Übung für **10 Sekunden**	Pause zwischen jeder Übung für **15 Sekunden**	Pause zwischen jeder Übung für **10 Sekunden**
Gesamtzeit **10 Minuten**	Gesamtzeit **22 Minuten**	Gesamtzeit **25 Minuten**

DIE ÜBUNGEN

1	DIAGONALES HEBEN	S. 88
2	RUMPFBEUGE IM STEHEN	S. 132
3	SCHULTERBRÜCKE	S. 136
4	SWING MIT KURZHANTEL	S. 130
5	CROSSOVER MIT RUMPFBEUGE	S. 114

Kräftigung Oberkörper

Muskeln, die es Ihnen ermöglichen, etwas zu schieben oder zu ziehen, sind oft durch alltägliche Angewohnheiten geschwächt bzw. verkürzt. Führen Sie diese Übungen aus, um das muskuläre Gleichgewicht in Armen, Brust und Rücken wiederherzustellen und Ihre Haltung zu verbessern.

WAS SIE BRAUCHEN
Kurzhanteln, Stuhl, Unterschrank

IHR WORKOUT

- Wählen Sie das zu Ihrer Fitness passende Level aus.
- Führen Sie die gesamte Übungsfolge nach den vorgeschriebenen Angaben durch. Verwenden Sie eine Stoppuhr, um die Trainings- und Pausenintervalle einzuhalten.
- Für die effektivste Muskelansteuerung sollten Sie sich auf die jeweils betreffenden Muskeln konzentrieren.

DIE FITNESSLEVELS

LEVEL 1	LEVEL 2	LEVEL 3
Durchführung der Übungssequenz **2-mal**	Durchführung der Übungssequenz **2-mal**	Durchführung der Übungssequenz **3-mal**
Jede Übung ausführen für **20 Sekunden**	Jede Übung ausführen für **30 Sekunden**	Jede Übung ausführen für **40 Sekunden**
Pause zwischen jeder Übung für **10 Sekunden**	Pause zwischen jeder Übung für **15 Sekunden**	Pause zwischen jeder Übung für **10 Sekunden**
Gesamtzeit **7 Minuten**	Gesamtzeit **10 Minuten**	Gesamtzeit **17 Minuten 30 Sekunden**

DIE ÜBUNGEN

1	EINARMIGE BRUSTPRESSE	S. 62
2	HAMMER-CURL UND RUDERN, VORGEBEUGT	S. 82
3	STUHL-DIPS	S. 52
4	ARM HEBEN	S. 86
5	CURL UND SCHULTERPRESSE	S. 56
6	SCHRÄGER LIEGESTÜTZ	S. 54
7	SEITHEBEN, VORGEBEUGT	S. 76

Kräftigung Unterkörper

Sie fordern Ihren Unterkörper jedes Mal, wenn Sie sich nach unten beugen, um etwas aufzuheben, Lebensmittel zu tragen oder Möbel zu bewegen. Führen Sie diese funktionellen Übungen aus, um Ihre Körperstabilität zu fördern, die Kraft zu erhöhen und Rückenschmerzen zu verhindern.

WAS SIE BRAUCHEN
Kurzhanteln, Step, Matte

IHR WORKOUT

- Wählen Sie das zu Ihrer Fitness passende Level aus.
- Führen Sie die gesamte Übungsfolge nach den vorgeschriebenen Angaben durch. Verwenden Sie eine Stoppuhr, um die Trainings- und Pausenintervalle einzuhalten.
- Halten Sie Ihre Körpermitte für das effiziente Unterkörper-Workout aktiv und den Rücken gerade.

DIE FITNESSLEVELS

LEVEL 1	LEVEL 2	LEVEL 3
Durchführung der Übungssequenz **2-mal**	Durchführung der Übungssequenz **2-mal**	Durchführung der Übungssequenz **3-mal**
Jede Übung ausführen für **20 Sekunden**	Jede Übung ausführen für **30 Sekunden**	Jede Übung ausführen für **40 Sekunden**
Pause zwischen jeder Übung für **10 Sekunden**	Pause zwischen jeder Übung für **15 Sekunden**	Pause zwischen jeder Übung für **10 Sekunden**
Gesamtzeit **7 Minuten**	Gesamtzeit **10 Minuten**	Gesamtzeit **17 Minuten 30 Sekunden**

DIE ÜBUNGEN

1	STEP-UPS ZUR SEITE	S. 140
2	KOFFER-SQUAT	S. 124
3	WALKING LUNGE	S. 126
4	RUMPFBEUGE IM STEHEN	S. 132
5	REVERSE LUNGE MIT TWIST	S. 128
6	SCHULTERBRÜCKE	S. 136
7	LUNGE ZUR SEITE	S. 146

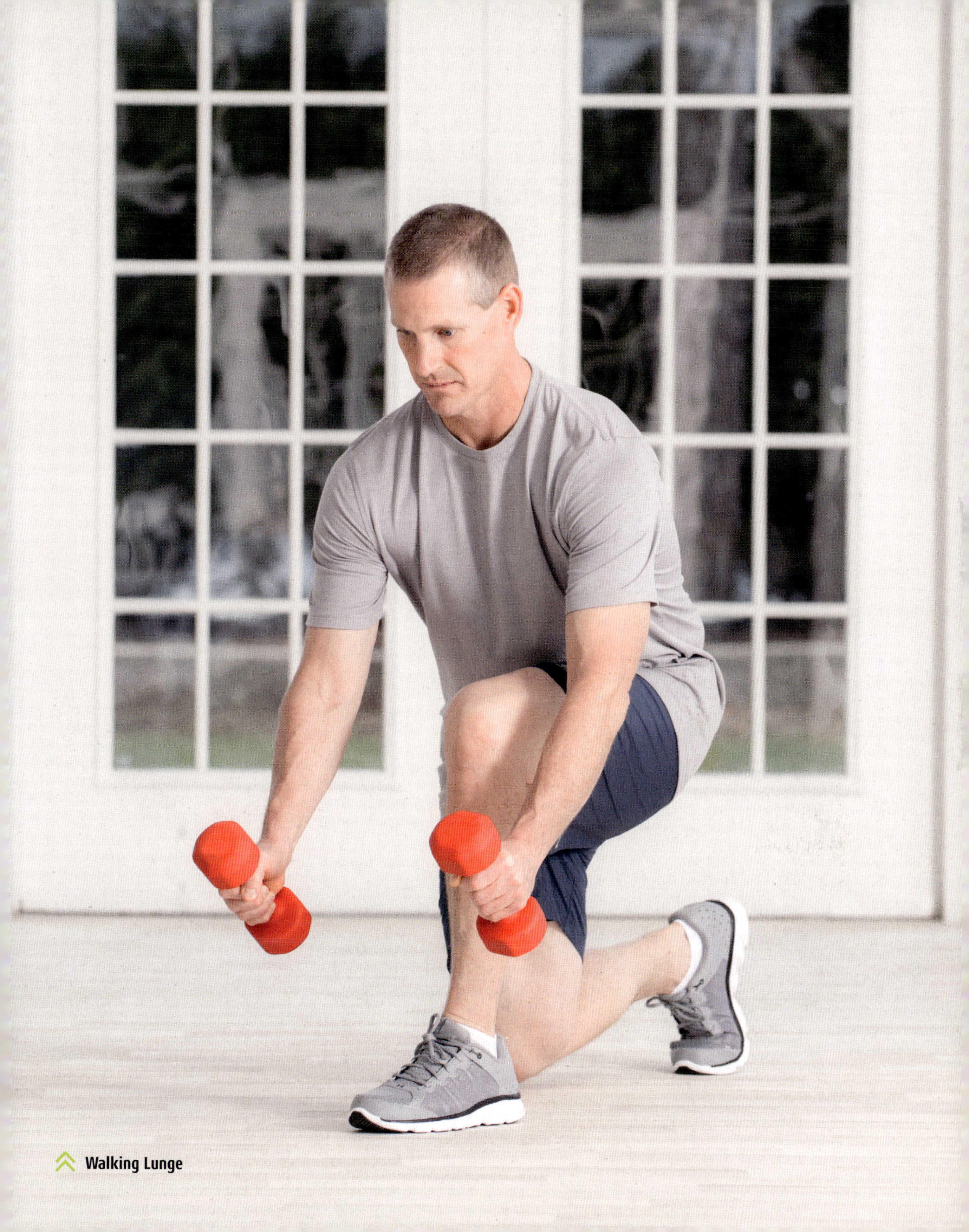

Walking Lunge

Gelenkschonendes Ausdauertraining

Führen Sie diese Übungen aus, um Ihr Herz-Kreislauf-System auf sanfte Art und Weise zu verbessern. Diese Sequenz von Übungen am Platz belastet kaum Ihre Gelenke, verbessert die Ausdauer und stärkt das Herz.

WAS SIE BRAUCHEN
Kurzhanteln, Wand

IHR WORKOUT

- Wählen Sie das zu Ihrer Fitness passende Level aus.
- Führen Sie die gesamte Übungsfolge zweimal hintereinander durch.
- Verwenden Sie eine Stoppuhr, um die Trainings- und Pausenintervalle einzuhalten.
- Führen Sie die Übungen zügig aus, um Ihre Herzfrequenz zu erhöhen. Wenn Sie während des Workouts ein Gespräch führen könnten, strengen Sie sich etwas mehr an.

DIE FITNESSLEVELS

LEVEL 1	LEVEL 2	LEVEL 3
Durchführung der Übungssequenz **2-mal**	Durchführung der Übungssequenz **2-mal**	Durchführung der Übungssequenz **2-mal**
Jede Übung ausführen für **15 Sekunden**	Jede Übung ausführen für **20 Sekunden**	Jede Übung ausführen für **30 Sekunden**
Pause zwischen jeder Übung für **15 Sekunden**	Pause zwischen jeder Übung für **10 Sekunden**	Pause zwischen jeder Übung für **10 Sekunden**
Gesamtzeit **10 Minuten**	Gesamtzeit **10 Minuten**	Gesamtzeit **13 Minuten**

DIE ÜBUNGEN

1	SCHNELLE FÜSSE	S. 26
2	CRISS CROSS IM STAND	S. 98
3	SWING MIT KURZHANTEL	S. 130
4	EXPLOSIVER LIEGESTÜTZ AN DER WAND	S. 66
5	SIDE TO SIDE	S. 28
6	WECHSELSEITIGES RUDERN, VORGEBEUGT	S. 94
7	TWIST IM STAND	S. 108
8	ÜBERKOPFPRESSE	S. 60
9	MARCH AM PLATZ	S. 32
10	SQUAT MIT ARM SENKEN	S. 138

Cool-down

Dieses effektive Abkühlen hilft Ihrem Körper, einen reibungslosen Übergang vom Training in den Ruhezustand herzustellen. Folgen Sie nach jedem Training dieser Routine, um langsam Ihre Herzfrequenz zu reduzieren, Schwindel zu verhindern und Ihren normalen Atemrhythmus wiederzufinden.

WAS SIE BRAUCHEN
Wand, Matte

IHR WORKOUT

- Führen Sie nach jedem Training die Übungen in dieser Reihenfolge mindestens einmal durch. Bei Bedarf wiederholen Sie alles, bis Sie einen Ruhezustand erreicht haben.
- Verwenden Sie keine Hanteln.
- Konzentrieren Sie sich darauf, Ihre Herzfrequenz allmählich zu senken.
- Seien Sie stolz auf sich, weil Sie das Training geschafft haben.

DIE FITNESSLEVELS

ALLE LEVELS

Durchführung der Übungssequenz **mindestens 1-mal**

Jede Übung ausführen für **20 Sekunden**

Pause zwischen jeder Übung für **10 Sekunden**

Gesamtzeit **2 Minuten 30 Sekunden**

DIE ÜBUNGEN

1	MARCH AM PLATZ	S. 32
2	BRUSTÖFFNER	S. 58
3	U-HALTE	S. 84
4	ARMROTATION IM STEHEN	S. 80
5	SCHULTERBRÜCKE	S. 136

FITNESS-PROGRAMME

Gewinnen Sie Ihre funktionelle Stärke und Mobilität zurück. Folgen Sie einem dieser Vier-Wochen-Fitnessprogramme und integrieren Sie regelmäßig Übungen in Ihren Alltag. Jedes Programm ist aus den Übungssequenzen des vorherigen Kapitels zusammengesetzt, sodass Sie dem Ablauf leicht folgen können.

Anfänger

Jeder Champion hat irgendwann einmal angefangen. Dieses Programm ist perfekt für Einsteiger. Befolgen Sie den Trainingsplan. Wenn Sie regelmäßig trainieren, wird Ihr Körper immer stärker und beweglicher.

TRAININGSTAGE

Beginnen Sie jedes Training mit dem Warm-up (S. 152) und beenden Sie es mit dem Cool-down (S. 179).

Wenn der Trainingsplan einer Woche zu anstrengend ist, wiederholen Sie diese Woche, bis Sie sich damit gut fühlen und weitergehen können. Sobald Sie die Trainingspläne von allen vier Wochen abgeschlossen haben, überprüfen Sie erneut Ihr Fitnesslevel und wiederholen Sie das Programm oder starten Sie das nächste.

RUHETAGE

Ihr Körper braucht Ruhezeiten, um sich zu erholen. Planen Sie immer zwei Ruhetage pro Woche ein. Innerhalb einer Woche können Sie jederzeit die Trainings- und Ruhetage verschieben.

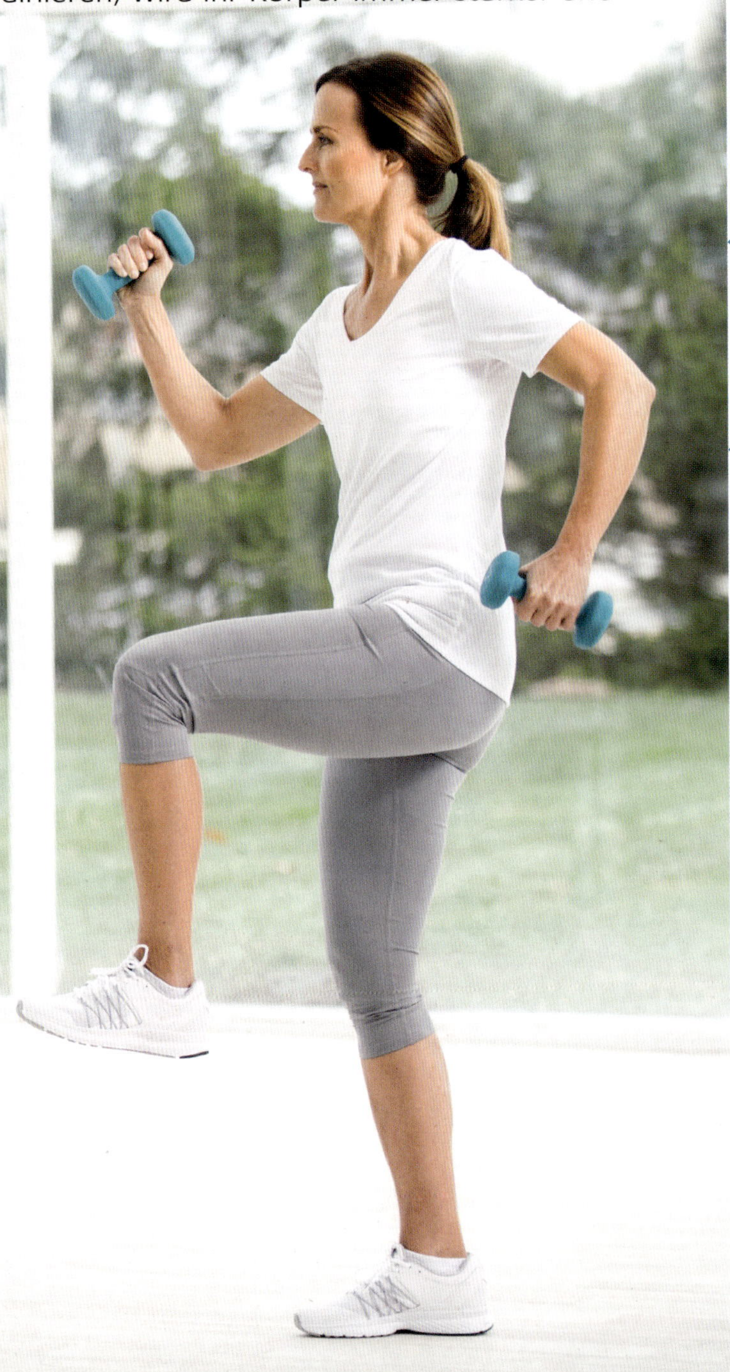

March am Platz

WOCHE 1

WOCHE 2

WOCHE 3

WOCHE 4

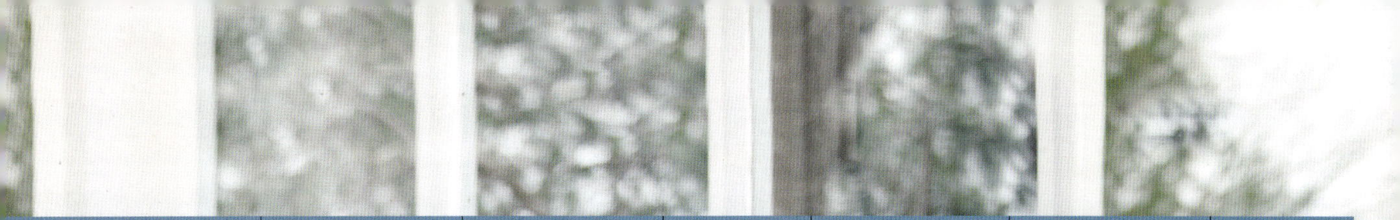

TAG 1	TAG 2	TAG 3	TAG 4	TAG 5	TAG 6	TAG 7
• **5-Minuten-Kick-Start:** Level 1 *Seite 153*	• **Ganzkörpertraining für Anfänger:** Level 1 *Seite 156*	• **Leichtes Krafttraining:** Level 1 *Seite 157* • **Haltung verbessern:** Level 1 *Seite 167*	• **Ruhetag**	• **Gelenkschonendes Ausdauertraining:** Level 1 *Seite 178*	• **Kräftigung der Körpermitte:** Level 1 *Seite 168*	• **Ruhetag**
• **Ganzkörpermobilität:** Level 1 *Seite 161*	• **Prävention:** Level 1 *Seite 166*	• **Ganzkörpertraining für Anfänger:** Level 1 *Seite 156*	• **Ruhetag**	• **Balance und Stabilität:** Level 1 *Seite 160*	• **Kräftigung unterer Rücken:** Level 1 *Seite 174*	• **Ruhetag**
• **Gelenkschonendes Ausdauertraining:** Level 2 *Seite 178*	• **Kräftigung der Körpermitte:** Level 2 *Seite 168* • **Haltung verbessern:** Level 1 *Seite 167*	• **Ganzkörpertraining für Anfänger:** Level 2 *Seite 156*	• **Ruhetag**	• **Balance und Stabilität:** Level 1 *Seite 160* • **Kräftigung unterer Rücken:** Level 1 *Seite 174*	• **Ganzkörperkräftigung 2:** Level 1 *Seite 172*	• **Ruhetag**
• **Ausdauer:** Level 1 *Seite 154*	• **Ganzkörpertraining für Anfänger:** Level 2 *Seite 156*	• **Ganzkörpermobilität:** Level 1 *Seite 161* • **Haltung verbessern:** Level 1 *Seite 167*	• **Ruhetag**	• **Gelenkschonendes Ausdauertraining:** Level 2 *Seite 178*	• **Ganzkörperkräftigung 2:** Level 2 *Seite 172*	• **Ruhetag**

Mittelstufe

Sie haben eine grundlegende Fitness und angemessene Kraft und Stabilität. Kommen Sie aus Ihrer Komfortzone heraus und nutzen Sie dieses Programm, um noch fitter zu werden und bestimmte Bewegungsroutinen im Alltag zu verankern.

TRAININGSTAGE

Beginnen Sie jedes Training mit dem Warm-up (S. 152) und beenden Sie es mit dem Cool-down (S. 179).

Wenn der Trainingsplan einer Woche zu anstrengend ist, wiederholen Sie diese Woche, bis Sie sich damit gut fühlen und weitergehen können. Sobald Sie die Trainingspläne von allen vier Wochen abgeschlossen haben, überprüfen Sie erneut Ihr Fitnesslevel und wiederholen Sie das Programm oder starten Sie das nächste.

RUHETAGE

Ihr Körper braucht Ruhezeiten, um sich zu erholen. Planen Sie immer zwei Ruhetage pro Woche ein. Innerhalb einer Woche können Sie jederzeit die Trainings- und Ruhetage verschieben.

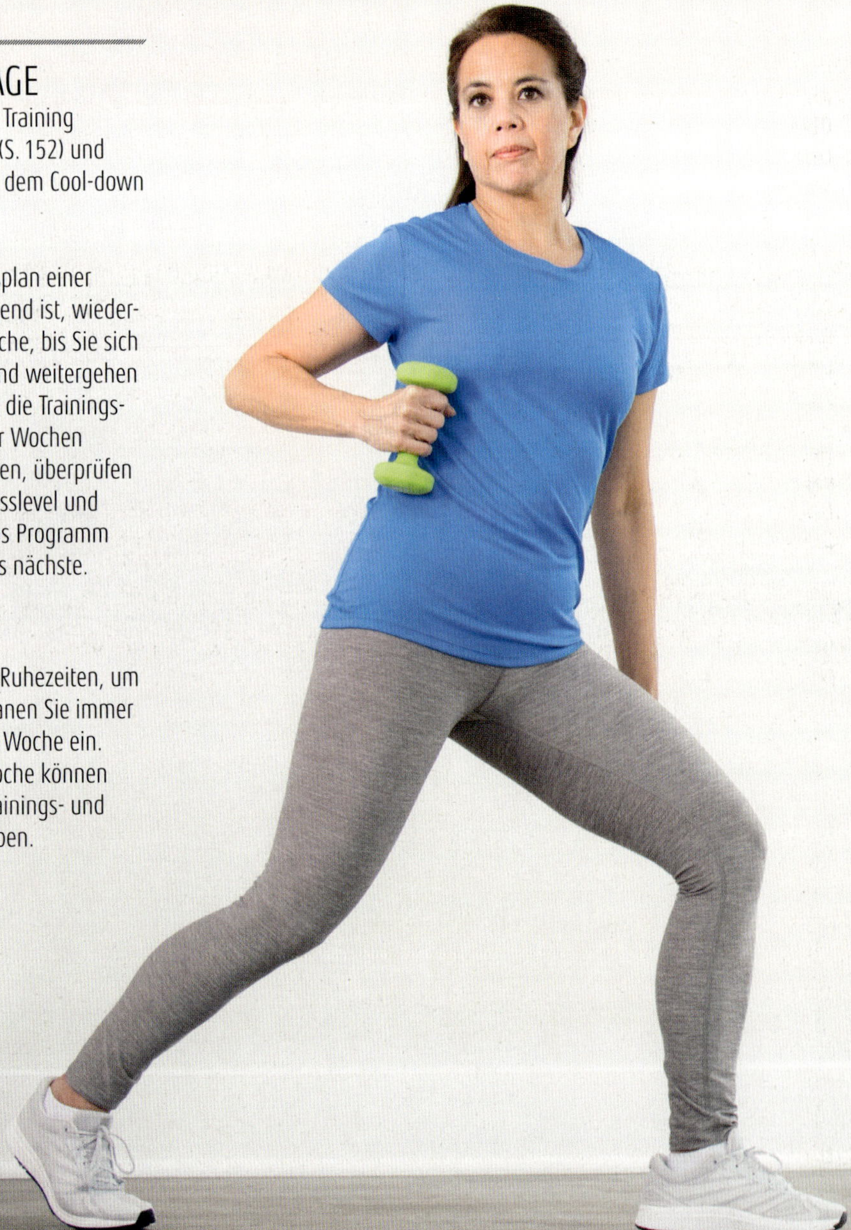

Rasenmäher

WOCHE 1

WOCHE 2

WOCHE 3

WOCHE 4

TAG 1	TAG 2	TAG 3	TAG 4	TAG 5	TAG 6	TAG 7
• **Ausdauer:** Level 2 *Seite 154*	• **Ganzkörper-kräftigung 1:** Level 2 *Seite 170*	• **Kräftigung der Körpermitte:** Level 2 *Seite 168*	• **Ruhetag**	• **Kalorien verbrennen mit HIIT:** Level 2 *Seite 164*	• **Ganzkörper-kräftigung 2:** Level 2 *Seite 172*	• **Ruhetag**
• **Kräftigung Unterkörper:** Level 2 *Seite 176*	• **Kräftigung Oberkörper:** Level 2 *Seite 175*	• **Ganzkörper-mobilität:** Level 2 *Seite 161*	• **Ruhetag**	• **Ausdauer:** Level 2 *Seite 154*	• **Kalorien verbrennen mit HIIT:** Level 2 *Seite 164*	• **Ruhetag**
• **Ganzkörper-kräftigung 1:** Level 2 *Seite 170*	• **Balance und Stabilität:** Level 2 *Seite 160* • **Haltung verbessern:** Level 2 *Seite 167*	• **Cross-Training:** Level 2 *Seite 162*	• **Ruhetag**	• **Prävention:** Level 2 *Seite 166* • **Gelenkschonen-des Ausdauer-training:** Level 2 *Seite 178*	• **Ganzkörper-kräftigung 2:** Level 2 *Seite 172*	• **Ruhetag**
• **Schnelligkeit und Agilität:** Level 2 *Seite 158*	• **Ganzkörper-mobilität:** Level 2 *Seite 161*	• **Cross-Training:** Level 2 *Seite 162*	• **Ruhetag**	• **Kräftigung Oberkörper:** Level 2 *Seite 175*	• **Kräftigung Unterkörper:** Level 2 *Seite 176*	• **Ruhetag**

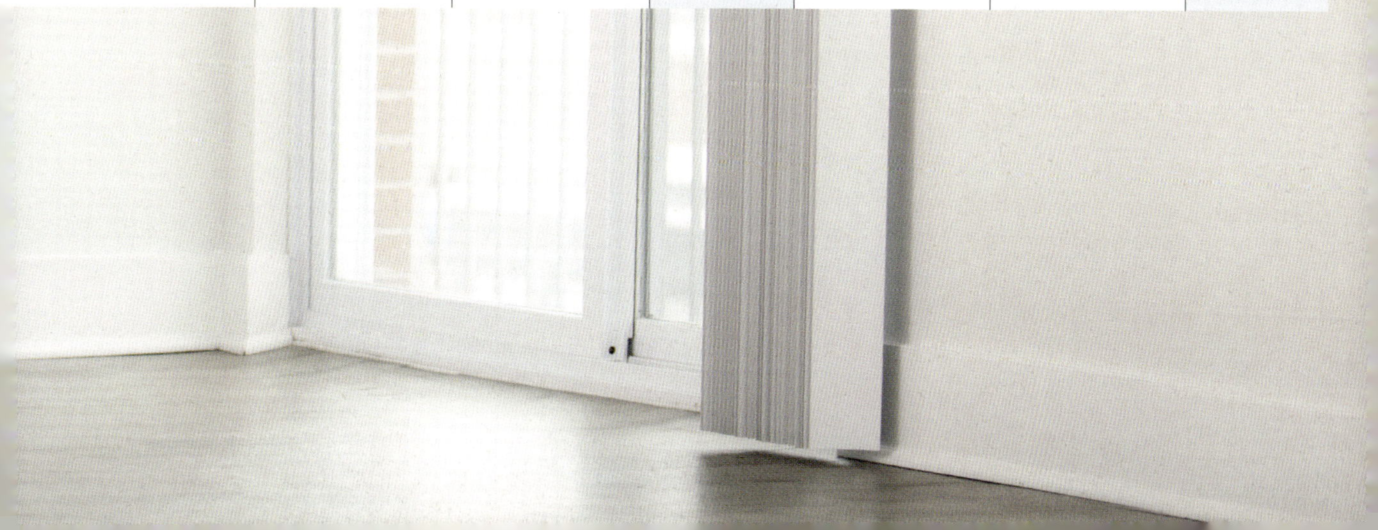

Fortgeschritten

Geschwindigkeit, Kraft, Stärke, Balance und Koordination sind alles notwendige Komponenten einer funktionalen Bewegung. Wählen Sie dieses herausfordernde Programm und erreichen Sie ein hohes Maß an funktioneller Fitness.

TRAININGSTAGE

Beginnen Sie jedes Training mit dem Warm-up (S. 152) und beenden Sie es mit dem Cool-down (S. 179).

Wenn der Trainingsplan einer Woche zu anstrengend ist, wiederholen Sie diese Woche, bis Sie sich damit gut fühlen und weitergehen können. Sobald Sie die Trainingspläne von allen vier Wochen abgeschlossen haben, überprüfen Sie erneut Ihr Fitnesslevel. Erhöhen Sie die Gewichte der Hanteln und wählen Sie die anstrengendere Übungsvariante.

RUHETAGE

Ihr Körper braucht Ruhezeiten, um sich zu erholen. Planen Sie immer zwei Ruhetage pro Woche ein. Innerhalb einer Woche können Sie jederzeit die Trainings- und Ruhetage verschieben.

WOCHE 1

WOCHE 2

WOCHE 3

WOCHE 4

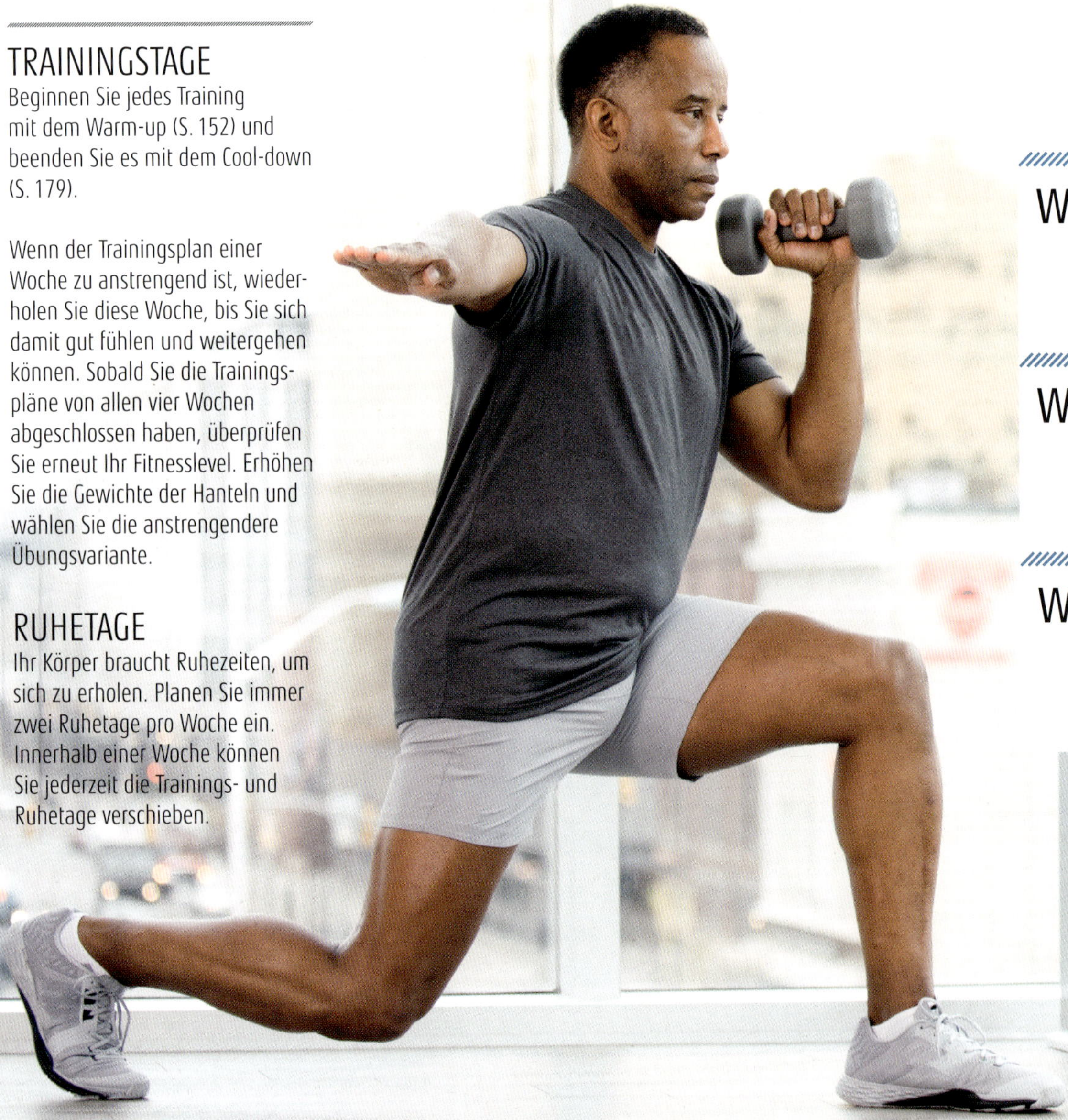

Kugelstoßen

TAG 1	TAG 2	TAG 3	TAG 4	TAG 5	TAG 6	TAG 7
• **Kalorien verbrennen mit HIIT:** Level 3 *Seite 164*	• **Ganzkörperkräftigung 2:** Level 3 *Seite 172*	• **Balance und Stabilität:** Level 3 *Seite 160* • **Haltung verbessern:** Level 3 *Seite 167*	• **Ruhetag**	• **Cross-Training:** Level 3 *Seite 162*	• **Kräftigung der Körpermitte:** Level 3 *Seite 168*	• **Ruhetag**
• **Ganzkörperkräftigung 1:** Level 3 *Seite 170*	• **Ausdauer:** Level 3 *Seite 154*	• **Prävention:** Level 3 *Seite 166*	• **Ruhetag**	• **Kräftigung Unterkörper:** Level 3 *Seite 176*	• **Kräftigung Oberkörper:** Level 3 *Seite 175*	• **Ruhetag**
• **Schnelligkeit und Agilität:** Level 3 *Seite 158*	• **Ganzkörpermobilität:** Level 3 *Seite 161*	• **Ganzkörperkräftigung 2:** Level 3 *Seite 172*	• **Ruhetag**	• **Cross-Training:** Level 3 *Seite 162*	• **Ausdauer:** Level 3 *Seite 154*	• **Ruhetag**
• **Kräftigung Unterkörper:** Level 3 *Seite 176*	• **Kräftigung Oberkörper:** Level 3 *Seite 175*	• **Kalorien verbrennen mit HIIT:** Level 3 *Seite 164*	• **Ruhetag**	• **Ganzkörperkräftigung 1:** Level 3 *Seite 170*	• **Schnelligkeit und Agilität:** Level 3 *Seite 158*	• **Ruhetag**

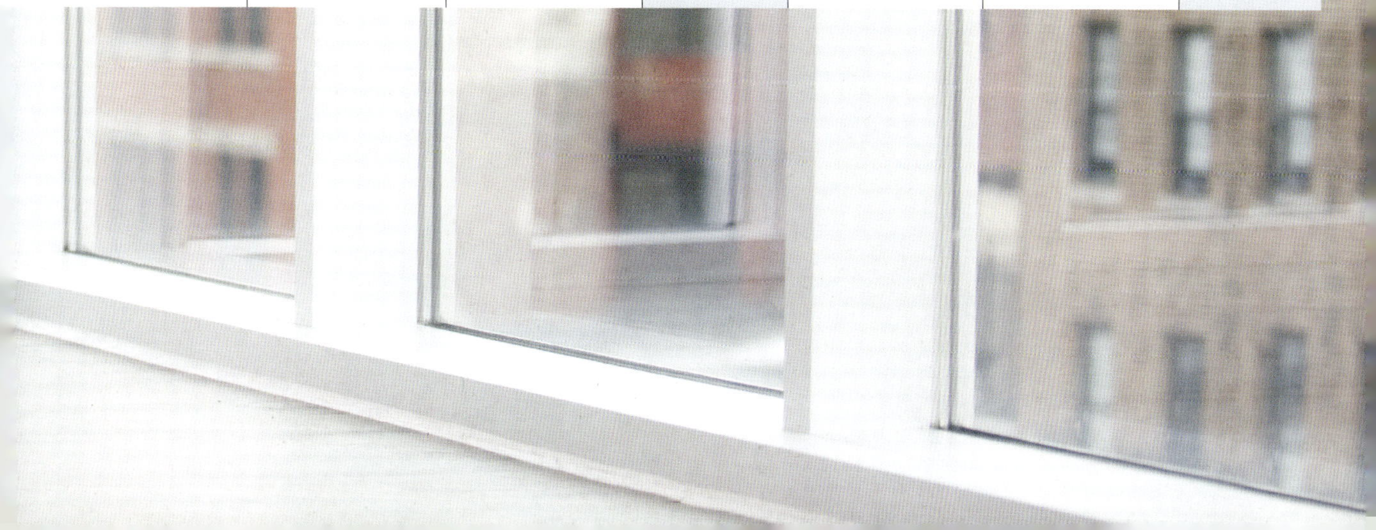

Register

W

Z

Über den Autor

Als ISSA-zertifizierter Trainer und mit über 15 Jahren Erfahrung ist Joshua Kozak ein anerkannter Leader und Motivator in der Fitnessbranche. Mit seinem Markenkonzept HASFit, zu finden auf HASFit.com und YouTube, und seinen hochwirksamen einfachen Workouts hat er schon über 60 Millionen Menschen in der ganzen Welt geholfen, stärker und gesünder zu werden. Kozaks positiver Motivationsstil hat ihm viele Auszeichnungen eingebracht, darunter die Ernennung zu einem der »Top 10 Trainer auf YouTube« von Google in den Jahren 2014, 2015 und 2016. Kozak ist ein liebender Vater seiner Tochter Alessandra und bewundert seine Ehefrau Claudia.

Widmung des Autors

Meine liebe Claudia,

du opferst dich. Du unterstützt. Du hilfst, wo du kannst, und machst die ganze Arbeit. Keine große Frau steht hinter mir, sondern du stehst neben mir. Du achtest darauf, dass ich nicht abhebe. Danke, dass du mir jeden Morgen das Frühstück machst, über meine blöden Witze lachst und mir zuhörst, während ich dir das Ohr voll rede. Du bist das größte Geschenk, das der Herr mir gegeben hat.

Joshua

Dank des Herausgebers

DK möchte folgenden Personen danken:

Models Troy Leach, Tami Soetenga, Rachel Pfeiffer, Keith Payne und Olga Imperial Keegan

Korrektorin Laura Caddell

Indexer Celia McCoy

Quellenangaben

S. 14–15

Knochen stärken: J. Watkins, "Physical activity helps reduce bone loss", (Auszug aus: J. Watkins, *Structure and Function of the Musculoskeletal System, Second Edition*, Illinois, USA: Human Kinetics, 2010) Human Kinetics, http://www.humankinetics.com/excerpts/excerpts/physical-activity-helps-reduce-bone-loss;

Muskeln aufbauen: "Sarcopenia With Aging", WebMD Medical Reference, http://www.webmd.com/healthyaging/guide/sarcopenia-with-aging#1;

Gelenke vital halten: A. Sinha, *Remedies and Cures for the Common Diseases,* New York: Page Publishing Inc., 2015;

Herz-Kreislauf-System verbessern: "Cardiovascular diseases (CVDs)", World Health Organization, http://www.who.int/mediacentre/factsheets/fs317/en/;

Länger leben: S.C. Moore, A.V. Patel, C.E. Matthews et al, "Leisure Time Physical Activity of Moderate to Vigorous Intensity and Mortality: A Large Pooled Cohort Analysis", *Public Library of Science* no. 9 (11), November 2012, DOI: https://doi.org/10.1371/journal.pmed.1001335;

Stimmung und Zuversicht verbessern: A. Pietrangelo, "Depression and Mental Health by the Numbers: Facts, Statistics, and You", Healthline, http://www.healthline.com/health/depression/facts-statistics-infographic;

Lungenfunktion erhöhen: G. Sharma and J. Goodwin, "Effect of aging on respiratory system physiology and immunology", *Clinical Interventions in Aging* no. 1 (3), September 2006, 253–260;

Stoffwechsel steigern: G. Boston, "Basal metabolic rate changes as you age", *Washington Post,* 5. März 2013.

DK Penguin Random House

DK London / DK USA

Lektorat Mike Sanders, Kate Meeker, Stephanie Farrow, Alexandra Elliott, Victoria Heyworth-Dunne, Brook Farling, Billy Fields
Gestaltung und Bildredaktion Christine Keilty, Glenda Fisher
Herstellung Robert Dunn, Stephanie McConnell, Sonia Charbonnier, XAB Design
Fotos Elese Keturah Bales, Nigel Wright

Für die deutsche Ausgabe:
Programmleitung Monika Schlitzer
Redaktionsleitung Caren Hummel
Projektbetreuung Manuela Stern
Herstellungsleitung Dorothee Whittaker
Herstellungskoordination Inga Reinke
Herstellung und Covergestaltung Jenny Kolbe

Titel der englischen Originalausgabe:
Stay fit for life

Übersetzung Uschi Moriabadi
Lektorat Dorit Aurich

ISBN 978-3-8310-3616-5

Druck und Bindung Hung Hing Printing Group, China

www.dorlingkindersley.de

Hinweis
Die Informationen und Ratschläge in diesem Buch sind von den Autoren und vom Verlag sorgfältig erwogen und geprüft, dennoch kann eine Garantie nicht übernommen werden.
Eine Haftung der Autoren bzw. des Verlags und seiner Beauftragten für Personen-, Sach- und Vermögensschäden ist ausgeschlossen.
Konsultieren Sie vor dem Training Ihren Arzt.